T0279623

Mar Alonso
Moreno

Pon a tono tu
microbiota

Para mantener tu salud y bienestar

A mi madre, que despertó en mí un voraz deseo de encontrar caminos inexplorados para ayudar a los que sufren.

A María Luisa Urchegui, gran amiga y compañera con la que compartí la pasión por el mundo de la microbiota.

A lo mejor de mi vida: Pablo y Aitziber.

Nota del editor: el autor y el editor no asumen responsabilidad alguna derivada directa o indirectamente del uso de este libro. Las declaraciones del autor respecto a productos, procesos o métodos de tratamiento representan únicamente las ideas y opiniones del autor y no constituyen una recomendación ni aprobación de ningún producto o tratamiento por parte del editor.

© 2024. Del texto: Mar Alonso Moreno
© 2023. De esta edición, Editorial EDAF, S.L.U.
© Del prólogo, Marisa García Alonso

Diseño de la portada: Marta Elza
© Ilustraciones/figuras de interior: Marta Elza y Diseño y Control Gráfico, S.L.

Maquetación y diseño de interior: Diseño y Control Gráfico, S.L.

Todos los derechos reservados

Editorial Edaf, S.L.U.
Jorge Juan, 68,
28009 Madrid, España
Teléf.: (34) 91 435 82 60
www.edaf.net
edaf@edaf.net

Ediciones Algaba, S.A. de C.V.
Calle 21, Poniente 3323 - Entre la 33 sur y la 35 sur
Colonia Belisario Domínguez
Puebla 72180, México
Telf.: 52 22 22 11 13 87
jaime.breton@edaf.com.mx

Edaf del Plata, S.A.
Chile, 2222
1227 Buenos Aires (Argentina)
edafadmi@gmail.com

Edaf Chile, S.A.
Huérfanos 1178 - Oficina 501
Santiago - Chile
Telf: +56 9 4468 05 39/+56 9 4468 0597
comercialedafchile@edafchile.cl

Queda prohibida, salvo excepción prevista en la ley, cualquier forma de reproducción, distribución, comunicación pública y transformación de esta obra sin contar con la autorización de los titulares de la propiedad intelectual. La infracción de los derechos mencionados puede ser constitutiva de delito contra la propiedad intelectual (art. 270 y siguientes del Código Penal). El Centro Español de Derechos Reprográficos (CEDRO) vela por el respeto de los citados derechos.

Mayo de 2024

ISBN: 978-84-414-4211-5
Depósito legal: M-3157-2024

PRINTED IN SPAIN   IMPRESO EN ESPAÑA
COFÁS

Papel 100 % procedente de bosques gestionados de acuerdo con criterios de sostenibilidad.

Índice

7

Prólogo

Por Marisa García Alonso

Seguro que has elegido este libro porque sientes curiosidad por el mundo de la microbiota. ¡Felicidades!, tienes en tus manos la obra de una verdadera investigadora de la salud, una mujer que se dio cuenta hace muchos años de que la forma de recuperar la salud reside fundamentalmente en el equilibrio de la microbiota y la simbiosis entre nuestros genes y los genes de los microorganismos que nos habitan.

Conocí a Mar Alonso hace unos cinco años, en un congreso sobre Medicina Integrativa. Me impresionó la dulce fuerza que sentí en su mirada y cómo inmediatamente se dio cuenta de mi malestar, pues me encontraba mal, con un fuerte dolor de cabeza que no cesaba con nada, y de forma instantánea me invitó a acomodarme un momento sobre una cama y como por arte de magia, eliminó la tensión y el dolor que me estaba perturbando.

Desde ese momento quise conocer mejor a esa mujer, descubrir sus métodos y aprender de sus capacidades de sanar. No existe un título suficientemente adecuado para definir a Mar Alonso; ella no se licenció en medicina, pero su compromiso con la salud humana sobrepasa cualquier título. Yo la percibo élfica en su capacidad de sanar.

A través de Mar Alonso he podido conocer diferentes «artes» para tratar la salud. El aval de mi primer encuentro con ella hizo que su presencia y sus palabras siempre fueran para mí muy valiosas, y cuando me mostraba las evidencias y las mejorías de sus pacientes, siempre me sorprendía por su capacidad de ayudar, desde diferentes perspectivas. Lo que sí ha demostrado al cabo de estos años es un profundo conocimiento en el tratamiento de la microbiota, y es tal la cantidad de personas que querrían estar en su consulta, que no es fácil acceder a ella debido a la larga lista de espera que tiene, por ser una persona realmente especializada en encontrar soluciones a muchos problemas de la salud humana, como por ejemplo Sibo, Disbiosis, Autismo, Toxicidad y todas las patologías que derivan de la alteración del Sistema Inmunitario.

En este libro también se describen los procesos por los que las bacterias patógenas son capaces de resistirse a los tratamientos convencionales. No es frecuente que se hable de los Biofilms, no está habitualmente contemplado en la medicina convencional, pero Mar tuvo la inquietud de buscar una solución para que estas estructuras no limitasen la eficacia de los tratamientos frente a patógenos intestinales o ubicados en otras mucosas del organismo humano.

La búsqueda de la recuperación de la salud, sea cual sea la causa que la haya erosionado, es siempre un objetivo en la vida de Mar Alonso. Estoy segura de que este libro que acaba de publicar te sorprenderá y te ayudará a comprender de forma muy clara por qué en muchas ocasiones hay enfermedades recurrentes que la medicina convencional no es capaz de eliminar.

Los humanos estamos colonizados por millones de microorganismos que intervienen en importantes procesos fisiológicos, como el desarrollo posnatal, la inmunomodulación, el suministro de energía, el neurodesarrollo, etc. El estudio del microbioma humano ha crecido de manera exponencial en la últimas décadas, y su importancia en la salud y en la enfermedad es cada vez más evidente. Simultáneamente ha crecido la necesidad de que este conocimiento llegue a todos los profesionales del campo de la salud.

Inicié el viaje de intentar plasmar en este libro lo imprescindible para adentrarse en el fascinante mundo de la microbiota humana hace más de un año. En ese momento compartí la ilusión de hacerlo con mi querida amiga María Luisa Urchegui, y le pedí que colaborara con un capítulo sobre la hidroterapia de colon. Durante más de veinte años compartimos cursos, ideas, resultados y estrategias. María Luisa se fue el pasado año, pero tengo el honor de incluir dicho capítulo en este libro. Ella dedicó toda su vida a la hidroterapia de colon y a ayudar a recuperar la salud de muchísimas personas. No he conocido a nadie con semejante maestría en el arte de recuperar la salud intestinal; hemos compartido infinidad de casos y hemos disfrutado juntas como amigas y compañeras.

Este libro recoge lo esencial para tener una base sólida de comprensión que nos pueda permitir comprender el mundo de la microbiota humana, especialmente de la microbiota intestinal. Se divide en cuatro partes:

1. Microbiota y salud,
2. Microbiota y enfermedad,
3. El impacto del mundo en que vivimos, y
4. Pon a tono tu microbiota.

Es decir, comenzamos por comprender a estos viejos amigos, qué impacto puede tener el desequilibrio de este ecosistema en tu salud, cómo impacta nuestro desorden en su salud y la exposición ambiental en él y, por último, qué podemos hacer. Para ello, he consultado muchas fuentes y recogido la información más relevante; de todas ellas he considerado oportuno dar la referencia para que aquel que quiera profundizar tenga una guía de cómo hacerlo.

La dieta es una de las intervenciones de mayor impacto en la salud intestinal; por ello en la última parte han colaborado compañeros especialistas en nutrición para aportar las ideas nutricionales de cómo cuidar y alimentar a la microbiota. Algunos temas son de mayor complejidad como los biofilms, o el impacto de los metales pesados en microbiota, pero considero imprescindible incorporarlos. Desde un punto de vista práctico, si eres profesional de la salud nada te va a llevar más lejos en el manejo de las disbiosis y, si no lo eres, quizá así puedas comprender el porqué de tu desequilibrio. Apoyo la lectura en alguna ocasión con vídeos, ya que creo que la palabra hablada tiene un gran poder pedagógico además de que es el medio por el que más suelo divulgar este conocimiento.

Agradecimientos

A todos los compañeros que han aportado sus recomendaciones dietéticas: Teresa Lajo, Pilar Muñoz-Calero, Gemma Atienza, Marta González-Corró y Juan Barciela.

Y a compañeros que me han ayudado y supervisado textos: Ruth Matute, José Muñoz Moreno, Carole Picard y Alejandro Luque.

Al Instituto de Microecología, que me introdujo en este fascinante mundo y sigue siendo una importante fuente de información fidedigna.

A Coral y Jorge, en mi vida SIEMPRE.

A todas las personas que siempre han apoyado mi proyecto y que, de una forma u otra, han colaborado en la elaboración de este libro: amigos, colegas y compañeros. Gracias, siempre.

Parte
I

MICROBIOTA
Y SALUD

La microbiota humana

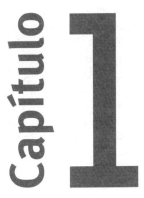

Capítulo 1

Qué es y de qué está compuesta

A estas alturas, seguro que habrás oído hablar de la microbiota intestinal (antes conocida como flora intestinal), pues la mayoría de las personas saben que en nuestro intestino viven millones de microorganismos. Estos microorganismos cobran cada día mayor protagonismo, por lo que escuchamos hablar cada vez más de la microbiota intestinal y su vinculación con todo tipo de patologías. Su desequilibrio se relaciona con el desarrollo de enfermedades intestinales, pero también con todo tipo de patologías como enfermedades autoinmunes, obesidad, enfermedades cardiovasculares, enfermedades neuropsiquiátricas, etc. Existen múltiples dolencias que tienen su origen en las alteraciones de la microbiota, causadas por diferentes factores como una mala alimentación, la edad, el consumo de antibióticos, el estrés o las infecciones. La buena noticia es que los desequilibrios de la microbiota son reversibles y dispones de una oportunidad de oro para recuperar la salud.

La **microbiota** humana es el conjunto de microorganismos que viven sobre la piel y en las cavidades que tienen comunicación con el exterior. Según su localización, se denomina microbiota intestinal, vaginal, oral, etcétera. El término **microbioma** se refiere a todo el hábitat, los microorganismos, sus genes y las condiciones ambientales. Su diversidad génica es mucho mayor que la nuestra, y contribuye significativamente a nuestra adaptación a nuevos ambientes. Estas microbiotas presentan una gran variabilidad interindividual, y también en cada región e incluso dentro del mismo tracto. En cada una de estas zonas cambia la cantidad y el tipo de microorganismos, ya que esto depende de las condiciones ambientales, de la disponibilidad de nutrientes, la temperatura o la humedad, entre otras razones. Es decir, el medio y sus condiciones determinan qué tipo de microbiota colonizará ese hábitat, y si lo modificamos, para bien o para mal, modificaremos los microorganismos que allí residen. Una gran exposición a tóxicos impactará en esos microorganismos y modificará, en mayor o en menor medida, el ecosistema y, por otro lado, un control ambiental, cambios en la dieta y todas las intervenciones basadas en microbiomas también lo harán, permitiendo así recuperar el equilibrio.

El **pangenoma** es el conjunto genético común que incluye nuestro genoma y el de todos los microorganismos que forman la microbiota. El genoma humano contiene más de 23 000 genes, mientras que el microbioma se compone de más de tres millones de genes, que producen millares de metabolitos. En otras palabras, nuestros genes son microbianos en más del 99 %. El microbioma evoluciona más rápidamente que nuestro genoma, lo que es esencial para la adaptación a nuevos ambientes, debido a que los microorganismos tienen ciclos de vida muy cortos y a que pueden incorporar ADN del exterior.

Cada cepa bacteriana posee un genoma que contiene miles de genes, ofreciendo una diversidad genética mucho mayor que la del genoma humano. Por ejemplo: el genoma humano tiene 20 genes con la información para digerir glúcidos, mientras que *Bacteroides thetaiotaomicron* tiene 260 genes con función semejante, la mayoría encargados de degradar carbohidratos complejos. Teniendo en cuenta que esta es solo una de las mil especies de la microbiota, podemos imaginar la capacidad de adaptación que nos otorga una microbiota eubiótica (en estado de equilibrio).

Expongo un ejemplo de la estrecha relación microbiota/exposición ambiental. *Methanobrevibacter smithii* y *Methanosphaera stadtmanae* (ambas, arqueas metanogénicas) pueden transformar el bismuto, que generalmente es un metal menos tóxico, en trimetil bismuto, que es perjudicial tanto para los seres humanos como para varias bacterias intestinales, como *Bacteroides thetaiotaomicron*. Así se puede perder capacidad de degradar carbohidratos complejos por exposición al bismuto si hay exceso de dichas arqueas en el medio intestinal.

Microbiota humana

La microbiota humana se compone de grupos de especies que son estables, microbiota autóctona, y otros variables, microbiota alóctona. Este conjunto de microorganismos constituye un gran equipo de trabajo que cumple muchas e importantes funciones; tanto es así, que la vida de los organismos superiores no sería posible en su ausencia.

La clave para la compresión de este fascinante «órgano» es no mirar la parte y con ello perder la visión del TODO. Ningún tratamiento parcial resolverá el desequilibrio del ecosistema, al igual que ocurre en la naturaleza con las plagas. Los sobrecrecimientos de miembros de microbiota ocurren cuando se dan las condiciones para que así sea. Existe una competencia entre las bacterias y los hongos; por ejemplo, *Candida albicans* compite por el mismo nicho trófico que *Lactobacillus*, y es el déficit de estas bacterias el que permite su sobrecrecimiento. Así, si solo se trata el exceso de *Candida* pero no se repuebla con las bacterias adecuadas, se puede experimentar una mejora transitoria pero el terreno queda predispuesto a las recidivas. Este sobrecrecimiento también puede darse por la presencia de determinados tóxicos como el mercurio, por el desequilibrio del pH, por fármacos, etc. En estos casos, dadas las circunstancias, es un mecanismo de compensación, un intento del sistema por equilibrarse. Si se elimina la *Candida* a cañonazos, se hará un flaco favor al sistema en su totalidad.

Es importante considerar la microbiota en conjunto, comprender que es un órgano fundamental en la salud y en la enfermedad, un órgano con características especiales que le permiten tener una capacidad de cambio y de adaptación extraordinarias.

Microbiota autóctona

La microbiota **autóctona**, «la de casa», está constituida por el conjunto de microorganismos que colonizan establemente la piel y las mucosas. La microbiota **alóctona**, «la visitante», está compuesta por microorganismos que acceden a un hábitat ya colonizado por la microbiota autóctona y que, en general, son transeúntes. Están presentes de forma transitoria, aunque los relacionados con la microbiota autóctona tienen cierta capacidad de colonización (no estable). Este grupo se adquiere continuamente en nuestra relación cotidiana con el medio ambiente.

La composición de la microbiota autóctona tiende a ser estable en cada localización del organismo, pero varía mucho entre ellas: cada localización tiene unas condiciones ambientales y una disponibilidad de nutrientes muy diferente, lo que determina que esté colonizada por diferentes microorganismos. La relación es habitualmente mutualista, beneficiosa para ambas partes, pero puede convertirse en parasitaria en determinadas circunstancias que alteren el equilibrio del ecosistema y del huésped. Si hay, por ejemplo, dis-

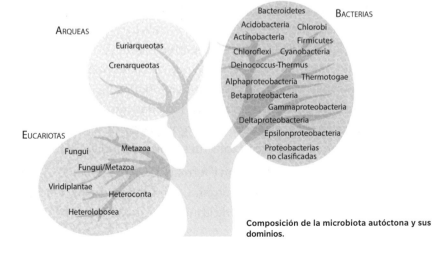

Composición de la microbiota autóctona y sus dominios.

funciones de la respuesta inmunitaria, los miembros de la microbiota pueden actuar como patógenos oportunistas y dar lugar a infecciones endógenas. La microbiota autóctona incluye representantes de los tres grandes dominios: *Archaea*, *Bacteria* y *Eukaryota*, y organismos acelulares como los virus.

Se calcula que en nuestro cuerpo habitan unos 10^{14} bacterias, unos 10^{13} hongos y un número indeterminado de arqueas y protozoos y virus principalmente bacteriófagos (virus bacterianos).

La colonización estable depende tanto de la microbiota como del hospedador. La microbiota está muy bien adaptada a las condiciones de la cavidad en la que se va a establecer y a las de los conductos a través de los cuales llegará a ella. Por ejemplo, los microorganismos del colon deben resistir la lisozima de la saliva, la acidez estomacal, la bilis, las enzimas digestivas y las condiciones anaerobias del intestino. No cualquier microorganismo puede asentarse sobre nuestra piel y mucosas; existe una clara adaptación que hace que cada uno de esos hábitats presente una comunidad microbiana característica.

Hay variaciones significativas de las especies microbianas que albergan personas distintas (variabilidad interindividual), a pesar de lo cual las funciones que estas ejercen permanecen más o menos constantes en cada una de sus localizaciones en el organismo. La variabilidad entre las microbiotas que colonizan un determinado biotipo de personas diferentes es menor que entre las residentes en distintos hábitats del mismo individuo. Por ejemplo, las comunidades orales comparten una mayor similitud con las comunidades orales en otras personas que con otros hábitats dentro de la misma persona. A su vez, las diferencias interindividuales dentro de los hábitats son mucho mayores que la variabilidad intraindividual a lo largo del tiempo. En otras palabras, la microbiota intestinal varía menos a lo largo del tiempo que la microbiota intestinal de un individuo a otro.

Todas estas poblaciones conviven y forman ecosistemas complejos y dinámicos. La microbiota, como un órgano, tiene una gran capacidad de adaptación; si falta un componente de la misma, otros llevarán a cabo los procesos que aquel realizaba.

Miembros de la microbiota

Te presento a continuación a los miembros de la microbiota:

BACTERIAS

Las bacterias, como los principales microorganismos observados en la microbiota humana, se han estudiado ampliamente y se han asociado con el mantenimiento de la homeostasis y con el desarrollo de patologías. El microbioma del colon ha sido el más estudiado, ya que su tasa de colonización es mucho mayor que la del resto de hábitats del cuerpo humano. Han sido caracterizadas más de 1000 especies bacterianas intestinales (MetaHIT entre 1000–1150 especies bacterianas), de las cuales cada persona posee aproximadamente unas 160 especies en promedio. Los microbiomas intestinales sanos evaluados por secuenciación están dominados por los filos bacterianos *Bacteroidetes* y *Firmicutes*. Muchos otros hábitats corporales, no solo el intestino, están ocupados por comunidades microbianas en individuos sanos. La cavidad oral alberga microbiomas particularmente diversos, similares en complejidad al microbioma del intestino y que tienden a estar dominados por grupos de bacterias pertenecientes al género *Streptococcus spp.* Los sitios de la piel difieren según sus propiedades locales (piel seca *versus* húmeda *versus* sebácea), y aparecen colonizados principalmente por *Corynebacterium*, *Propionibacterium* y *Staphylococcus*. La vagina sana, por ejemplo, contiene uno de los ecosistemas microbianos más estructurados, con al menos cinco tipos de comunidades, cada uno dominado por una sola especie de *Lactobacillus* (*L. crispatus*, *L. iners*, *L. jensenii* o *L. gasseri*) o por una mezcla de otros microorganismos, incluida *Gardnerella*.

ARQUEAS, VIRUS, HONGOS Y OTROS EUCARIOTAS

Las **arqueas** son microorganismos unicelulares sin núcleo, similares a las bacterias (anteriormente se clasificaron precisamente como bacterias), pero que tienen algunas propiedades únicas que las bacterias no, como la capacidad de vivir en ambientes extremos (esta condición hace que sean mucho más difíciles de erradicar que las bacterias). La diversidad de arqueas del microbioma humano es baja, incluye unos pocos géneros, que se encuentran principalmente en el intestino. Las especies del género *Methanobrevibacter* son las más prevalentes en esa zona. En particular, se ha encontrado que *Methanobrevibacter smithii* está bien adaptado al intestino humano, optimizando la degradación de los polisacáridos de la dieta por otros microorganismos y adaptando su expresión génica en presencia de bacterias intestinales comunes como *Bacteroides thetaiotaomicron*.

Arqueas, metano y estreñimiento: el ser humano produce metano en el intestino (no solo las vacas lo producen) por la fermentación y degradación de alimentos. Existen en el intestino microorganismos productores de metano (metanógenos), como las arqueas, que crecen bien en condiciones de tránsito lento. El metano, a su vez, altera el tránsito del intestino delgado, contrayendo el intestino, reduciendo la velocidad del peristaltismo (proceso implicado en la patogénesis del estreñimiento en el SII con predominio de estreñimiento [SII-E]). Así se inicia un círculo vicioso: las arqueas producen metano, que retrasa el tránsito intestinal, y a su vez esta condición favorece su sobrecrecimiento produciendo más metano.

El viroma es el conjunto de **virus** que colonizan el organismo, e incluye los virus que infectan nuestras células y establecen latencia y los que atacan a nuestra microbiota (muy importantes para el control de las poblaciones bacterianas). Existe una influencia recíproca entre el viroma y el resto de la microbiota que puede promover o dificultar la infección del organismo por virus o bacterias. El viroma humano se reconoce como una parte integral del ecosistema humano sano. Cada persona tiene un viroma único, principalmente compuesto por bacteriófagos (virus de bacterias). Su composición cambia con el territorio. En la piel y la vagina predominan los *papilomavirus*, en la orofaringe los *herpesvirus* y en el intestino los *picornavirus* y los *rotavirus*. Los virus endógenos son retrovirus integrados en la línea germinal, y son esenciales para la generación de la placenta.

El dominio **Eucariota** contiene organismos unicelulares y multicelulares. Los microorganismos eucariotas más conocidos son patógenos (por ejemplo, hongos), pero muchos de estos eucariotas, como *Candida*, *Malassezia* y *Saccharomyces*, aparecen en poblaciones sanas. Investigaciones recientes han demostrado que la microbiota intestinal (conjunto de microorganismos fúngicos presentes en el intestino) participa activamente en la configuración de la homeostasis digestiva e inmunitaria del huésped. Aunque presentes en menor número, los hongos son esenciales para el equilibrio de este complejo ecosistema microbiano. La microbiota intestinal puede interactuar directa o indirectamente con el sistema inmunitario del huésped a través de interacciones hongo-hongo, hongo-bacteria y hongo-huésped[1].

Se han encontrado relaciones mutualistas directas entre humanos y hongos, de las cuales la mejor caracterizada es la levadura probiótica *Saccharomyces boulardii*. Esta levadura tiene actividad frente a microorganismos patógenos u oportunistas, reduce los efectos de las toxinas producidas por organismos infecciosos, mejora la función de barrera, modula la respuesta inmune y ayuda a restablecer el equilibrio de la microbiota intestinal.

Los metabolitos o los factores de virulencia producidos por los propios hongos intestinales impulsan respuestas inmunitarias. Por ejemplo, los niveles bajos de candidalisina (toxina producida por *Candida albicans*) están vinculados a una relación de comensalismo entre el huésped y *C. albicans*. Los niveles elevados de candidalisina pueden provocar daños en las células y los tejidos del huésped y producir enfermedades.

[1] https://www.tandfonline.com/doi/full/10.1080/19490976.2022.2105610.

Algunos **protozoos** son habitantes comunes de microbiomas saludables. La presencia de algunos protozoos, como *Blastocystis hominis*, se ha asociado con un riesgo reducido de enfermedad gastrointestinal; diferentes estudios apoyan la idea de que este microorganismo es un parásito comensal. Sin embargo, otros estudios apoyan la idea de que en algunas circunstancias el *Blastocystis* puede jugar un papel como patógeno. Quizá, simplemente es cuestión de equilibrio.

Por último, tanto las eucariotas multicelulares como los helmintos han sido eliminados de los microbiomas intestinales en las culturas occidentales, pero dadas sus potentes capacidades inmunomoduladoras y sus interacciones con los otros habitantes del microbioma intestinal normal, su expulsión puede haber eliminado un importante componente modulador del sistema inmunitario. Los parásitos intestinales influyen beneficiosamente en la composición de la microbiota intestinal en presencia de la enfermedad inflamatoria intestinal, según sugiere un estudio reciente. Los resultados proporcionan pistas importantes sobre cómo gusanos o helmintos intestinales manipulan la microbiota intestinal de una manera que es beneficiosa para su huésped[2].

---

[2] http://www.scielo.org.bo/scielo.php?pid=S1652-67762005000100011&script=sci_arttext.

Desarrollo del microbioma intestinal

Hasta no hace mucho tiempo se pensaba que el útero era estéril, y que la colonización del intestino comenzaba en el momento del nacimiento. Investigaciones recientes lo cuestionan, ya que se han identificado poblaciones microbianas en la placenta, el líquido amniótico y el cordón umbilical; parece haber transmisión de bacterias comensales de madre a hijo y que la fuente es el microbioma oral de la madre. Después del nacimiento, la dieta, los medicamentos, el medio ambiente e incluso la genética, tendrán un papel importante en el desarrollo del microbioma. Otra influencia importante en el desarrollo del microbioma es la **lactancia materna**.

El **tipo de parto** es una influencia importante en el establecimiento del microbioma infantil. Los partos vaginales conducen a la colonización por la microbiota intestinal y vaginal de la madre. Los recién nacidos por vía vaginal presentan, en los primeros días de vida, mayor concentración de *Bacteroides, Bifidobacterias* y *Lactobacillus.* Los partos por cesárea conducen a mayores poblaciones de microorganismos procedentes de la piel, como especies de *Staphylococcus,* y del ambiente hospitalario[3,4].

Los **modos de alimentación** (leche materna, fórmulas infantiles) tienen un impacto importante en la composición de la microbiota del lactante. Los lactantes alimentados con leche materna tienden a tener comunidades microbianas diferentes de los lactantes alimentados con

---

[3] https://www.nature.com/articles/s41586-019-1560-1.
[4] https://revpediatria.sld.cu/index.php/ped/article/view/1382/998.

fórmulas infantiles. La leche humana contiene su propia población microbiana, así como también una gran variedad de carbohidratos complejos (oligosacáridos de la leche humana) que los bebés no pueden digerir y actúan como prebióticos alimentando ciertas bacterias del intestino, promoviendo su crecimiento. Mientras que la microbiota intestinal de los bebés amamantados está dominada por *Lactobacillus* y *Bifidobacterium*, los bebés alimentados con fórmula desarrollan una microbiota similar a la de un adulto, con una mayor diversidad bacteriana general.

Una vez finalizado el periodo de lactancia, la transición de la lactancia materna a los alimentos sólidos ricos en proteínas y fibra conduce a un aumento de la diversidad de bacterias intestinales, y el microbioma se vuelve más similar al de un adulto.

La microbiota es estable y madura aproximadamente a los tres años. Existe una gran tendencia al mantenimiento de la microbiota presente en cada hábitat dentro de una misma persona. Si se altera por motivos externos, hay tendencia a la recuperación de una microbiota semejante al suprimir la causa. En la edad adulta tiene tendencia a mantenerse relativamente estable, y al envejecer (después de los sesenta años) se caracteriza por una diversidad menor y la pérdida de genes importantes (especialmente aquellos implicados en la producción de ácidos grasos de cadena corta).

Los ancianos, en general, tienen una microbiota más desequilibrada, con menor diversidad microbiana, menor cantidad de bacterias de homeostasis (pérdida de estabilidad) y aumento de bacterias gramnegativas que tienden a causar inflamación sistémica. Los lipopolisacáridos (LPS) de las bacterias gramnegativas generan un ambiente proinflamatorio. Numerosos estudios han demostrado que los ancianos tienen más microbiota portadora de LPS y un aumento de la permeabilidad intestinal, con el consecuente riesgo de inflamación sistémica.

Esta pérdida de diversidad de la microbiota intestinal va de la mano con una mayor fragilidad de los individuos y con la inmunosenescencia. La buena noticia es que hay una gran variabilidad según el lugar donde viven los adultos mayores y su estilo de vida, lo que implica que mantener la diversidad de nuestra microbiota intestinal a medida que se envejece es posible. A través de un estilo de vida y una dieta saludables y de las intervenciones con prebióticos y probióticos se puede rejuvenecer nuestra microbiota[5,6].

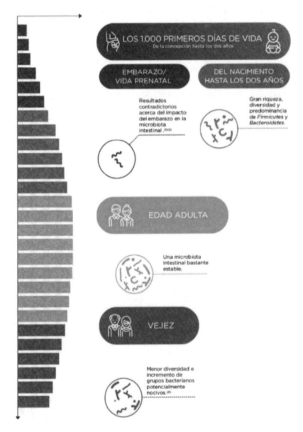

La microbiota intestinal a lo largo de la vida[7].

5   Neuroinflamación, neurodegeneración y envejecimiento. https://www.youtube.com/watch?v=qH5iTSnatx8.

6   https://www.nature.com/articles/s41586-019-1560-1.

7   https://www.gutmicrobiotaforhealth.com/es/descubra-la-evolucion-de-la-microbiota-intestinal-a-lo-largo-de-la-vida-en-nuestra-nueva-infografia/.

Microbiota central

Existe un «núcleo» (microbiota central) compuesto por grupos bacterianos comunes a todos los seres humanos sanos (la mayoría de nosotros compartimos un tercio de nuestra microbiota), pero la composición de cada microbiota intestinal es única (no existen dos microbiotas iguales), y varía en función de:

- La alimentación en la primera infancia (leche materna o fórmula).
- La edad gestacional (parto prematuro frente a parto a término) y el modo de nacimiento (parto vaginal, cesárea).
- El uso de fármacos (antibióticos, antiácidos, antidiabéticos...).
- Los hábitos alimentarios y las maneras de cocinar.
- Entorno (rural, urbano) y hábitos de vida (actividad física, tiempo y calidad del sueño, etc.).
- La genética.
- La edad.

Lo importante es que, a pesar de la variabilidad interindividual, de las diferencias en cada individuo, la microbiota (en estado de equilibrio) cumple las mismas funciones.

Existen OTRAS poblaciones de microorganismos de gran interés, como la microbiota de la piel o la microbiota oral, que es la segunda en importancia en cuanto a número de microorganismos después de la intestinal; la microbiota del tracto respiratorio, la del tracto urinario y la del aparato reproductor. Estas microbiotas presentan una gran variabilidad dependiendo de cada individuo y de cada región dentro del mismo tracto, y pueden sufrir procesos de disbiosis asociados a diversas patologías.

No existe consenso sobre lo que constituye una microbiota sana, pero se puede definir por sus características:

- **Riqueza y/o diversidad de especies:**
  - Riqueza microbiana, número de microorganismos.
  - Diversidad, la cantidad de géneros de microorganismos diferentes.
- **Resistencia, resiliencia, y estabilidad en el tiempo:** la capacidad para resistir a las perturbaciones (tratamientos antibióticos o dietas desequilibradas, etc.) y para recobrar la estabilidad y mantenerla en el tiempo.
- **Gran riqueza de genes microbianos intestinales:** el número de genes microbianos en el intestino sería un indicador de buena salud general y metabólica.

Las afecciones digestivas, la obesidad, la diabetes, las alergias, el cáncer, incluso las enfermedades neurodegenerativas, han sido asociadas a una pérdida de la homeostasis intestinal (pérdida de equilibrio en la composición y/o en la función de la microbiota intestinal). Esta relación nos ofrece una posible alternativa para tratar numerosas enfermedades crónicas cada vez más frecuentes en el mundo occidental.

Cualquier desequilibrio cuantitativo y/o cualitativo de la microbiota se denomina **disbiosis**, y el estado de equilibrio se denomina **eubiosis**[8].

En condiciones de salud existe un equilibrio entre los microorganismos que componen nuestra microbiota intestinal; es decir, no hay buenos ni malos, es cuestión de equilibrio. De una manera muy general, podemos

---

[8] https://www.gutmicrobiotaforhealth.com/es/descubra-la-evolucion-de-la-micro biota-intestinal-a-lo-largo-de-la-vida-en-nuestra-nueva-infografia/.

dividir la microbiota en dos grupos: la **microbiota intestinal beneficiosa** (microbiota de homeostasis), que produce sustancias que nos favorecen, y la **microbiota intestinal perjudicial** (patógenos facultativos) que produce sustancias tóxicas o proinflamatorias. Esta microbiota «mala» es un problema si crece en exceso; ambos grupos cumplen sus funciones, pero deben mantener un equilibrio. El conjunto de todos los microorganismos en estado de equilibrio constituye una microbiota sana, es un trabajo de equipo.

Todo lo que lo que comemos, lo que bebemos, lo que respiramos y hasta lo que sentimos afecta a nuestra microbiota intestinal. En nuestra sociedad industrializada el aumento del consumo de hidratos de carbono refinados, de azúcar y de alimentos procesados y la reducción en el consumo de proteínas, de grasas saludables, de fruta y de verdura, está alterando severamente la composición de la microbiota intestinal.

Si comemos muchos alimentos que nutren la microbiota perjudicial (hongos, bacterias y parásitos), obviamente vamos a aumentar la presencia de estos microorganismos poco interesantes para nuestra salud. Este desequilibrio puede afectar a nuestro peso, vitalidad, inmunidad, funcionamiento del cerebro, etc.[9]

Para saber más, escanea este código QR

Vídeo sobre el papel de la microbiota
en la neurodegeneración y el envejecimiento
https://www.youtube.com/watch?v=qH5iTSnatx8

---

[9] La importancia de la microbiota en la salud y sus funciones: https://www.youtube.com/watch?v=BfPBHxwqZlw.

La microbiota intestinal

Capítulo 2

El intestino es la mayor superficie de contacto entre el interior y el exterior del organismo y es donde reside la mayor población de microorganismos del cuerpo humano. Está en continua relación con toxinas, otros microorganismos, alimentos en proceso de digestión, etc. La superficie total de la mucosa intestinal alcanza los 400-500m^2, la de la piel tiene 2 m^2, la mucosa urogenital 10 m^2 y el árbol bronquial de 140 m^2. Según datos de los estudios publicados por el Proyecto METAHIT y por el HUMAN MICRO-BIOME PROJECT, se han identificado un total de 3,3 millones de genes microbianos procedentes del intestino humano. Se calcula que cada persona alberga una media de 600 000 genes en el tracto gastrointestinal, de los que 300 000 son comunes al 50 % de las personas. El genoma humano contiene más de 23 000 genes, de manera que la unidad humano microbiota, tiene un 99 % de genes microbianos.

Es un complejo ecosistema compuesto por cientos de especies de microorganismos como resultado de millones de años de coevolución. La mayoría de ellos son bacterias, pero también hay virus (principalmente fagos), hongos y levaduras, protozoos y arqueas. De las aproximadamente 1150 especies bacterianas conocidas, encontramos una media de 160 especies por persona. La microbiota intestinal de un individuo de 70 kg, por ejemplo, se compone de más de 100 billones de microorganismos y pesa alrededor de 200 gramos.

La gran biodiversidad de especies dentro del ecosistema intestinal facilita la vida y el desarrollo del conjunto, que incluye no solo a la microbiota, sino también al anfitrión humano.

Está formado por especies con efectos beneficiosos para la salud, pero también incluye microorganismos que se comportan como patógenos, si crecen en exceso, pueden invadir al huésped y dañar el entorno en el que viven. Los organismos unicelulares necesitan comunidades multiespecie (colectividad y biodiversidad) para desarrollarse normalmente, consiguiendo así tener una capacidad metabólica completa capaz de degradar nutrientes y obtener energía, así como sintetizar compuestos esenciales para la comunidad. Géneros y especies bacterianas diversas utilizan los productos metabólicos generados por otros microorganismos para su proliferación.

> Por su enorme capacidad metabólica, se ha considerado a la microbiota como un «órgano» imprescindible para la vida y con gran influencia en la salud y en la enfermedad.

El aparato digestivo presenta multitud de conductos y cavidades, con diferentes condiciones fisiológicas (pH, nivel de oxígeno, agentes antimicrobianos...) y con una microbiota característica en cada localización. La concentración aumenta gradualmente según se avanza por el tubo digestivo. El estómago y el duodeno albergan cantidades muy bajas de microorganismos, principalmente lactobacilos y estreptococos. Ácido, bilis y las secreciones pancreáticas suprimen la mayoría de los microbios ingeridos y la actividad motora propulsora impide la colonización estable de la luz. La bilis tiene propiedades bactericidas para ciertas especies y el fluido pancreático contiene una serie de enzimas capaces de digerir a las bacterias. En el yeyuno se va incrementando la concentración bacteriana, que está formada principalmente por lactobacilos. En íleon la concentración y diversidad de los microorganismos residentes aumenta rápidamente aproximándose a lo que tendremos en el intestino grueso, en el íleon terminal, las densidades bacterianas alcanzan niveles de saturación similares a los que se encuentran en el intestino grueso.

En el **intestino grueso** la densidad microbiana es enorme y está dominada por bacterias, aunque también hay arqueas, hongos y protozoos. Es un ecosistema extraordinariamente rico (densidad y diversidad), maduro y estable, resistente a la inducción de cambios desde el exterior. La capa de mucus es diferente, en el intestino delgado consiste en una única capa de mucina firmemente unida, mientras que en el colon esta se organiza en dos capas distintas: una capa externa poco densa y una capa interna más densa, firmemente unida al epitelio. En el colon, la capa de mucina interna parece ser esencialmente estéril en comparación con la capa exterior, densamente poblada. El ciego y el colon poseen las comunidades más densas y diversas de todos los hábitats del cuerpo.

La mayor población de microorganismos en el cuerpo humano reside en el colon, donde se estima que habitan aproximadamente el 70 % de todas las bacterias del cuerpo humano.

Factores que influyen en la composición de la microbiota intestinal

La microbiota es estable y madura aproximadamente a los tres años de edad; después permanece relativamente estable y es única para cada persona. Una microbiota sana (en estado de *eubiosis*) posee una gran capacidad de resiliencia, una gran capacidad de adaptación frente a situaciones adversas, que le permite recuperar el estado inicial cuando cesa la perturbación. Esta estabilidad no implica falta de movimiento, de hecho, el microbioma es un ecosistema viviente y, en consecuencia, sus componentes sufren constantes fluctuaciones.

> La capacidad de movimiento de la microbiota como órgano le otorga una extraordinaria capacidad de adaptación.

La composición definitiva de la microbiota intestinal está influenciada por factores intrínsecos y extrínsecos. Muchos de estos factores impactan de forma considerable en el equilibrio de la microbiota intestinal. La composición de cada microbiota intestinal es única y varía en función de:

- La **dieta**, que es una de las intervenciones basadas en microbiomas más importante y más ampliamente estudiada. La intervención dietética debe ser parte de la estrategia terapéutica de recuperación de la homeostasis intestinal. La dieta, a largo plazo, posee efectos drásticos en la composición del microbioma intestinal, pero un cambio en la dieta a corto plazo lo suficientemente extremo puede tener gran impacto en dicha composición.
- El **modo de nacimiento**, los **modos de alimentación** y la **edad** tienen una gran influencia en la microbiota intestinal, tal como vimos en el capítulo 1.

LOS FÁRMACOS

El efecto de los antibióticos en el microbioma está fuera de toda duda, pero el mismo antibiótico parece afectar a microorganismos concretos de manera diferente dependiendo del resto del microbioma. Una vez más, volvemos inevitablemente al concepto ecosistema, al concepto microbiota como órgano y nos damos cuenta de que un fármaco, cualquier tóxico y cualquier situación afectará al huésped y su microbioma, según el escenario completo de este fascinante ecosistema. Los antibióticos tomados en etapas tempranas de la vida tienen un efecto profundo en el microbioma intestinal que puede resultar en un desarrollo posterior de obesidad, asma, enfermedad inflamatoria del intestino y otros trastornos.

La exposición prolongada de la mucosa intestinal a los AINE (antiinflamatorios no esteroideos) daña la microbiota y altera la permeabilidad intestinal. Otros fármacos que generan disbiosis son los anticonceptivos, inhibidores de la bomba de protones, metformina, opiáceos, estatinas o antipsicóticos.

La **dotación genética** de cada individuo condiciona el tipo de ambiente que se encontrarán los microorganismos, lo que juega un importante papel en la composición de la microbiota. El genoma humano predispone a una colonización determinada, aunque no se debe obviar que parecen más determinantes los factores ambientales. Por ejemplo, la predisposición genética a la celiaquía influye en la colonización del intestino y a su vez la pérdida del equilibrio de la microbiota intestinal puede ser un factor determinante de la activación de la enfermedad en personas predispuestas. La prevalencia de la enfermedad celiaca ha aumentado rápidamente en los últimos años y solo una parte de los predispuestos genéticamente desarrollan la enfermedad. Deben existir otros factores en la activación de la cascada inflamatoria.

En los últimos años, factores ambientales que ejercen una influencia importante sobre la composición de la microbiota intestinal durante los primeros años de vida también han sido asociados con el riesgo de desarrollar la celiaquía y se ha sugerido que una microbiota intestinal disbiótica podría influir en la aparición y la progresión de la celiaquía.

El **microambiente corporal** es determinante, la composición de la microbiota varía de un sitio a otro y es muy diferente la del intestino a la microbiota de la cavidad oral, los pulmones, la vagina o la piel. Incluso dentro de la misma región vamos a encontrar gran variabilidad.

El cuerpo humano presenta multitud de conductos y cavidades, con diferentes condiciones fisiológicas (pH, nivel de oxígeno, agentes antimicrobianos...) y con una microbiota característica en cada localización.

ENTORNO, ESTILO DE VIDA (MEDIO RURAL FRENTE A URBANO) Y ACTIVIDAD FÍSICA

La cohabitación con mascotas y la exposición al ganado tiene una asociación estadísticamente significativa con la composición del microbioma. Se ha demostrado que otros rasgos del estilo de vida como la actividad física, la calidad del sueño y, por supuesto, el estrés, afectan a la composición de la microbiota. La profesión y los lugares de residencia influyen a través de la exposición a diferentes ambientes. Por ejemplo, los agricultores tienen un microbioma diferente al de los trabajadores de la ciudad. Por último, las relaciones sexuales conllevan un intercambio microbiano, por lo que las parejas que interactúan físicamente tienen una microbiota más similar que las personas que comparten las mismas condiciones de vida, pero que no interactúan físicamente.

Funciones de la microbiota intestinal

38

La interacción humano-microbiota intestinal se cataloga en la actualidad como un supra o superorganismo, el cual cumple con funciones biológicas que están revolucionando el enfoque de muchas enfermedades crónicas ofreciendo una ventana de oportunidad. La interacción normal entre los microbios intestinales y su huésped es una relación simbiótica, definida como mutuamente beneficiosa para ambos socios. El huésped proporciona un hábitat rico en nutrientes, y los microbios intestinales confieren beneficios a la salud del huésped.

Las funciones de la microbiota intestinal son múltiples y es importante conocerlas para darnos cuenta de la importancia del equilibrio de este órgano en la salud y en la enfermedad. Se distinguen tres funciones primarias de la microbiota intestinal:

a) Funciones de protección, previniendo la invasión de microorganismos patógenos;
b) Funciones de nutrición y metabolismo, como resultado de la actividad bioquímica de la microbiota;
c) Funciones tróficas sobre la proliferación y diferenciación del epitelio intestinal, y sobre el desarrollo y modulación del sistema inmunológico.

FUNCIONES DE PROTECCIÓN O BARRERA

Existe un equilibrio entre las poblaciones bacterianas dominantes y aquellas subdominantes; cuando este equilibrio es adecuado, actúa como una barrera que impide la multiplicación de patógenos y el desarrollo de patologías gastrointestinales. Gracias al **antagonismo microbiano** se dificulta o impide el asentamiento de los patógenos sobre las mucosas que se realiza por tres mecanismos principales.

Interferencia con la colonización

La microbiota autóctona está perfectamente adaptada a vivir en nuestras cavidades, adaptada a las condiciones del medio y con capacidad de utilizar los nutrientes disponibles. La estabilidad de la microbiota autóctona, ocupando los receptores de mucosas y disminuyendo la disponibilidad de nutrientes (exclusión competitiva), hace que el establecimiento de microorganismos foráneos, potencialmente patógenos, solo ocurra cuando se ha alterado la microbiota normal.

Producción de compuestos antimicrobianos

Las bacterias de la microbiota generan multitud de sustancias con capacidad antibiótica:

1. Bacteriocinas son sustancias antimicrobianas (proteínas o toxinas peptídicas) sintetizadas por bacterias. Actúan en las membranas bacterianas, destruyendo la pared celular por formación de un poro o por inhibición de la síntesis de la pared celular.
2. Peróxido de hidrógeno (H_2O_2), especialmente activo frente a las cándidas.
3. AGCC, su acción bactericida consiste en mantener ácido el pH intestinal, lo que dificulta el crecimiento de patógenos facultativos, que se desarrollan mejor en medio alcalino (*E. coli* y diversas especies del grupo *Salmonellas*).
4. Lisozima: tiene capacidad de hidrolizar los polímeros presentes en la pared celular de las bacterias, específicamente aquellos que pertenecen al grupo Gram (+). En estudios recientes se ha informado también la capacidad que tiene esta enzima de hidrolizar la pared celular de hongos y levaduras.

Coagregación con los patógenos

Algunos miembros de la microbiota se adhieren a los microorganismos extraños e impiden su unión a la mucosa. Esta adherencia aumenta la efectividad de los compuestos antimicrobianos que pudiera producir el mutualista.

DESARROLLO Y MODULACIÓN DEL SISTEMA INMUNITARIO

Promover la correcta respuesta frente a patógenos y la tolerancia inmunológica.

Las bacterias presentan en su superficie polisacáridos y proteínas que actúan como antígenos y estimulan tanto la inmunidad innata como la adquirida. El contacto continuo entre la microbiota y el sistema inmunitario induce la maduración de este último en las primeras etapas de la vida. La continua interacción huésped/bacterias intestinales es clave para que el desarrollo del sistema inmunitario sea competente. Es un gran entrenamiento que mantiene al sistema inmune en buena forma para actuar con eficacia frente a agentes infecciosos. El 80 % de las células inmunocompetentes del organismo están alrededor de la luz del tubo digestivo y la producción más importante de inmunoglobulinas tiene lugar en la mucosa gastrointestinal.

Todo parece indicar que el aumento en la prevalencia de alergias y de enfermedades autoinmunes en los humanos sea una consecuencia de la alteración de nuestra microbiota, provocada por una menor exposición a microorganismos (teoría de la higiene), el abuso de antimicrobianos y los cambios en la dieta.

Desarrollo del sistema inmunitario adaptativo: desde el nacimiento la microbiota colabora en el desarrollo del sistema inmunitario, las interacciones entre microorganismos, epitelio y tejidos linfoides intestinales son múltiples, continuos, de modo que remodelan constantemente los mecanismos locales y sistémicos de la inmunidad.

FUNCIONES NUTRITIVAS Y METABÓLICAS COMO RESULTADO DE LA ACTIVIDAD BIOQUÍMICA DE LA MICROBIOTA

La **fermentación** de hidratos de carbono no digeribles tiene lugar fundamentalmente en ciego y colon derecho y es llevada a cabo por la microbiota sacarolítica primaria (*Bifidobacterium adolescentis* y *Ruminococcus bromii* principalmente). Esta función agrupa los mecanismos microbianos que permiten, mediante el aporte de enzimas y otros recursos bioquímicos que no están presentes en el genoma humano, generar nutrientes o degradar algunos componentes de la dieta y transformarlos en sustancias absorbibles útiles para el hospedador. Solamente tres de los múltiples glúcidos complejos que se incluyen en nuestra dieta, la sacarosa, la lactosa (no siempre) y el almidón son digeribles por nuestras propias enzimas. El resto llegan al intestino grueso casi intactos, donde son degradados por la microbiota autóctona generando ácidos grasos de cadena corta (acetato, propionato y butirato), otros metabolitos como lactato, piruvato, etanol, succinato y gases H_2, CO_2, CH_4 y H_2S. El colon proximal humano es un ambiente sacarolítico donde fermentan la mayoría de hidratos de carbono.

Los ácidos grasos de cadena corta AGCC:

- Mantienen el pH ácido de la luz intestinal. Inhiben el crecimiento de organismos patógenos.
- Son una fuente de energía fundamental para los enterocitos (principalmente el ácido butírico), mantenimiento de la integridad de la pared intestinal.
- Favorecen la recuperación y absorción de iones como el calcio, hierro y magnesio.
- Neutralizan los grupos amonio, generados durante la digestión, por desaminación de los aminoácidos y otros nutrientes.
- Estimulan el peristaltismo intestinal incrementando la presión osmótica luminal que induce la secreción de agua.

La microbiota colónica contribuye con más de 500 kilocalorías diarias a nuestro metabolismo. En pacientes con pérdida masiva de intestino delgado, la producción de ácidos grasos de cadena corta respalda la supervivencia al liberar hasta 1000 kcal de energía por día.

Para saber más, escanea este código QR

https://pubmed.ncbi.nlm.nih.gov/18043233/

Nutrientes esenciales. La microbiota es capaz de sintetizar nutrientes esenciales. Las vitaminas A, tiamina (B_1), riboflavina (B_2), ácido pantoténico (B_5), piridoxina (B_6), biotina (B_7), ácido fólico (B_9), B_{12} y vitamina K y todos los aminoácidos esenciales, son producidos y liberados por los microorganismos, por lo que pueden ser absorbidos en las mucosas, reduciéndose así la necesidad de ingestión. Además, los aminoácidos se sintetizan a partir del amoniaco o de la urea, reduciendo así la carga tóxica.

Bacterias intestinales productoras de la familia de la vitamina B.

B_1	Pirofosfato de tiamina (TPP)	*Bacteroides fragilis* *Prevotella copri* *Clostridium difficile* *Lactobacillus casei* *Lactobacillus curvatus* *Lactobacillus plantarum* *Ruminococcus lactaris* *Bifidobacterium infantis* *Bifidobacterium bifidum* *Fusobacterium varium*
B_2	Flavin adenina dinucleótido (FAD) Flavin mononucleótido (FMN)	*Bacteroides fragilis* *Prevotella copri* *Clostridium difficile* *Lactobacillus plantarum* *Lactobacillus fermentum* *Ruminococcus lactaris*
B_3	Ácido nicotínico Nicotinamida	*Bacteroides fragilis* *Prevotella copri* *Ruminococcus lactaris* *Clostridium difficile* *Bifidobacterium infantis* *Helicobacter pylori* *Fusobacterium varium*
B_5	Ácido pantoténico libre	*Bacteroides fragilis* *Prevotella copri* *Ruminococcus lactaris* *Ruminococcus torques* *Salmonella enterica* *Helicobacter pylori*
B_6	Fosfato de piridoxal (PLP)	*Bacteroides fragilis* *Prevotella copri* *Bifidobacterium longum* *Collinsella aerofaciens* *Helicobacter pylori*

B₇	Biotina libre	*Bacteroides fragilis* *Lactobacillus helveticus* *Fusobacterium varium* *Campylobacter coli*
B₉	Tetrahidrofolato (THF)	*Bacteroides fragilis* *Prevotella copri* *Clostridium difficile* *Lactobacillus plantarum* *Lactobacillus delbrueckii ssp. bulgaricus* *Lactobacillus reuteri* *Streptococcus thermophilus* *Bifidobacterium pseudocatenulatum* *Bifidobacterium adolescentis* *Fusobacterium varium* *Salmonella entérica*
B₁₂	Adenosilcobalamina	*Bacteroides fragilis* *Prevotella copri* *Clostridium difficile* *Faecalibacterium prausnitzii* *Ruminococcus lactaris* *Propionibacterium freudenreichii* *Lactobacillus plantarum* *Lactobacillus coryniformis* *Lactobacillus s reuteri* *Bifidobacterium animalbacterium* *Bifidobacterium infantil* *Bifidobacterium longidobacterium*

Adaptado de Metabolismo de la familia de vitamina B dietética y microbiana en la regulación de la inmunidad del huésped (Yoshii *et al. Nutr frontal.* 2019; 6:48).

Para saber más, escanea este código QR

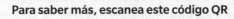

https://www.frontiersin.org/articles/10.3389/fgene.2015.00148/full

Aumento de la biodisponibilidad de algunos minerales: todos los oligoelementos necesitan un medio ácido para poder absorberse; por ejemplo, la absorción del hierro, en el ciego, es potenciada por la presencia de los AGCC generados en la fermentación.

Putrefacción. El metabolismo anaeróbico de los péptidos y proteínas es llevado a cabo por las bacterias proteolíticas (*Proteus, Klebsiella, Pseudomona, Enterobacter, Citrobacter, Clostridium,* etc.) generando AGCC, pero también sustancias potencialmente tóxicas como amoniaco, aminas biógenas, fenoles, tioles e indoles. En el colon izquierdo predomina la putrefacción, es la zona donde la población bacteriana permanece más estable.

> El equilibrio entre fermentación y putrefacción es fundamental para el mantenimiento del estado de eubiosis.

Regulación del metabolismo energético del organismo: participa en el almacenamiento de la grasa en los adipocitos (células almacenadoras de grasa); la microbiota de los obesos está alterada, lo que podría explicar su mayor eficiencia en la extracción de energía a partir de los alimentos. El contenido en grasa de la dieta es un factor que puede alterar la composición de la microbiota a través del aumento de las concentraciones plasmáticas de lipopolisacáridos y el consiguiente desarrollo de un estado proinflamatorio que facilita la aparición de resistencia insulínica.

Conversión ácidos biliares: los ácidos biliares primarios hepáticos secretados al intestino son convertidos en ácidos biliares secundarios por acción de enzimas de las bacterias de la microbiota intestinal.

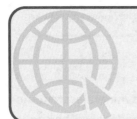

Para saber más, escanea este código QR

https://www.ncbi.nlm.nih.gov/pmc/articles/PMC6478888/

MODULACIÓN DEL SISTEMA NERVIOSO
CENTRAL-SISTEMA NERVIOSO ENTÉRICO

La microbiota intestinal modula diversas funciones del sistema nervioso central y del sistema nervioso entérico. Los microorganismos intestinales son participantes activos en la comunicación bidireccional del eje intestino-cerebro. La microbiota intestinal resulta fundamental para el desarrollo del cerebro, la movilidad, el aprendizaje y la memoria en el ser humano.

El sistema nervioso central está influenciado por la producción de neurotransmisores a nivel intestinal. La síntesis de neurotransmisores por parte de la microbiota intestinal representa un mecanismo por medio del cual se influye directamente en el cerebro y en la conducta. Una gran variedad de especies bacterianas que habitan en el intestino de los seres humanos es capaz de sintetizar neurotransmisores, como las siguientes:

- *Bacillus spp*: acetilcolina, dopamina, noradrenalina.
- *Bifidobacterium spp*: GABA
- *Enterococcus spp*: histamina y serotonina
- *Escherichia spp*: dopamina, noradrenalina y serotonina.
- *Lactobacillus spp*. Acetilcolina, dopamina, GABA, histamina y serotonina.
- *Lactococcus spp*: dopamina, histamina y serotonina.
- *Streptococcus spp*: dopamina, histamina y serotonina.

Funciones tróficas

Estas funciones incluyen el control de la proliferación y diferenciación de células epiteliales, la modulación de ciertas vías neuroendocrinas y la regulación homeostática del sistema inmunitario. La microbiota **modula el crecimiento y diferenciación de células epiteliales**, mantiene la integridad de las Tight Junctions, y del resto de uniones entre las células de los tejidos que mantienen la integridad de la capa celular. Aprovisiona de nutrientes (AGCC) a los enterocitos y a las *tight junctions* que los unen. Estabiliza y regenera capa mucosa que aloja tanto los nichos tróficos de crecimiento de las bacterias, como los AGCC que les sirven de alimento.

Degradación de xenobióticos

La microbiota intestinal afecta la absorción y el metabolismo de xenobióticos. Las bacterias del tracto digestivo tienen grandes capacidades enzimáticas y pueden metabolizar sustancias químicas ambientales de varias familias químicas, ya sea aumentando o disminuyendo su toxicidad para el huésped. Las bacterias lácticas tienen la capacidad de desconjugar las sales biliares y de reducir la absorción de otras sustancias tóxicas como el amoniaco, los productos aminados y el indol. Es un factor protector contra el cáncer, ya que interviene en la transformación de carcinógenos potenciales como los compuestos N-nitroso y aminas heterocíclicas. La microbiota tiene capacidad de unión y neutralización de más del 70 % de las aminas heterocíclicas.

Bloquea o disminuye la actividad de enzimas procarcinogénicas como la β glucuronidasa o la 7 α reductasa nitroreductasa azoreductasa. Se ha demostrado que el LGG (*Lactobacillus rhamnosus GG*) disminuye la beta-glucoronidasa fecal, y otros agentes procarcinogénicos.

LGG tiene más de 500 publicaciones en *PubMed*, es de las cepas más estudiadas.

Para saber más, escanea este código QR

https://pubmed.ncbi.nlm.nih.gov/?term=
((%22lactobacillus+rhamnosus+gg%22))+AND+human

Generación de sustancias carcinogénicas

Las dietas ricas en proteínas y lípidos tienden a aumentar la incidencia de los cánceres gastrointestinales, mientras que las ricas en polisacáridos tienen un efecto opuesto. Las proteínas y lípidos son digeridos y asimilados eficazmente en el intestino delgado, pero, si la dieta es muy rica en grasas y proteínas, es posible que parte de dichos principios inmediatos lleguen al colon y sean procesados allí, con consecuencias indeseables. Por ejemplo, la presencia de proteínas induce la síntesis de una metaloproteasa por parte de *Bacteroides fragilis*, que posee efecto tóxico y causa diarrea inflamatoria. Dicha toxina tiene receptores en las células epiteliales y ataca a la *E-cadherina* (una proteína que media la adherencia entre los enterocitos), lo que provoca el aumento de la permeabilidad tisular y, como consecuencia, induce una respuesta inflamatoria muy intensa. La consiguiente generación de especies reactivas de oxígeno y nitrógeno puede provocar la aparición de mutaciones, algunas de las cuales podría producir transformación oncogénica. Igualmente, las dietas ricas en grasa promueven una secreción abundante de ácidos biliares, que no son reabsorbidos totalmente en el proceso de circulación enterohepática y pueden llegar entonces al colon. Allí, la microbiota residente transforma el ácido cólico en desoxicólico, que puede atacar a la mucosa e inducir inflamación, cuyo potencial carcinogénico acabamos de indicar. Por el contrario, las dietas ricas en polisacáridos favorecen la expresión de las rutas metabólicas que los degradan y cuyos productos finales son los ácidos orgánicos de cadena corta.

El bisfenol A (BPA) es un xenobiótico ampliamente utilizado en la fabricación de plásticos, por lo que su presencia en el medioambiente, su exposición a través de la dieta o los cosméticos, entre otros, es cada vez mayor. La presencia continua de este compuesto, así como la de sus análogos y derivados, se ha asociado con el desarrollo de enfermedades endocrinas y metabólicas, como la obesidad, diabetes, síndrome metabólico, síndrome del hígado graso, trastornos de hiperactividad o cáncer.

Investigadores de la Universidad de Granada han identificado una cepa de *Bacillus sp.*, procedente de la microbiota intestinal humana, que es capaz de degradar y eliminar Bisfenol A.

Para saber más sobre la defradación BPA y la actividad inulinasa, escanea este código QR

https://otri.ugr.es/promocion/oferta-demanda-tecnologica/cartera-patentes/microorganismos-la-degradacion-bpa-y-actividad-inulinasa

La microbiota intestinal también afecta a la absorción y el metabolismo de los metales pesados al actuar como una barrera física para su absorción, al alterar el pH y el equilibrio oxidativo, y al alterar las concentraciones de enzimas de desintoxicación o proteínas involucradas en el metabolismo de los metales pesados. Además, la alteración de la microbiota intestinal puede afectar a la integridad de la barrera intestinal, lo que a su vez también puede afectar la absorción de los metales.

Pero, cuidado, pues como resultado de la interacción de la microbiota humana con los tóxicos podemos alterar su composición y capacidad metabólica, en especial en relación con la biotransformación de xenobióticos, y la síntesis y activación de carcinógenos. Además de perder su enorme capacidad de detoxificación, la microbiota puede convertirse en la mayor fuente de tóxicos, por el aumento de determinados grupos y la formación de biofilms patogénicos que conlleva una elevada producción de metabolitos tóxicos como el amoniaco, el alcohol o las aminas biógenas, entre otros.

Grupos funcionales de la microbiota intestinal

Estudio de los microorganismos más relevantes de cada grupo descripción e interpretación.

MICROBIOTA PROTECTORA

Tapiza completamente la pared del intestino y, junto con el mucus, constituyen una barrera de protección física.

- *Lactobacillus spp*, coloniza principalmente el intestino delgado.
- *Bifidobacterium spp*, coloniza principalmente el intestino grueso.
- *Bacteroides spp*, está ampliamente distribuido a lo largo de todo el intestino.

Su función principal es la «resistencia a la colonización» de gérmenes patógenos:

- Ocupando los receptores o nichos tróficos de la mucosa intestinal.
- Sintetizando sustancias bactericidas: bacteriocinas y H_2O_2.
- Compitiendo por nutrientes, vitaminas y factores de crecimiento.
- Liberando metabolitos, como los ácidos grasos de cadena corta, que acidifican el medio intestinal.

Una disminución de las bacterias protectoras desestabiliza el medio intestinal, disminuye la función de barrera frente, dificulta el transporte y absorción de nutrientes, altera la nutrición del epitelio y favorece la inflamación local, lo que puede alterar la correcta permeabilidad intestinal.

Puede ser causa de cuadros de diarrea y/o estreñimiento.

MICROBIOTA INMUNOMODULADORA

Los principales géneros de bacterias inmunomoduladoras son: *Enterococcus spp.* y *Escherichia coli.*

Utilizan como sustrato los carbohidratos y las proteínas.

- Mantienen el orden de la correcta distribución de los microbios.
- Modulan el sistema inmune local, siendo en gran medida las responsables del buen funcionamiento de los fenómenos de tolerancia antigénica o tolerancia inmunológica.
- Inducen respuestas inmunitarias inespecíficas que garantizan el normal funcionamiento del sistema inmunitario y contribuyen en el continuo entrenamiento inmunitario del GALT (tejido linfoide asociado al intestino).

Enterococcus spp.

- Acidifica el medio intestinal.
- Interacciona con bacterias proteolíticas y neutraliza sus productos metabólicos de desecho alcalinos.
- Estimulan la producción de inmunoglobulina A (IgA) a nivel de la mucosa.

Escherichia coli

E. coli se localiza principalmente en el intestino delgado.

- Prepara el medio para estabilizar a los microorganismos anaerobios.
- Es la bacteria con mayor potencial inmunomodulador de nuestra microbiota.
- Su pérdida favorece la inflamación local, la disbiosis y predispone a padecer alergias y autoinmunidad.

MICROBIOTA MUCONUTRITIVA

> Las principales bacterias de este grupo son: *Faecalibacterium prausnitzii* y *Akkermansia muciniphila*.

Mantienen en buenas condiciones la capa de mucus que tapiza el epitelio intestinal, induciendo la síntesis de mucina (glucoproteínas) y modulando su degradación. El mucus protege y tapiza la pared intestinal. Alberga los nichos tróficos de las bacterias intestinales.

Faecalibacterium prausnitzii

Se localiza principalmente a nivel de íleon distal y colon ascendente. Es una bacteria sacarolítica gran productora de butirato con poderosa acción antiinflamatoria de la pared intestinal.

Su déficit altera la nutrición del epitelio intestinal y favorece la inflamación local. *Faecalibacterium prausnitzii* suele estar disminuida en cuadros de diarrea crónica, IBS (colon irritable) y Enfermedad Inflamatoria Crónica (Enfermedad de Crohn y Colitis Ulcerosa).

Puede inhibir la activación de NF-κB y la secreción de IL-8 (proinflamatoria).

En el colon favorece la producción de IL-10 (antiinflamatoria), lo que juega un papel en la inducción de células Treg.

Akkermansia muciniphila

Se aloja en la capa externa de mucus y es la responsable mayoritaria de su estabilidad, ya que modula a la vez su degradación. Esta bacteria utiliza esta capa de mucus como fuente de nutrientes, y estimula a las células caliciformes para que produzcan las glucoproteínas (principalmente proteínas MUC-2) que la forman, asegurando así la continua renovación y calidad de la capa de mucus. Podemos decir que es una gran estabilizadora de la capa de mucus. Produce propionato, acetato y oligosacáridos.

Tiene una función reguladora intestinal, favoreciendo la secreción de IL-10. Un déficit de *Akkermansia muciniphila* implica la alteración del mucus, lo que favorece la desprotección del epitelio intestinal y la inflamación. Es también relevante su acción sobre el metabolismo, especialmente en la neoglucogénesis. Recuentos disminuidos son habituales en pacientes con Diabetes tipo 2, obesidad, hígado graso no alcohólico, síndrome de fatiga crónica, fibromialgia y en niños autistas.

La alteración de las bacterias muconutritivas implica una alteración, adelgazamiento o pérdida parcial de la capa de mucus que tapiza el epitelio intestinal, lo que altera su protección y favorece la aparición de cuadros crónicos de inflamación y alteración de permeabilidad. La capa de mucus es también el alojamiento natural de gran parte de la microbiota, por lo que su alteración favorece también la disbiosis.

MICROBIOTA NEUROACTIVA

La microbiota neuroactiva es aquella que produce ácido γ-aminobutírico (GABA), es un neurotransmisor que interactúa con receptores específicos, distribuidos por todo el tracto gastrointestinal, para equilibrar la interacción entre el eje intestino-cerebro, el sistema inmunológico y el dolor visceral.

> Las principales bacterias con actividad neuroactiva son: *Lactobacillus plantarum* y *Bifidobacterium adolescentis*.

Tienen, además, la capacidad de degradar del almidón resistente (efecto antiinflamatorio).

MICROBIOTA FERMENTADORA DE FIBRA

Es la microbiota que degrada la fibra alimentaria y tiene la capacidad de romper las cadenas largas y complejas de los hidratos de carbono (almidón resistente y oligofructosa).

Las principales bacterias con esta función son: *Bifidobacterium adolescentis* y *Ruminococcus bromii.*

Bifidobacterium adolescentis corta las cadenas laterales cortas de los polisacáridos, formando ácido acético, que *Faecalibacterium prausnitzii* utiliza para descomponer los oligosacáridos y producir ácido butírico a partir de ellos.

Ruminococcus bromii (supone del 3 al 5 % de la microbiota total en individuos sanos). Utiliza eficazmente el almidón resistente y estimula la capacidad de degradación de la fibra de otras bacterias intestinales menos eficaces, como *Eubacterium rectale* y *Bacteroides thetaiotaomicron.*

Un déficit de la microbiota sacarolítica primaria compromete la digestión de los hidratos de carbono de cadenas larga y compleja. Esto dificulta funcionalmente la actividad de la microbiota muconutritiva, disminuyendo la síntesis de ácidos grasos de cadena corta. Si se reduce la microbiota que degrada la fibra, se reduce el aporte de nutrientes para *Faecalibacterium prausnitzii*, disminuyendo la producción de ácido butírico.

La pérdida de este grupo se relaciona con el aumento del riesgo de enfermedades como la obesidad, el síndrome metabólico y la diabetes tipo 2.

BACTERIAS PORTADORAS DE LIPOPOLISACÁRIDOS (LPS)

Los lipopolisacáridos (LPS) forman parte de la estructura capsular normal de las bacterias Gram negativas. Si atraviesan el epitelio intestinal, se comportan como endotoxinas, generando inflamación silente y siendo responsables de disfunciones metabólicas. El aumento de los LPS se asocia a una alteración del epitelio intestinal que favorece el aumento de la permeabilidad intestinal. Esta alteración favorece su traslocación y un aumento del flujo de toxinas a través de la pared, siendo todo ello causa de inflamación silente y generando una endotoxemia metabólica. Los LPS también están implicados en un deterioro progresivo de la función hepática que puede favorecer el desarrollo de un hígado graso. El aumento de bacterias portadoras de LPS (especialmente en el contexto de un aumento de la permeabilidad) se asocia a diversas enfermedades crónicas como Diabetes Mellitus tipo 2, obesidad, Síndrome Metabólico o arteriosclerosis.

MICROBIOTA PROTEOLÍTICA

Estas bacterias colonizan principalmente el intestino grueso. Su sustrato principal son las proteínas. Las bacterias protectoras, inmunomoduladoras y muconutritivas supervisan a estas bacterias. Si descienden cuantitativa o cualitativamente, permiten crecer a las proteolíticas que se vuelven patógenas a expensas del aumento de sus productos metabólicos (patógenos facultativos). Suponen < 0,001 % de la microbiota intestinal.

Su sobrecrecimiento conlleva un aumento de productos metabólicos como amoniaco, aminas biógenas (histamina, tiramina, putrescina, cadaverina, feniletilamina…), sulfuros, indol, escatol, fenol, etc., que interfieren en la digestión normal, lesionan el epitelio intestinal, alteran su permeabilidad y favorecen la inflamación local y sistémica. En estas circunstancias, se puede producir un aumento de la carga orgánica de tóxicos y alérgenos que atraviesan la pared intestinal, pudiendo sobrecargar la función hepática y ser causa de intolerancias alimentarias. El aumento de estas bacterias, habitualmente, genera cuadros con gran sintomatología digestiva. Metabolizan proteínas en intestino grueso, generando:

- Aminoácidos y SCFA aminas biógenas, amoniaco, CO_2, indol, escatol, p-cresol, ácidos grasos de cadenas ramificadas, etc. que alcalinizan el medio intestinal, lesionan la mucosa intestinal y algunos son tóxicos (dosis-dependientes) lo que puede sobrecargar la función hepática.
- Algunas de las bacterias de este grupo son: *Proteus, Klebsiella, Enterobacter, Citrobacter, Hafnia, Pseudomona o Clostridium*.
- La cantidad de bacterias que degradan las proteínas también depende del valor del pH intestinal. A un pH alcalino (> 7), las enzimas proteolíticas son particularmente activas.

- Sus productos metabólicos de desecho: alcalinizan el medio intestinal, lesionan la mucosa y algunos son tóxicos (sobrecarga de la función hepática), *Clostridium,* además, genera enzimas procarcinogénicas (β-glucuronidasa, 7-α-reductasa, nitroreductasa y azoreductasa).

HONGOS Y LEVADURAS

Las bacterias y las arqueas representan más del 99 % de la masa total de todo el microbioma intestinal, pero el intestino está también colonizado por hongos y levaduras saprofitos cuyo sustrato nutricional principal son los hidratos de carbono. Los hongos intestinales son un componente pequeño pero importante del microbioma intestinal, influyen en el sistema inmunológico del huésped al igual que el resto de los miembros de la microbiota. Los hongos desempeñan funciones cruciales en la homeostasis intestinal humana y la patogénesis de la enfermedad.

Están constituidos por células más grandes que las bacterias y sus genes pueden codificar hasta 15 000 funciones fermentativas en comparación con los 1500 a 2000 genes codificados por las bacterias intestinales pertenecientes a los géneros *Lactobacillus* y *Bifidobacterium.*

La colonización y el crecimiento de patógenos fúngicos oportunistas en el intestino pueden inducir respuestas inmunitarias alteradas del huésped. La alteración de la microbiota intestinal se ha implicado en enfermedades autoinmunes, metabólicas, trastornos neurológicos, enfermedad inflamatoria intestinal, síndrome del intestino irritable, enfermedad celíaca y en algunos tipos de cáncer.

El hongo más relevante, desde el punto de vista patológico, es *Candida albicans*. En determinadas circunstancias, se desarrolla, crece, cambia morfológicamente y emite unas hifas, convirtiéndose en la forma miceliana, que es patógena y tiene capacidad de infectar las mucosas que coloniza.

Métodos para el estudio de la composición de la microbiota

Estudios clínicos y diagnóstico en microbiota

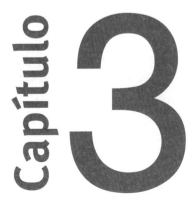

Capítulo 3

La microbiota intestinal es el punto central del equilibrio microbiano y repercute en el equilibrio de todas las microbiotas del organismo. Se calcula que cada persona alberga una media de 600 000 genes en el tracto gastrointestinal (microbioma), de los que 300 000 son comunes al 50 % de las personas y de las aproximadamente 1150 especies bacterianas conocidas, encontramos una media de 160 especies por persona. Esto posibilita un número infinito de combinaciones posibles, dando lugar a una microbiota única en cada individuo.

Existen diferentes técnicas de estudio de la microbiota intestinal. En general, se realizan a partir de una muestra de heces, pero, como veremos, hay parámetros detectables en orina. Principalmente se utiliza para evaluar el estado de la microbiota intestinal y hacer un diagnóstico de disbiosis que, al igual que la composición de la microbiota en estado de eubiosis, es un estado único (desde el punto de vista composicional/cuali-cuantitativo). En base a estos estudios conoceremos el escenario del ecosistema intestinal para elaborar una estrategia de precisión y revertir la disbiosis.

METAGENÓMICA, METATRANSCRIPTÓMICA Y METABOLÓMICA

Son las diferentes ciencias que estudian la expresión génica con enfoques en puntos diferentes dentro del proceso general de transmisión de la información: Gen → ARNm → proteína. El punto de estudio utilizado dentro de ese eje de transmisión es el que da el nombre a cada una de ellas.

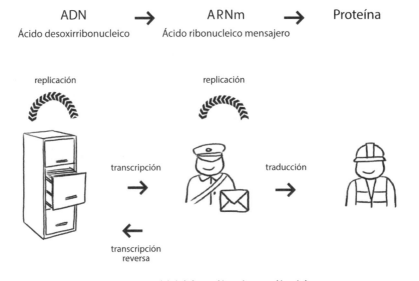

ADN → ARNm → Proteína

Ácido desoxirribonucleico   Ácido ribonucleico mensajero

replicación   replicación

transcripción   traducción

transcripción reversa

Proceso general de la información en la expresión génica.

Metagenómica

La **metagenómica** fue la primera ciencia «ómica» en desarrollarse, encargándose del estudio del genoma o ADN.

Transcriptómica

El ADN se transcribe a ARNm (transcrito). La transcriptómica se encarga de estudiar la expresión de los transcritos que provienen de diferentes genes y, por tanto, es una medida del nivel de expresión génica. El conjunto de ARNs mensajeros es específico de cada célula y de las condiciones fisiopatológicas en determinado momento.

Proteómica

El ARNm es traducido a proteínas, las cuales están encargadas de realizar la función correspondiente del gen. La proteómica se encarga de estudiar muchas proteínas presentes en una muestra.

La **metagenómica** es el estudio de los genomas en una comunidad microbiana y nos permite investigar la composición de una comunidad microbiana. Nos proporciona una idea del potencial funcional (según el número de genes) de una comunidad microbiana, pero su comportamiento funcional puede ser mejor conocido secuenciando el (meta)transcriptoma completo de la comunidad microbiana.

La **metatranscriptómica** nos informa de los genes que son expresados por la comunidad como un todo, es decir, qué funcionalidad concreta tiene esa población gracias al conocimiento cualitativo y cuantitativo de la expresión de los genes del metagenoma. En este marco siempre hay que tener presente que los resultados obtenidos no distinguen entre material genético de células vivas, muertas, funcionalmente activas o inactivas. Aun así, probablemente la metagenómica representa el abordaje más completo y fidedigno a la descripción de poblaciones microbianas.

El principal problema (que según como se mire podría ser considerado también una ventaja o al límite un *non-problema*) es que alrededor del 80-90 % del ARN obtenido para los estudios transcriptómicos procede de los ARN ribosomales que, si bien son excepcionales para describir la taxonomía de una población microbiana, no son directamente informativos desde el punto de vista funcional, cuya información queda reducida a las pocas secuencias (10-20 %) de ARN mensajeros.

Por último, los metabolitos liberados por la comunidad microbiana son en gran parte responsables de la salud del nicho ambiental en el que habitan. Su análisis y caracterización funcional constituyen el metaboloma y su estudio se denomina **metabolómica**.

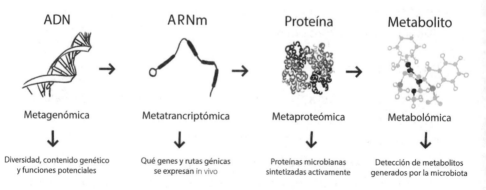

ADN	ARNm	Proteína	Metabolito
Metagenómica	Metatrancriptómica	Metaproteómica	Metabolómica
↓	↓	↓	↓
Diversidad, contenido genético y funciones potenciales	Qué genes y rutas génicas se expresan in vivo	Proteínas microbianas sintetizadas activamente	Detección de metabolitos generados por la microbiota

Disciplinas que estudian distintos aspectos de la microbiota.

**Bacterias intestinales productoras
de la familia de la vitamina B.**

Microbiota	Comunidad de microorganismos vivos residentes en un nicho ecológico determinado.
Microbioma	Conjunto formado por los microorganismos, sus genes y sus metabolitos.
Microbioma humano	Microorganismos, genes y metabolitos del cuerpo humano: tracto gastrointestinal, genitourinario, tracto respiratorio y piel.
Disbiosis	Alteraciones de la microbiota intestinal.
Metagenoma	Material genético del microbioma y del hospedero.
Metagenómica	Análisis del material genético del microbioma (composición).
Metatranscriptómica	Estudio del ARN total transcrito (función).
Metaproteómica	Estudio de las proteínas.
Metabolómica	Estudio de los perfiles metabólicos (subproductos).

Técnicas ómicas aplicadas al estudio de la microbiota.
Según Abelardo Margolles Barros.

Los estudios genómicos consideran el material genético de un organismo específico, mientras que la metagenómica hace referencia al estudio del material genético de todas las comunidades de organismos. Este proceso generalmente implica la secuenciación de siguiente generación (NGS) después de extraer el ADN. Las lecturas por NGS producen un gran volumen de datos en forma de lecturas cortas, de las cuales se puede inferir los perfiles genéticos de una comunidad microbiana recopilando información que se alinea de forma parecida a las piezas de un rompecabezas.

Hay fundamentalmente dos formas de llevar esa secuenciación:

1. Utilizar gen marcador como el **16S ARNr**. Hay disponible una gran cantidad de bases de datos para amplicones [fragmento de ADN

amplificado por la reacción en cadena de la polimerasa (PCR, de sus siglas en inglés y RCP en español) o cualquier otro proceso que dé lugar a la producción de diferentes copias de ese fragmento], dirigidos a esta región para ayudar en la clasificación de lecturas y en la construcción de perfiles taxonómicos de un microbioma.

2. El enfoque **shotgun** con WMS (*whole metagenomic sequiencing*). Como resultado, se han desarrollado varias bases de datos especializadas con genomas de referencia completos que se utilizan para construir perfiles taxonómicos, así como para inferir perfiles funcionales potenciales basados en la comunidad microbiana.

ANÁLISIS DEL PERFIL DEL GEN 16S ARNr

La **Reacción en cadena de la polimerasa (PCR)** es una técnica de replicación del ácido desoxirribonucleico (ADN) descubierta en 1984 por Kary Mullis. El método consiste en extraer ADN de una muestra de heces, amplificarlo y secuenciar los genes que codifican la subunidad 16S del ARN ribosomal (ARNr). El gen codificante para la subunidad 16S del ARN ribosomal, (ARNr 16S), está presente en bacterias y arqueas, contiene regiones constantes y variables. Comparando secuencias del gen 16S de la muestra con las secuencias de nucleótidos que hay en las bases de datos, se puede hacer una caracterización taxonómica precisa de las bacterias que componen la comunidad, pudiendo clasificarlas a nivel de género, especie y cepa.

El gen 16S de la subunidad pequeña del ribosoma (gen 16S ARNr) se utiliza como marcador genético para estudiar la filogenia y la taxonomía bacterianas, ya que está altamente conservado entre diferentes especies de bacterias y arqueas. Además de las regiones altamente conservadas, el gen 16S ARNr contiene regiones hipervariables que se utilizan para identificar diferentes taxones de bacterias.

La elaboración de perfiles de ARNr 16S se basa en el uso de un cebador «universal» de PCR dirigido a las regiones conservadas y diseñado para amplificar una variedad de microorganismos diferentes lo más amplia posible.

SECUENCIACIÓN METAGENÓMICA SHOTGUN

Gracias a los avances tecnológicos es también posible la secuenciación metagenómica que analiza todo el material genético (ADN) de la muestra. La secuenciación metagenómica permite la determinación del potencial funcional codificado en el microbioma. Además, los análisis metagenómicos también se han utilizado para el descubrimiento de nuevas funciones enzimáticas, microorganismos y genes que pueden usarse para la bioterapia microbiana, para comprender las interacciones huésped-patógenos y para nuevas estrategias terapéuticas en seres humanos. A efectos de investigación es un gran avance ya que permite detectar todos los microorganismos presentes en la muestra incluso los que no se conocían previamente y hacer una identificación taxonómica de todos los microorganismos presentes hasta el nivel de especie. Detecta todas las especies con una abundancia relativa superior al 0,01 %. Los resultados obtenidos son siempre de abundancia relativa, un porcentaje del total de microorganismos detectados. Puede detectar bacterias, arqueas, hongos y parásitos. Identifica el potencial funcional de los microorganismos (según la abundancia de genes) aunque debemos tener en cuenta que no es una medida directa de la función y no todos los genes se expresan de la misma forma. El nivel de expresión de los genes se puede llegar a conocer mediante la secuenciación directa de ARN mensajero, lo que se conoce como metatranscriptómica.

La regla de que un gen que se expresa codifica una proteína activa no es general. No todos los genes que se expresan producen una proteína activa, ya que este gen (ARN) puede sufrir modificaciones postranscripcionales, o bien la proteína puede no producirse correctamente, sufrir modificaciones postraduccionales o simplemente no ser activa en determinadas condiciones. Por ejemplo, en un escenario en el que una misma proteína se produce en un ambiente con un pH diferente. Puede ocurrir que, bajo pH la proteína, pese a estar produciéndose, no sea activa. Por ello, es importante identificar dichas proteínas y su nivel de expresión, así como el de los metabolitos implicados como sustratos o productos en sus reacciones bioquímicas. Sin embargo, las proteínas y metabolitos no pueden ser secuenciados como el ADN/ARN y han de identificarse mediante técnicas de espectrometría de masas. Cuando estas técnicas se aplican para identificar la naturaleza y nivel de expresión de proteínas se refiere a metaproteómica. Cuando se aplican a la identificación de metabolitos se refiere a metabolómica.

La aplicación de técnicas de espectrometría de masas para identificar la naturaleza y nivel de expresión de proteínas (metaproteómica), y de metabolitos (metabolómica), han ido más allá de la mera descripción de los cambios de la microbiota. (En resumen, permiten describir el estado funcional «dinámico» celular en un momento específico a diferencia del «estático» y predictivo de la genómica).

Estudios de microbiota intestinal cuantificación de grupos funcionales

La cuantificación en heces de los grupos funcionales de bacterias de la microbiota intestinal nos permite conocer el estado del ecosistema intestinal y su funcionalidad desde una mirada mucho más amplia que la búsqueda de patógenos. El conocimiento del estado de la microbiota de homeostasis, la microbiota encargada de mantener el equilibrio de este fascinante ecosistema, conocer todo el ecosistema: sus miembros (cuantitativa y cuantitativamente) y el estado del terreno.

A lo largo de ya más de 20 años he utilizado como herramienta principal para la evaluación de la microbiota intestinal un estudio que combina PCR y CULTIVO, cada técnica tiene sus pros y sus contras y el hecho de avanzar no debe implicar la pérdida de valiosas herramientas como el cultivo.

Cuantificación por cultivo y PCR

Se utiliza una muestra de heces para hacer el diagnóstico por cultivo en placas o técnicas de reacción en cadena de la polimerasa (PCR).

El método clásico es el **cultivo** en placas de Petri. Esta técnica consiste en hacer diluciones sucesivas de la muestra de heces (en cloruro sódico al 0,9 %) que se siembran en placas de agar-agar conteniendo los nutrientes (peptonas, extracto de levaduras, vitaminas, sangre, aminoácidos, dextrosa, etc.) necesarios para el óptimo crecimiento de las bacterias.

Dichas placas se incuban en un medio aerobio, anaerobio o en microaerofilia (según el tipo de bacteria), a temperatura de 37 °C, durante 24-48h. Las bacterias se desarrollan y crecen formando colonias que se pueden identificar por su morfología y color y cuantificar utilizando plantillas de referencia.

¿Por qué es importante el estudio que combine cultivo y PCR?

En general, hay buena correlación entre los resultados de qPCR y cultivo bacteriano y los ensayos moleculares ofrecen resultados en tiempo real que permiten el seguimiento de grupos de microbiota. Sin embargo, la cuantificación es solo de géneros o especies concretas, siendo necesario utilizar medios selectivos para una caracterización más amplia. Algunos grupos importantes de la microbiota intestinal humana como la familia **Enterobacteriaceae** fermentadoras y no fermentadoras de lactosa y los **Clostridios**, tienen niveles muy bajos de correlación cuando se estudian mediante PCR cuantitativa (qPCR) con los cultivos.

La reacción de qPCR se dirige a la región 16S de las poblaciones intestinales de Enterobacteriaceae en general, sin distinguir las especies que fermentan la lactosa, por esta razón, se debe realizar un cultivo selectivo para diferenciar las enterobacterias fermentadoras de lactosa (*Escherichia spp.*, *Klebsiella spp.*, *Citrobacter spp.* y *Enterobacter spp.*) de las no fermentadoras de lactosa (*Salmonella spp.*, *Shigella spp.*, *Serratia spp.* y *Proteus spp.*). Algo similar ocurre con los Clostridios.

Correlación entre el cultivo bacteriano y los ensayos de qPCR[10]

En este estudio se utilizó el coeficiente de correlación de Pearson para determinar la relación entre las poblaciones bacterianas mediante mediciones de qPCR y métodos basados en cultivos.

Se detectó la mayor correlación (98 %) para *Bacteroides spp.*, también se observaron buenas correlaciones para *Lactobacillus spp* (94 %), *Enterococcus spp.* (85 %) y *Bifidobacterium spp.* (73 %).

---

[10] https://doi.org/10.1186/s12866-019-1669-2.

Se observaron valores de correlación más bajos para *Enterobacteriaceae* (62 %) y clostridios (63 %).

Población bacteriana		Valor R	Valor R2
Ensayo de cultivo	Objetivo 165 por qPCR		
Bacterias totales (cultivadas anaeróbicamente)	Bacterias totales (Eubacterias)	0.93	0.86
Enterobacterias fermentadoras de lactosa	Enterobacterias	0.79	0.62
Enterococcus spp.	*Enterococcus* ssp.	0.92	0.85
Bacteroides spp.	*Bacteroides* spp.	0.99	0.98
Bifidobacterium spp.	*Bifidobacterium* spp.	0.86	0.73
Lactobacillus spp.	*Lactobacillus* spp.	0.97	0.94
Clostridium spp.	*C. coccoides*	0.79	0.63

Información extraída de Moura, I. B., Normington, C., Ewin, D., Clark, E., Wilcox, M. H., Buckley, A. M., & Chilton, C. H. (2020). «Method comparison for the direct enumeration of bacterial species using a chemostat model of the human colon». *BMC microbiology*, 20(1), 2.

Para saber más, escanea este código QR

https://doi.org/10.1186/s12866-019-1669-2

Sin embargo, menos del 20 % de la microbiota intestinal puede cultivarse y crecer en placas, por lo que para identificar a más del 80 % de nuestras bacterias intestinales necesitamos utilizar la técnica de reacción en cadena de la polimerasa (PCR) y/o secuenciación NGS.

ESTUDIOS DE MICROBIOTA INTESTINAL
CUANTIFICACIÓN DE GRUPOS FUNCIONALES

Suele describirse la funcionalidad de la microbiota mediante la organización y asignación en grupos específicos a géneros o especies concretas.

En general, se distinguen los siguientes grupos funcionales:

Grupo / Microorganismo	Resultado unidad	Interpretación	Valores	Ref. Método
Inmunomoduladora				
Escherichia coli	2×10^8 UFC/g	↓ LIGERAMENTE REDUCIDO	$\geq 1 \times 10^8$	CUL
Enterococcus spp.	3×10^6 UFC/g	↓ LIGERAMENTE REDUCIDO	$\geq 1 \times 10^6$	CUL
Protectora				
Bacteroides spp.	1×10^{11} copias/g	✓ NORMAL	$\geq 1 \times 10^9$	PCR
Bifidobaterium spp.	2×10^7 copias/g	↓ LIGERAMENTE REDUCIDO	$\geq 1 \times 10^8$	PCR
Lactobacillus spp.	2×10^4 UFC/g	↓ LIGERAMENTE REDUCIDO	$\geq 1 \times 10^5$	CUL
H2O2-Lactobacillus	1×10^2 UFC/g	↓↓ CLARAMENTE REDUCIDO	$\geq 1 \times 10^5$	CUL
Muconutritiva				
Faecalibacterium prausnitzii	2×10^9 copias/g	↓ LIGERAMENTE REDUCIDO	$\geq 1 \times 10^9$	PCR
Akkermansia muciniphila	3×10^6 copias/g	↓↓↓ ALTAMENTE REDUCIDO	$\geq 1 \times 10^9$	PCR
Sacarolítica primaria				
Bifidobacterium adolescentis	2×10^6 copias/g	↓ REDUCIDO	$\geq 1 \times 10^8$	PCR
Ruminococcus bromii	2×10^9 copias/g	✓ NORMAL	$\geq 1 \times 10^9$	PCR
Neuroactiva				
Bifidobacterium adolescentis	2×10^6 copias/g	↓ REDUCIDO	$\geq 1 \times 10^8$	PCR
Lactobacillus plantarum	4×10^7 copias/g	✓ NORMAL	$\geq 1 \times 10^7$	PCR
Proteolítica				
E. coli Biovare	4×10^8 UFC/g	↑↑↑ MUY ELEVADO	$< 1 \times 10^6$	CUL
Proteus spp.	$< 1 \times 10^4$ UFC/g	✓ NORMAL	$< 1 \times 10^4$	CUL
Pseudomonas spp.	$< 1 \times 10^3$ UFC/g	✓ NORMAL	$< 1 \times 10^3$	CUL
Otros microorganismos proteolíticos	$< 1 \times 10^4$ UFC/g	✓ NORMAL	$< 1 \times 10^4$	CUL
Clostridium spp.	$< 1 \times 10^5$ UFC/g	✓ NORMAL	$< 5 \times 10^5$	CUL
Hongos y levaduras				
Levaduras	1×10^2 UFC/g	✓ NORMAL	$\leq 1 \times 10^3$	CUL
Hongos	0	✓ SIN CRECIMIENTO		CUL
Número Total de Microorganismos	2×10^{10} copias/g	↓ LIGERAMENTE REDUCIDO	$\geq 1 \times 10^{11}$	PCR
Consistencia de las Heces	PASTOSA			
pH	6.0	✓ NORMAL	5.5-6.5	pH

Microorganismos más relevantes de cada grupo funcional.

Además del estudio cualitativo y cuantitativo de los grupos funcionales, nos aporta el número total de microorganismos:

- El valor del número total de colonias bacterianas relativiza o magnifica los valores de cada uno de los grupos bacterianos cuantificados en la analítica.
- Su disminución indica una notable alteración del medio gastrointestinal, pudiendo disminuir la resistencia a la colonización por patógenos facultativos y cándidas.

Consistencia de las heces

Su consistencia y apariencia son un factor de especial importancia a la hora de determinar de dónde proceden las molestias gastrointestinales.

---

pH de las heces

El rango de normalidad del pH en el intestino oscila entre 5,8 y 6,4 y se mantiene por el equilibrio entre la producción de sustancias alcalinas y la de ácidos grasos de cadena corta (AGCC).

Su alteración indica:

- pH ácido (por debajo de 5,8) indica una malabsorción de los hidratos de carbono. Se produce una fermentación parcial de los mismos, generando gran cantidad de sustancias ácidas.
- pH alcalino (por encima de 6,4) indica disbiosis con predominio proteolítico. También nos indica una posible sobrecarga hepática, ya que el hígado no está siendo capaz de contrarrestar la producción de sustancias alcalinas.

PRUEBA DE ÁCIDOS ORGÁNICOS (PAO)

Los ácidos orgánicos, también conocidos como ácidos carboxílicos, son metabolitos claves de casi todas las vías metabólicas del metabolismo intermediario, por lo que el análisis de los mismos ofrece información sobre el estado de dichas vías. La prueba de ácidos orgánicos (PAO) proporciona información sobre el balance bioquímico del cuerpo a través de la medición de subproductos metabólicos en la orina. Los 76 metabolitos, incluyendo creatinina, que se detectan en la PAO, pueden indicar el metabolismo de vitaminas y hormonas, la función del ciclo de energía, la integridad de las paredes intestinales, los metabolitos de neurotransmisores y la función muscular.

ÁCIDOS ORGÁNICOS QUE PROPORCIONAN INFORMACIÓN SOBRE EL CRECIMIENTO MICROBIANO INTESTINAL

El análisis de los ácidos orgánicos en orina sirve para obtener información del crecimiento microbiano intestinal, especialmente para detectar determinados sobrecrecimientos bacterianos y fúngicos (algunos compuestos orgánicos son producidos por dichos sobrecrecimientos). Los ácidos orgánicos nos proporcionan información sobre el crecimiento microbiano intestinal evaluando la presencia elevada de metabolitos tóxicos bacterianos o fúngicos. Por ejemplo:

Podemos detectar *Candida albicans* por ser un productor de arabitol, que posteriormente se convierte en arabinosa por medio del hígado y después es excretada a través de la orina; otro indicador de un crecimiento elevado de *Candida* es una sobreproducción de oxalato.

Podemos localizar toxinas específicas de bacterias del género *Clostridium*: como la HPHPA, ácido hidrofenilacético, ácido indolacético, que se encuentran muy relacionados con tres especies de bacterias clostridios (*Clostridium botulinum, Clostridium sporogenes, Clostridium caloritolerans*) y la toxina 4-cresol relacionada a la especie *Clostridium difficile*.

Prueba de ácidos orgánicos - Perfil nutricional y metabólico

Compuestos metabólicos en la orina	Rango de referencia (mmol/mol creatinina)	Resultado del paciente	Población de referencia - Mujeres menores de 13 años
Crecimiento Microbiano Intestinal			
Marcadores de Levaduras y Hongos			
1 Citramálico	5.3	0.87	
2 5-hidroximetil-2-furoico (Aspergilo)	30	0.42	
3 3-oxoglutárico	0.52	0.12	
4 Furan-2,5-dicarboxílico (Aspergilo)	22	0.61	
5 Furancarbonilglicina (Aspergilo)	3.6	0.03	
6 Tartárico (Aspergilo)	3.9	0.35	
7 Arabinosa	56	H 88	
8 Carboxicítrico	34	3.9	
9 Tricarbalílico (Fusarium)	0.86	0.55	
Marcadores de Bacterias			
10 Hipúrico	717	H 2,070	
11 2-hidroxifenilacético	1.1	0.50	
12 4-hidroxibenzoico	0.09 - 2.0	H 22	
13 4-hidroxihipúrico	27	H 174	
14 DHPPA (bacteria benéfica)	0.73	0.05	
Marcadores de Clostridium			
15 4-hidroxifenilacético (C. difficile, C. stricklandii, C. lituseburense y otras)	30	25	
16 HPHPA (C. sporogenes, C. caloritolerans, C. botulinum y otras)	227	36	
17 4-cresol (C. difficile)	76	36	
18 3-indoleacético (C. stricklandii, C. lituseburense, C. subterminale y otras)	11	2.8	

Prueba de ácidos orgánicos.

MARCADORES FUNCIONALES

Además de la identificación de los miembros principales de la microbiota, podemos medir otros parámetros que nos aportan información de cómo está funcionando. Se realizan por enzimoinmunoensayo, cromatografía de gases, análisis de la región espectral del infrarrojo cercano y test fotométrico.

La **calprotectina** es una proteína fijadora de calcio y de zinc, sintetizada por los neutrófilos. Su cuantificación en heces es directamente proporcional a la cantidad de estos y al grado de inflamación del epitelio. Recientes estudios defienden el papel de la calprotectina como regulador de la microbiota intestinal especialmente previniendo la translocación bacteriana y controlando la displasia epitelial.

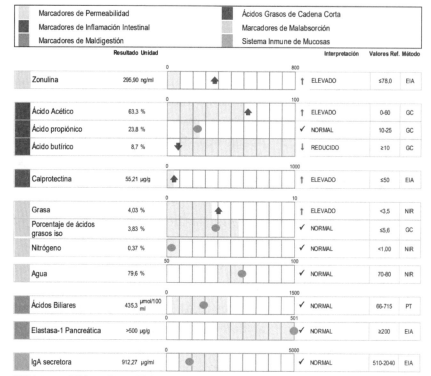

	Marcadores de Permeabilidad		Ácidos Grasos de Cadena Corta
	Marcadores de Inflamación Intestinal		Marcadores de Malabsorción
	Marcadores de Maldigestión		Sistema Inmune de Mucosas

	Resultado	Unidad		Interpretación	Valores Ref.	Método
Zonulina	295,90	ng/ml		↑ ELEVADO	≤78,0	EIA
Ácido Acético	63,3	%		↑ ELEVADO	0-60	GC
Ácido propiónico	23,8	%		✓ NORMAL	10-25	GC
Ácido butírico	8,7	%		↓ REDUCIDO	≥10	GC
Calprotectina	55,21	µg/g		↑ ELEVADO	≤50	EIA
Grasa	4,03	%		↑ ELEVADO	<3,5	NIR
Porcentaje de ácidos grasos iso	3,83	%		✓ NORMAL	≤5,6	GC
Nitrógeno	0,37	%		✓ NORMAL	<1,00	NIR
Agua	79,6	%		✓ NORMAL	70-80	NIR
Ácidos Biliares	435,3	µmol/100 ml		✓ NORMAL	66-715	PT
Elastasa-1 Pancreática	>500	µg/g		✓ NORMAL	≥200	EIA
IgA secretora	912,27	µg/ml		✓ NORMAL	510-2040	EIA

"EIA (Enzimoinmunoensayo)"."GC (Cromatografía de gases)"."GC (Cromatografía de gases)"."NIR (Análisis de la región espectral del infrarojo cercano)"."PT (Test fotométrico)"

Variedad de los distintos marcadores funcionales.

Un aumento de la **calprotectina** fecal es indicativo de una inflamación del epitelio intestinal, suele estar elevada en infecciones gastrointestinales, colon irritable, enfermedades inflamatorias crónicas (Crohn, colitis ulcerosa...), sobre todo al comienzo de las recidivas.

Enfermedad inflamatoria intestinal: la cantidad de calprotectina, es proporcional a la gravedad de las lesiones y a la extensión de las mismas.

Es un biomarcador que además del **valor diagnóstico,** también tiene un **valor pronóstico** ya que permite evaluar tanto la respuesta al tratamiento, como prever el curso de la enfermedad, ya que se eleva precozmente al inicio de los brotes y antes de que aparezca la sintomatología clínica.

OTROS MARCADORES DE INFLAMACIÓN

Lactoferrina

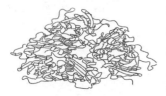

Es una proteína quelante del hierro, del que actúa como transportador. Puede detectarse en numerosos fluidos de secreción como, por ejemplo, la leche materna, las lágrimas y la saliva. Tiene un efecto antibacteriano al limitar el acceso de las bacterias al hierro. Importante en la estrategia de degradación de biofilms. Es un marcador de la inflamación muy estable (marcador precoz de la enteropatía inflamatoria crónica).

EPX – Proteína eosinofílica

Los eosinófilos aparecen en gran número en los focos de la inflamación y como respuesta a diferentes infestaciones parasitarias. Los gránulos citoplasmáticos que contienen proteínas de carga negativa caracterizan a estas células, que se tiñen fuertemente en contacto con colorantes muy ácidos como la eosina, que les da nombre.

Cuando los eosinófilos liberan estos gránulos aparece, entre otras, una proteína muy básica la proteína eosinofílica (EPX), idónea para el control del status del proceso inflamatorio.

Se produce activación de los eosinófilos en diversas patologías inflamatorias, en infecciones bacterianas y parasitarias, y también en algunas enfermedades autoinmunes o en el síndrome de fatiga crónica.

Sistema inmune de mucosas: IgAs

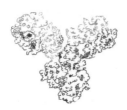

Anticuerpo implicado en el normal funcionamiento del sistema inmune de mucosas. Bloquea la adherencia de patógenos a la mucosa y contribuye a la tolerancia oral. Es el anticuerpo más importante para la defensa y protección específica de las mucosas frente a la posible colonización por patógenos, tanto en la superficie, como a nivel de los espacios intercelulares. Actúa inmovilizando y neutralizando antígenos como posibles patógenos, antes de que puedan atravesar la barrera mucosa. También es responsable de los fenómenos de inmunotolerancia oral.

- Un aumento de los niveles de IgA se relaciona con situaciones crónicas de inflamación de la mucosa y son habituales en cuadros de atopia. Está aumentada cuando la mucosa esta crónicamente hiperreactiva.
- Está disminuida en casos de infecciones de repetición en mucosas, atopias e inmunodeficiencias.

Malabsorción

Estos marcadores permiten diagnosticar un cuadro de malabsorción asociado a la disbiosis y si es de origen pancreático o hepático-biliar.

Residuos digestivos

Detección cuantitativa de grasa, nitrógeno, agua y ácidos grasos ISO (marcador indirecto de sobrecarga hepática). Son un marcador cuantitativo de maldigestión o malabsorción causado por insuficiencia pancreática exocrina o déficit de ácidos biliares.

En personas sanas, la excreción de nitrógeno y grasas en heces ha de ser mínima y relativamente constante. En las heces es normal detectar mínimas cantidades de residuos de los alimentos indigeridos. Los ácidos grasos «iso» o ácidos grasos volátiles de cadena ramificada, se forman por desaminación durante la digestión de las proteínas (por las bacterias proteolíticas).

- Valores alterados de agua, nitrógeno o grasa son indicativos de una situación de maldigestión o malabsorción. Sus causas pueden estar relacionadas con una insuficiencia pancreática exocrina o un déficit de ácidos biliares.
- El aumento en heces de ácidos grasos iso es un marcador indirecto de predominio de la ruta metabólica proteolítica, frente a sacarolítica. Suele asociarse a un aumento de la concentración de amoniaco y sobrecarga de la función de detoxificación hepática.

Elastasa pancreática (marcador de maldigestión)

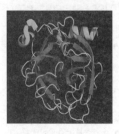

Esta enzima se produce en el páncreas y se segrega al intestino para contribuir a la digestión de las proteínas de la dieta. No se degrada durante el tránsito intestinal.

Su disminución en heces es indicativa de pancreatitis crónica o insuficiencia pancreática exocrina.

Ácidos biliares

Se sintetizan en el hígado y la vesícula biliar y se secretan al duodeno, donde son esenciales para la digestión de las grasas y vitaminas liposolubles. Las emulsionan actuando como agentes tensoactivos, optimizando así la acción de las enzimas. Más del 90 % se reabsorben en el íleon distal, volviendo al hígado, eliminándose por heces no más de 0,5 g/día. Son alcalinizantes, bactericidas, degradan los xenobióticos y estimulan el peristaltismo.

La microbiota se encarga de convertir los ácidos biliares primarios en secundarios, haciéndolos así funcionales.

- El aumento en heces (por falta de reabsorción) causa diarrea osmótica, en la que se bloquea la reabsorción del agua y electrolitos, como el sodio, y se estimula el peristaltismo intestinal.
- Consecuencias: hipovitaminosis, dificultad de absorción de grasas y vitaminas liposolubles (B12), cálculos biliares de colesterol y depósitos de oxalato cálcico en la orina, por aumento de absorción de ácido oxálico y calcio, que se une a los ácidos grasos libres.
- Causas: SIBO, ileitis por Crohn, resección ileal y síndrome de asa ciega.

Lisozima

La lisozima es una enzima que cataliza la degradación de las paredes celulares de algunas bacterias Gramnegativas. En heces sirve como indicador de la magnitud de la migración de leucocitos al lumen intestinal.

Se ha comprobado un aumento de los valores de lisozima, tanto en los pacientes con colitis ulcerosa como en la enfermedad de Crohn.

Parte
II

MICROBIOTA
Y
ENFERMEDADES

La disbiosis intestinal

La disbiosis o falta de equilibrio

Disbiosis y enfermedad

Equilibrio, fermentación y putrefacción

Candidiasis intestinal

Parasitosis intestinal

SIBO

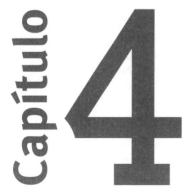

Capítulo 4

Los términos *eubiosis* y *disbiosis* se refieren a dos estados diferentes de la microbiota. El estado de eubiosis se refiere al estado de equilibrio (cuantitativa y cualitativamente) del ecosistema intestinal. En este estado, la microbiota está equilibrada y cumple todas sus funciones metabólicas, inmunitarias y neurológicas, entre otros. El estado de disbiosis se refiere al estado de desequilibrio cualitativo y/o cuantitativo de la microbiota de un nicho ecológico en comparación con el patrón normal.

El mantenimiento de una microbiota intestinal saludable requiere un equilibrio de las diferentes comunidades microbianas entre sí y de ellas con el huésped. La capacidad de adaptación frente a las adversidades de una microbiota eubiótica es un elemento clave en la salud humana. Este equilibrio puede alterarse y evolucionar hacia una disbiosis cuando determinados factores alteran la microbiota de homeostasis (bacterias protectoras, inmunomoduladoras, muconutritivas, fermentadoras de fibra, neuroactivas, etc.), y disminuyen la diversidad microbiana, promoviendo así el sobrecrecimiento de grupos bacterianos que pueden comportarse como patógenos. La gravedad de este desequilibrio varía en función del alcance de la pérdida de la homeostasis intestinal, de la causa que provoque la disbiosis, de la duración de esa alteración y del estado inmunitario del hospedador. En el estado de disbiosis, podemos encontrar varias anomalías: pérdida de diversidad, disminución de la tasa de colonización, aumento de patógenos y sobrecrecimientos fúngicos, entre otros.

PÉRDIDA DE DIVERSIDAD

Mayor diversidad microbiana intestinal se traduce en más beneficios para el huésped. La gran biodiversidad de especies dentro del ecosistema intestinal facilita la vida y el desarrollo del conjunto, que incluye no solo a las comunidades bacterianas, sino también al anfitrión humano. Los mamíferos criados bajo condiciones estrictas de asepsia no adquieren su flora natural y tienen un desarrollo anormal: hay deficiencias en el aparato digestivo (pared intestinal atrófica y motilidad alterada), metabolismo de bajo grado (corazón, pulmones e hígado de bajo peso, con gasto cardíaco bajo, baja temperatura corporal y cifras elevadas de colesterol en sangre), y sistema inmune inmaduro (niveles bajos de inmunoglobulinas, sistema linfático atrófico, etc.). Se habla de simbiosis cuando la relación entre dos o más especies vivas conlleva beneficios para al menos una de ellas sin que exista perjuicio para ninguna de las otras. La relación del anfitrión con su flora es de simbiosis: el anfitrión proporciona hábitat y nutrición, y la microbiota contribuye de modo importante a la fisiología del anfitrión. Una microbiota intestinal con gran diversidad tendrá, entre otras cosas, una mayor capacidad de adaptación y una mayor resiliencia. De hecho, se ha demostrado que los niños con menor diversidad microbiana intestinal presentan una mayor susceptibilidad a sufrir alergias y asma.

DISMINUCIÓN DE LA TASA DE COLONIZACIÓN

Un número total de microorganismos por debajo del rango de normalidad es indicativo de una notable alteración del medio gastrointestinal, de posibles déficits funcionales y metabólicos de la microbiota, pudiendo también disminuir la resistencia a la colonización por patógenos facultativos bacterianos o fúngicos, favoreciéndose la disbiosis.

AUMENTO DE PATÓGENOS FACULTATIVOS

Sobrecrecimientos bacterianos de bacterias proteolíticas *E. coli Biovare, Proteus spp, Clostridium spp, Pseudomonas spp,* etc. El aumento de bacterias proteolíticas por encima de los rangos de normalidad, puede ser causa de un aumento (alcalinización) del pH del medio intestinal, que es fisiológicamente ácido. Su sobrecrecimiento conlleva un aumento de productos metabólicos como amoniaco, aminas biógenas (histamina, tiramina, putrescina, cadaverina, feniletilamina…), sulfuros, indol, escatol, fenol, etc. que interfieren en la digestión normal, lesionan el epitelio intestinal, alteran su permeabilidad y favorecen la inflamación local y sistémica. En estas circunstancias se puede producir un aumento de la carga orgánica de tóxicos y alérgenos que atraviesan la pared intestinal, pudiendo sobrecargar la función hepática y ser causa de intolerancias alimentarias. El aumento de estas bacterias, habitualmente, genera cuadros con gran sintomatología digestiva. Su sobrecrecimiento produce:

- Alcalinización del pH fisiológicamente ácido del intestino, lo que favorece el desarrollo de patógenos.
- Acidificación el pH sistémico del organismo, por consumo excesivo del bicarbonato circulante.
- Aumento de productos metabólicos como amoniaco, aminas biógenas (histamina, tiramina, putrescina, cadaverina, feniletilamina...), sulfuros, indol, escatol, fenol, etcétera, que interfieren en la digestión normal, lesionan el epitelio intestinal, alteran su permeabilidad y favorecen la inflamación local y sistémica.
- Sobrecarga de la funcionalidad del hígado.
- Lesión en la mucosa de la pared intestinal, pudiendo producir inflamación crónica y alteración de permeabilidad intestinal.
- *Clostridium*, además, genera enzimas procarcinogénicas (β-glucuronidasa, 7-α-reductasa, nitroreductasa y azoreductasa).

SOBRECRECIMIENTOS FÚNGICOS

El intestino está también colonizado por hongos y levaduras saprofitos cuyo sustrato nutricional principal son los hidratos de carbono. Su sobrecrecimiento se asocia a cuadros de disbiosis, toma de antibióticos, cambios en el pH o dietas ricas en carbohidratos, y contribuye a la aparición de síntomas digestivos y cuadros alérgicos, metabólicos o inmunitarios. Los cuadros crónicos suelen cursar con inflamación y alteración de la permeabilidad intestinal. El intestino se comporta como reservorio de algunas especies del género *Candida*, que pueden ser las responsables de cuadros de candidiasis de repetición, vulvovaginales o de cualquier otra localización.

Podemos decir que la más relevante, desde el punto de vista patológico, es la *Candida albicans*. En determinadas circunstancias, se desarrolla, crece, cambia morfológicamente y emite unas hifas, convirtiéndose en la forma miceliana, que es patógena y tiene capacidad de infectar las mucosas que coloniza.

DISMINUCIÓN DE LOS GRUPOS DE HOMEOSTASIS

Las bacterias beneficiosas que alberga nuestra microbiota cumplen funciones muy relevantes, su pérdida conlleva la disminución o pérdida de estas funciones. La estabilidad del medio intestinal depende de una microbiota en estado de eubiosis; la pérdida de grupos de homeostasis conlleva pérdida de estabilidad y resiliencia. Permite el sobrecrecimiento de patógenos facultativos. Dependiendo de qué grupo o grupos disminuyan, perderemos diferentes funciones[11].

---

[11] https://www.sen.es/pdf/2021/Consenso_Microbiota_2021.pdf.

Disbiosis y enfermedad

El microbioma intestinal también tiene efectos que influyen en la salud, desempeñando funciones en la digestión, la inflamación, la integridad intestinal y el desarrollo del sistema inmunológico. La producción de metabolitos microbianos es un factor clave en estos procesos. Nuestra salud está estrechamente relacionada con la homeostasis del ecosistema intestinal[12].

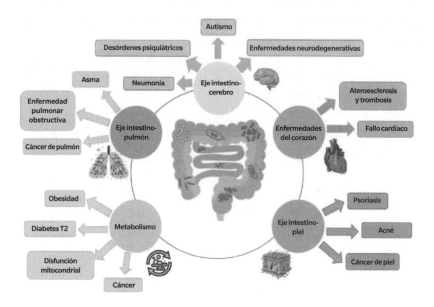

Disbiosis de la microbiota humana.

---

[12] https://digital.csic.es/bitstream/10261/248153/1/GastrHepat2021-Alvarez.pdf

BASE DE DATOS DISBIOME: VINCULANDO EL MICROBIOMA A LA ENFERMEDAD

La base de datos Disbiome recoge estudios sobre la relación microbiota-enfermedad para más de 300 enfermedades diferentes. La disbiosis intestinal permite, contribuye y favorece la aparición de muchos síntomas y el desarrollo de muchas enfermedades. Las afecciones digestivas, la obesidad, la diabetes, alergias, síndrome metabólico, autismo, vaginosis bacteriana, psoriasis, las alergias, el cáncer (especialmente el colorrectal), incluso las enfermedades neurodegenerativas, han sido asociadas a una ruptura del equilibrio en la composición o la función de la microbiota intestinal. Las personas que padecen estas enfermedades suelen presentar disbiosis intestinal, aunque esta asociación no implica necesariamente causalidad, los cambios pueden ser consecuencia de la enfermedad, incluso muchos de los trastornos de la microbiota hallados en estas enfermedades pueden ser propios de ellas; pero, sin ninguna duda, hay correlación. En cualquier caso, la recuperación del equilibrio del ecosistema intestinal puede optimizar los tratamientos, minimizar efectos secundarios de los fármacos y mejorar el pronóstico.

DISBIOSIS Y PATOLOGÍAS ASOCIADAS

La recuperación de la eubiosis intestinal ofrece una posible alternativa para tratar numerosas enfermedades crónicas cada vez más frecuentes en el mundo occidental. Hay publicaciones que vinculan las alteraciones de la microbiota intestinal con enfermedades:

- Digestivas.
- Inmunológicas.
- Metabólicas.
- Neurodegenerativas.
- Psiquiátricas.
- Dermatológicas.
- Ginecológicas.
- Urológicas.
- Cardiovasculares.
- Oncológicas.
- Síndromes de sensibilización central.

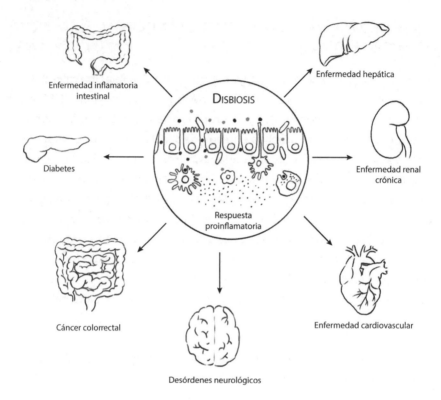

Enfermedad inflamatoria intestinal

DISBIOSIS

Enfermedad hepática

Diabetes

Respuesta proinflamatoria

Enfermedad renal crónica

Cáncer colorrectal

Enfermedad cardiovascular

Desórdenes neurológicos

Distintas patologías asociadas a la disbiosis.

Microbiota gastrointestinal. Patología digestiva

- **Enfermedades diarreicas agudas:** diversas enfermedades diarreicas agudas se deben a patógenos que proliferan y tienen características invasivas o producen toxinas. La diarrea asociada a los antibióticos se debe a un desequilibrio en la composición de la microbiota intestinal con la proliferación de especies patógenas, como algunas cepas de *Clostridium difficile* productoras de toxinas que causan colitis pseudomembranosa.

- **Síndrome del intestino irritable:** se considera que las bacterias intestinales desempeñan un papel en la patogenia del síndrome del intestino irritable. En pacientes con este síndrome son frecuentes síntomas como distensión abdominal y flatulencia. La fermentación que tiene lugar en el colon genera un volumen variable de gas.

- **Cáncer de colon:** las bacterias intestinales pueden desempeñar un papel en la iniciación del cáncer de colon a través de la formación de productos de carcinogénicos. Los defectos genéticos moleculares que aparecen en cáncer colorrectal humano parecen ser consecuencia de la genotoxicidad (capacidad de dañar el material genético) de productos generados en la luz del intestino. Los factores medioambientales como la dieta desempeñan un importante papel en el desarrollo de cáncer de colon. El consumo de grasa animal y carnes rojas, en particular procesadas, se asocia a riesgo más elevado, mientras que el consumo de fruta y verduras, cereales integrales, pescado y calcio se asocian a disminución del riesgo. Los factores dietéticos y genéticos interactúan en parte a través de acontecimientos que tienen lugar en la luz del intestino grueso. La influencia de la dieta en el proceso carcinogénico parece estar mediada por cambios en la actividad metabólica de la microbiota colónica.

- **Enfermedad inflamatoria intestinal:** en la enfermedad de Crohn y la colitis ulcerosa existe una activación anómala del sistema inmunitario de la mucosa frente a elementos de la microbiota entérica. Esta respuesta aberrante parece ser el acontecimiento clave que desencadena los mecanismos inflamatorios que dan lugar a la lesión intestinal. En los pacientes se detecta un aumento de la secreción mucosa de anticuerpos IgG contra las bacterias comensales y los linfocitos T de la mucosa son hiperreactivos frente a los antígenos de la microbiota comensal, lo que sugiere la abolición de los mecanismos de tolerancia local. Diversos factores podrían contribuir a la patogenia de la respuesta inmunitaria aberrante a la flora autóloga, incluida la susceptibilidad genética, un defecto en la función de barrera de la mucosa y un desequilibrio microbiano.

Eje intestino-hígado

- **Enfermedades hepatobiliares:** hígado graso no alcohólico, cirrosis, encefalopatía hepática, cirrosis biliar primaria.
- **Encefalopatía hepática,** la putrefacción de las proteínas por bacterias de la luz intestinal se asocia con la patogenia de la encefalopatía hepática en pacientes con insuficiencia hepática aguda o crónica.

Sistema inmunológico

- **Alergias:** eczema, asma, rinitis, alergias alimentarias.
- **Enfermedades autoinmunes:** enfermedad celíaca, tiroiditis, artritis reumatoide, lupus eritematoso sistémico, esclerosis múltiple.
- **Enfermedades oncológicas:** cáncer colorrectal, carcinoma hepatocelular, de pulmón, de páncreas.
- **Infecciones de repetición:** infecciones crónicas ORL (otitis, rinitis, faringitis, etc.), vías respiratorias (bronquitis), área vulvovaginal (vulvovaginitis) y sistema genitourinario (cistitis).

Metabólicas

- **Enfermedades metabólicas:** obesidad, diabetes, malnutrición.
- **Enfermedades cardiovasculares:** arterioesclerosis, hipertensión.

Eje microbiota-intestino-cerebro

- **Trastornos del desarrollo:** autismo, TDAH.
- **Enfermedades psiquiátricas:** ansiedad, depresión, trastorno bipolar, esquizofrenia, estrés postraumático, trastornos de la conducta alimentaria.
- **Enfermedades degenerativas:** enfermedad de Alzheimer, demencias, enfermedad de Parkinson.
- **Enfermedades neurológicas:** enfermedad cerebrovascular, epilepsia, cefaleas, lesión medular.

Microbiota vaginal

- **Enfermedades vaginales:** vaginosis bacteriana (*Gardnerella vaginalis*), candidiasis vulvovaginal (*Candida albicans*) y tricomoniasis (*Trichomonas vaginalis*).

Microbiota mamaria

- **Mastitis:** aguda, subaguda, subclínica y granulomatosa.

Microbiota oral

- Caries dental, gingivitis, periodontitis.

Microbiota de la piel

- **Enfermedades de la piel:** dermatitis atópica, psoriasis, acné vulgar, rosácea.

Microbiota respiratoria

- **Enfermedades respiratorias:** patologías orofaríngeas, otitis, asma, fibrosis quística, neumonías.

Microbiota tracto genitourinario

- **Enfermedades urológicas:** infecciones urinarias, disfunción neurogénica de la vejiga, incontinencia urinaria.
- **Patología del tracto genital:** infertilidad, abortos, endometriosis, prostatitis.

PRINCIPALES CAUSAS DE DISBIOSIS

- **Edad:** con la edad se pierde diversidad microbiana, disminuyendo las bacterias de homeostasis, lo que favorece la alteración de la permeabilidad intestinal, la inflamación sistémica y la disfunción de los macrófagos.
- **Dieta:** una dieta bien equilibrada y rica en fibra favorece la estabilidad funcional, la normal distribución y adecuada diversidad de la microbiota. Una dieta baja en fibra, rica en grasas y en azúcares simples afecta negativamente a la estructura y función de la microbiota, enlentece el tránsito intestinal, modifica los procesos de fermentación y favorece el crecimiento de las bacterias proteolíticas. La elevada ingesta de proteína animal, especialmente la que proviene de carne roja y carne procesada, puede deteriorar el estado de nuestra microbiota y aumentar el riesgo de cáncer colorrectal. Una dieta rica en carne roja y en carne procesada ha demostrado ejercer una acción inflamatoria y carcinogénica. **La ingesta de verduras y frutas:** son la mejor fuente de compuestos bioactivos con acción antiinflamatoria y antioxidante, lo cual estimula la producción de los ácidos grasos de cadena corta por parte de nuestras bacterias intestinales. **La ingesta de fibra:** juega un papel fundamental en

nuestra microbiota, en concreto la fibra fermentable, ya que ejerce una acción prebiótica. Estas fibras sirven de alimento para las bacterias beneficiosas intestinales, estimulando su producción de ácidos grasos de cadena corta como el butirato.

- **Obesidad y sobrepeso:** las personas con un exceso de peso presentan una microbiota alterada, por lo que mantener un peso saludable resulta también clave para evitar la disbiosis intestinal. Por otro lado, la disbiosis intestinal también puede provocar un desequilibrio de la homeostasis energética, lo cual puede conducir a la ganancia de peso y la obesidad.
- **Sedentarismo:** los científicos de la Universidad de Granada (UGR) han realizado la que se ha considerado la «revisión sistemática más completa hasta la fecha» sobre este tema, en la que han analizado los resultados de 18 artículos científicos: nueve estudios observacionales, donde se mide la actividad y condición física; cuatro con intervención de ejercicio de corta duración; y cinco estudios con intervención de ejercicio de media o larga duración en adultos sanos. El estudio de la UGR ha demostrado que practicar ejercicio mejora la microbiota intestinal. Existe una «asociación positiva» entre la actividad física y la capacidad aeróbica y la diversidad y composición del conjunto de los microorganismos en el intestino. **Cuanto mayor es el nivel de actividad física, mejor es la diversidad y composición bacteriana.**
- **Estrés:** el estrés altera la microbiota y la capa de mucus que la alberga, generando inflamación y alterando la producción y señalización de neurotransmisores.
- **Fármacos:** la exposición prolongada de la mucosa intestinal a los AINE (antiinflamatorios no esteroideos) y sus metabolitos de degradación hepática, son causa de enteropatía, dañan la microbiota y alteran la permeabilidad intestinal. Otros fármacos que generan disbiosis son los antibióticos, anticonceptivos, inhibidores de la bomba de protones, metformina, opiáceos, estatinas o antipsicóticos.
- **Tóxicos:** pesticidas, metales pesados, etc., alteran la microbiota intestinal. En función de lo que llegue al intestino se modificarán los diferentes microorganismos (cuantitativa y cualitativamente) pre-

sentes en la microbiota. El consumo crónico de alcohol se asocia con cambios en la composición bacteriana colónica que se correlaciona con un alto nivel de endotoxemia sérica (presencia de endotoxinas bacterianas en la sangre).

Las disbiosis son cada vez más frecuentes y más complejas, y una vez vistas sus causas es fácil entender el motivo. Vivimos en una sociedad con cada vez mayor exposición ambiental, alimentos procesados, el abuso de fármacos y el estrés, están alterando dramáticamente el ecosistema intestinal. Es más que probable que el aumento de enfermedades crónicas tenga relación con este hecho. La buena noticia es que, si esta alteración es debida en su mayor parte a factores ambientales, podemos cambiar de escenario cambiando nuestro estilo de vida, no solo en cuanto a dieta, a evitación de tóxicos, o tratando de consumir el menor número de fármacos posible, ejercicio, etcétera, sino trabajando las emociones; tomando decisiones se puede adquirir un estado de resiliencia que repercutirá de manera inmediata en estos pequeños compañeros de vida. Si, por el contrario, no se hace nada, el escenario será cada vez más complejo, llegando no solo a perder la capacidad de detoxificación de nuestro intestino y su microbiota sino a convertirse en la mayor fuente de toxicidad endógena que puede superar incluso a toda la exposición exógena.

Equilibrio, fermentación y putrefacción

El intestino grueso está densamente poblado de anaerobios y los recuentos de bacterias alcanzan concentraciones 10 000 veces mayores que en la luz ileal. En el colon el tiempo de tránsito es lento, lo que brinda a los microorganismos la oportunidad de proliferar fermentando los sustratos disponibles derivados de la dieta o de las secreciones endógenas.

La microbiota colónica metaboliza los sustratos o residuos dietéticos no digeribles, el moco endógeno y los detritus celulares. La diversidad de genes en la comunidad microbiana (microbioma) proporciona una gran variedad de enzimas y vías bioquímicas distintas de los recursos propios del anfitrión. La fermentación de hidratos de carbono no digeribles por el anfitrión tiene lugar fundamentalmente en ciego y colon derecho. Constituye una fuente de energía importante para la proliferación bacteriana, y además produce ácidos grasos de cadena corta que el anfitrión puede absorber. Esto se traduce en recuperación de energía de la dieta y favorece la absorción de iones (Ca, Mg, Fe) en el ciego.

Las funciones metabólicas también incluyen la producción de vitaminas (K, B_{12}, biotina, ácido fólico y pantoténico) y la síntesis de aminoácidos a partir del amoníaco o la urea. El metabolismo anaeróbico de los péptidos y proteínas (putrefacción) se produce en segmentos más distales del colon, y también es fuente de ácidos grasos de cadena corta, pero, al mismo tiempo, genera una serie de sustancias potencialmente tóxicas incluyendo amoníaco, alcohol, aminas biógenas, fenoles, tioles e indoles.

Los microorganismos también se clasifican en microorganismos fermentativos y los microorganismos putrefactivos. La microbiota de fermentación se ubica fundamentalmente en el colon ascendente o colon derecho y la microbiota proteolítica o putrefactiva en el colon descendente o colon izquierdo.

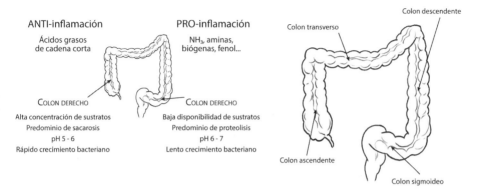

Equilibrio fermentación-putrefacción.

FERMENTACIÓN

Las principales especies de la microbiota colónica que fermentan los carbohidratos pertenecen al género *Bacteroides, Bifidobacterium, Ruminococcus, Eubacterium y Lactobacillus*. Esta acción microbiana resulta en la producción de los ácidos grasos de cadena corta (AGCC) y de gases. La naturaleza de los productos de fermentación depende en parte de la del sustrato fermentado y el tipo de bacteria, y también de otros factores individuales del huésped.

Los AGCC: acético, propiónico, butírico y láctico (que se convierte principalmente al ácido acético y propiónico por los microbios intestinales) son absorbidos, mejoran la absorción de agua y sales, y se utilizan como fuente de energía del huésped. El ácido butírico es también la prin-

Para saber más sobre probióticos, prebióticos y microbiota, escanea este código QR

https://semipyp.es/pdf/pub/monografico_ilsi.pdf

cipal fuente de energía de las células epiteliales que revisten el colon y puede afectar el crecimiento y la diferenciación celular.

En condiciones normales producimos 10 litros de gases al día. El hidrógeno, el metano y el dióxido de carbono producidos pueden contribuir al equilibrio de la microbiota. Si hay predominio de CO_2 y H_2, no hay problema se reutilizan, se reabsorben. Los microorganismos consumen grandes cantidades de hidrógeno y CO_2 producido por fermentación. Los gases intraluminales se consumen siguiendo tres rutas metabólicas predominantes:

a) Síntesis de ácidos grasos de cadena corta por acetógenos.
b) Reducción de CO_2 al metano por metanógenos.
c) Reducción de sulfato a sulfuro por los microorganismos sulfato-reductores.

En contexto de disbiosis se invierte el predominio CH_4 Y H_2S y estos gases pueden causar flatulencia y distensión. Las bacterias reductoras de sulfato y los metanógenos compiten por hidrógeno y no coexisten en la misma región; las heces suelen contener uno u otro tipo de organismo. Los metanógenos tienden a localizarse en el colon distal y las bacterias sulfato-reductoras colonizan el resto del colon. La distribución depende de la abundancia de metanógenos: en materias con una baja concentración de metanógenos, las bacterias sulfato reductoras están presentes en todo el colon; sin embargo, si los metanógenos son abundantes, las bacterias sulfato-reductoras son confinadas al colon proximal.

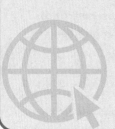

Para saber más, escanea este código QR

http://www.revistagastroenterologiamexico.org//es-prevalencia-metanogenos-factores-asociados-pacientes-articulo-S0375090621000732#:~:text=El%20metano%20(CH4)%20es,(35%2D40%25)

Cuando existe un desequilibrio de la microbiota de sacarolisis (fermentación de los hidratos de carbono) es habitual la distensión abdominal después de comer, la dificultad para eliminar gases o la presencia de muchos gases sin mal olor. Otro síntoma habitual, que refieren las personas con este problema, es que todo lo que comen les sienta mal. Al existir un exceso o un problema de fermentación si aumentamos los alimentos con fibra, como son los altos en FODMAP, y/o aportamos probióticos, se exacerba la sintomatología. Esta reacción tiene un gran valor diagnóstico; si la fibra y los probióticos empeoran los síntomas, tenemos un problema de fermentación. No es que los probióticos estén contraindicados, pero hay que hacer una selección adecuada a ese escenario.

En general, es mejor prescindir de simbióticos y de prebióticos como la Inulina, que pueden aumentar la sintomatología. El prebiótico mejor tolerado en estos casos es el almidón resistente y si aun así da problemas, debemos empezar con el aporte de butirato y hacer temporalmente una dieta Low FODMAP, hasta que consigamos mejorar la microbiota sacarolítica. En este caso no está tan directamente indicada una limpieza colónica, aunque en manos de un buen profesional siempre es útil.

PUTREFACCIÓN

El colon izquierdo va a recibir mucha menor cantidad de sustrato, ya consumido en el colon derecho, restos péptidos, células de descamación, aminoácidos residuales. La *putrefacción* es un proceso necesario para que podamos digerir ciertas proteínas, pero si tenemos un exceso de microbiota proteolítica vamos a tener una producción endógena excesiva de sustancias tóxicas como el amoniaco, el alcohol, histamina, indol, escatol, fenoles, etc. Suelen ser indicativos de este desequilibrio, entre otros, los gases muy mal olientes, las heces pastosas y la diarrea. En este caso necesitamos añadir a la dieta más alimentos fermentables, que favorezcan la microbiota fermentativa, y consumir menos alimentos putrefactivos.

En otras palabras, esta persona necesita más fibra, probióticos y otras herramientas como una limpieza de colon para limpiar el exceso de microbiota putrefactiva y sus metabolitos. Y, por otro lado, necesita disminuir el consumo de los alimentos que estimulan la putrefacción, como la carne animal, los frutos secos y las bebidas alcohólicas. Es importante tener en cuenta que el aumento de proteolíticas es consecuencia de la pérdida de los grupos de homeostasis, de esas bacterias que se encargan del mantenimiento de una microbiota equilibrada.

Si tenemos inflamada o molesta una de estas zonas, nos dará pistas de qué tipo de alteración de microbiota padecemos. Como siempre, fermentación y putrefacción son procesos sanos, pero deben mantener un equilibrio. El predominio de uno de estos procesos va a dar diferentes problemas con diferentes soluciones.

Existe *Candida* en forma de levadura dentro del mundo de los microorganismos que nos colonizan. Vive en la piel, en las mucosas y en el intestino en pequeña cantidad, donde ayuda a digerir los hidratos de carbono y absorber nutrientes. Existen alrededor de 150 especies distintas, pero solo unas pocas causan infecciones. Se han identificado unas 17 especies diferentes de levaduras patógenas, el 90 % de las infecciones se atribuyen a: *C. albicans, C. krusei, C. glabrata, C. parasilopsis, C. tropicalis* (Vázquez y Sobel, 2011). A excepción de *C. glabrata*, el resto de las especies asociadas a candidiasis pueden formar pseudomicelios. Por su parte, *C. albicans* y *C. dubliniensis* también son formadoras de hifas, unos filamentos microscópicos que, junto con otros filamentos, forman el cuerpo vegetativo de los hongos y que permiten absorber agua y nutrientes.

La más relevante clínicamente es *Candida albicans*, un hongo dimórfico que se encuentra en forma de levadura cuando está en el estado saprófito, y en forma de moho en el estado parasitario, formando filamentos (hifas y pseudohifas) de longitud variable. *Candida albicans* es exquisitamente sensible a su entorno y cualquier cambio de temperatura, pH o lo que le rodea puede provocar su transformación. En determinadas circunstancias, crece y cambia morfológicamente, pasando de una forma de levadura unicelular a un hongo filamentoso (multicelular) con un crecimiento de micelios que invaden los tejidos y los destruye, provocando una reacción del sistema inmunológico que desencadena un proceso inflamatorio. Las hifas de *C. albicans* pueden romper las superficies mucosas y causar infección. El crecimiento de hifas provoca daño al tejido subyacente y, si progresa hasta el punto donde se habilita el acceso a la vasculatura del huésped, el hongo se puede diseminar por todo el cuerpo.

Son capaces de provocar una disminución de la respuesta inmunitaria de su huésped o provocar una alteración de los tejidos de las mucosas, convirtiéndolas en permeables. Es la causa de infecciones superficiales de la mucosa, como la candidiasis oral y vaginal, que pueden ocurrir después de las perturbaciones en el entorno mucoso localizado. También es capaz de causar enfermedades que amenazan la vida y representa tasas significativas de mortalidad (40 por ciento) en los pacientes inmunocomprometidos y que reciben terapias inmunosupresoras. La dicotomía entre el transporte inofensivo y el inicio de una infección potencialmente mortal proviene de dos factores de importancia crítica, a saber, la presencia o ausencia de una respuesta inmune efectiva y la capacidad del hongo para alterar su morfología.

El intestino se comporta como reservorio de algunas especies del género *Candida*, que pueden ser las responsables de cuadros de candidiasis críticas de repetición, vulvovaginales o de cualquier otra localización.

Diversos productos metabólicos, así como algunos componentes de la pared celular, están implicados en los mecanismos de patogenicidad por parte de esta especie.

METABOLITOS QUE PRODUCE

Candida en su forma miceliana (patógena) sintetiza más de 80 sustancias tóxicas, que actúan sobre los procesos bioquímicos y enzimáticos, y producen irritación, inflamación y alteración de las respuestas inmunitarias. Algunos de estos **METABOLITOS tóxicos** son[13]:

- **Ácido tartárico:** responsable de síntomas digestivos (vómito, diarrea, dolor abdominal y sed), mialgias, artralgias y compromiso funcional renal. El ácido tartárico es tóxico porque inhibe la producción bioquímica de un compuesto llamado ácido málico.
- **Arabinosa:** bloquea la acción de algunos enzimas y puede ser responsable de cuadros autoinmunes. Bloquea la síntesis de glucógeno.
- **Acetaldehído:** su acción tóxica es similar a la del alcohol, bloquea neurotransmisores provocando nerviosismo, pánico, miedo, taquicardias y sofocos. También bloquea la DAO (DiaminoOxidasa) favo-

---

[13] https://biomaro.com/candidiasis-y-otras-disbiosis/diagnostico-de-la-candidiasis/.

reciendo histaminosis, bloquea enzimas metabólicos, destruye la vitamina B_6, es prooxidante, etc. El mineral molibdeno destruye estos desechos de acetaldehído.

- **Proteasas y fosfolipasas,** que juegan un papel importante en la patogenicidad.
- **Las fosfolipasas.** Son enzimas que actúan destruyendo los fosfolípidos de la membrana de las células de la mucosa de la pared intestinal o de cualquier otra mucosa. Siendo estos los causantes de la ruptura de las *tight junctions* de los enterocitos, favorecen un síndrome de alteración de permeabilidad de membrana[14].

Sustancias similares a las hormonas que interfieren la función endocrina normal. *Candida* puede interferir seriamente en el sistema endocrino, ya que ella misma o sustancias que sintetiza pueden encajar en determinados receptores hormonales celulares, «engañando» así al organismo y compitiendo con las hormonas naturales, que no pueden ejercer su acción. Esto puede causar un bloqueo y desequilibrio del sistema hormonal y clínica de síntomas premenstruales, infertilidad y endometriosis e hipotiroidismo, entre otros.

- **Indol,** que degrada el triptófano, bloqueando la ruta serotoninérgica. Se comporta también como un tóxico vasoactivo. El indol lo producen las *Candidas* y alguna otra bacteria proteolítica intestinal, y degrada el triptófano que sería necesario para regular el eje serotoninérgico. Como consecuencia se producen alteraciones del sueño y de la modulación de los estados de ánimo, de las emociones, de la respuesta al estrés y favorece los estados depresivos. El indol también es tóxico en sí mismo, afecta al funcionamiento vascular, a la frecuencia cardiaca y regula la secreción de algunas hormonas.
- **Candidalisina:** esta toxina daña directamente las membranas epiteliales, desencadena una vía de señalización de respuesta al peligro y activa la inmunidad epitelial. Las cepas del hongo que carecen de candidalisina no causan daño al epitelio y son avirulentas[15].

---

[14] http://ve.scielo.org/scielo.php?script=sci_arttext&pid=S1315-25562005000200006.
[15] https://www.ncbi.nlm.nih.gov/pmc/articles/PMC4851236/.

FACTORES QUE FAVORECEN
EL SOBRECRECIMIENTO DE CANDIDA

Candida es un microorganismo oportunista que precisa de unas condiciones específicas de carácter sistémico y local, para su desarrollo y patogenicidad:

- La **disbiosis intestinal**, un ecosistema intestinal en equilibrio mantiene unos niveles apropiados de cada microorganismo, y controla la pérdida de bacterias inmunomoduladoras y protectoras. El tratamiento para la *Candida* debe estar enfocado en recuperar este equilibrio microbiológico.
- Una **alimentación** rica en alimentos con azúcar y harinas refinadas (dulces, pasta, pan blanco...), y pobre en fibra (vegetales y frutas).
- El uso/abuso de **fármacos** (antibióticos, corticoides, anticonceptivos, etc.). Los tratamientos con antibióticos debilitan a las bacterias que compiten con la *Candida* de manera natural. De este modo, la *Candida* no encuentra barreras a su crecimiento y puede sobrecrecer.
- Una disminución de las secreciones digestivas (ácido clorhídrico, sales biliares, enzimas pancreáticas, etc.).
- El **estrés o la falta de sueño.**
- Patología endocrina (diabetes, hipotiroidismo, hiperparatiroidismo, etc.).
- Algunos tumores malignos y sus tratamientos.
- Estados de **inmunosupresión**. El estado del sistema inmune del huésped puede permitir el paso de comensal a patógeno.
- **Cambios hormonales**: embarazo y lactancia, menstruación.
- Presencia de metales pesados, especialmente **mercurio**.

SÍNTOMAS ASOCIADOS

Los síntomas de candidiasis son de leves a moderados y dependen del área corporal afectada:

- **Muguet o candidiasis bucal:** placas blanquecinas en la boca, dolor de garganta, dificultad para tragar, sensación de ardor en la lengua, agrietado y enrojecimiento de los labios y disminución del sentido del gusto.

- **Vulvovaginitis candidiásica:** picazón, irritación y molestia vaginal. Sarpullido en la vagina, sensación de ardor al mantener relaciones sexuales/orinar, secreción vaginal espesa blanca e inodora, flujos vaginales anormales y labios vaginales hinchados, entre otros signos.
- **Candidiasis cutánea:** erupción roja en la piel que crece, infección de los folículos pilosos (que pueden adquirir la apariencia de granos) y erupciones en los pliegues corporales (bajo las mamas, los glúteos y otras zonas).
- **Onicomicosis candidiásica.** Con cierta frecuencia aparece en niños con muguet y en adultos con intertrigo de pequeños pliegues interdigitales.
- **Intertrigos candidiásicos.** Es la forma clínica más frecuente. Puede afectar a grandes pliegues, como axilas, área inguinal, pliegue interglúteo, región submamaria, cara lateral de cuello o pequeños pliegues como los espacios interdigitales de manos, pies y región retroauricular. La piel está enrojecida, ligeramente edematosa. Se acompaña de prurito intenso y quemazón.

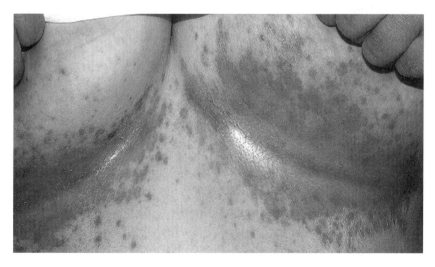

Uno de los tipos de intertrigo candidiásico, acompañado de prurito intenso.

- **Candidiasis invasora, sistémica o diseminada:** cuando la *Candida* se disemina por todo el cuerpo, puede poner en peligro la vida. La infección puede incluir el cerebro, el corazón, los riñones, los ojos, el hígado, el tracto genital y las articulaciones. Esta candidiasis se da con mayor frecuencia en personas con disminución de glóbulos blancos (neutropenia). Produce malestar general, cansancio, niebla mental, dolor de cabeza, ansiedad y depresión, insomnio e irritabilidad.

CANDIDIASIS INTESTINAL

El deseo compulsivo de comer hidratos de carbono es uno de los síntomas más característicos, especialmente el deseo de comer hidratos de carbono refinados: dulces, chocolate, pasta, pan, azúcar, etcétera. Otros síntomas pueden ser:

A nivel digestivo

- Acidez/ardor estomacal.
- Sensación de tener algo en la garganta, como si hubiera algo que dificulta el tragar y que provoca una tos (irrita), incluso provoca afonía.
- Capa blanquecina en la lengua.
- Gases, normalmente poco olorosos.
- Hinchazón abdominal.
- Mala absorción de nutrientes.
- Alteración en la permeabilidad intestinal.
- Diarreas y/o estreñimiento.
- Sensibilidad y/o intolerancias alimentarias.
- Desbalance en las glucemias.

A nivel extradigestivo

- Problemas en piel y/o en uñas.
- Cansancio crónico.
- Insomnio.
- Mareos.

- Dolor de cabeza.
- Dolores músculo-articulares.
- Molestias en ojos y oídos.
- Retención de líquidos.
- Cambios de humor, especialmente irritabilidad, incluso depresión, ansiedad.
- Alta sensibilidad a olores químicos.
- Sobrecarga en el hígado.
- Picor anal.

En el caso de las mujeres, puede haber:

- Aumento exagerado de estrógenos.
- Alteraciones en la menstruación.
- Flujo más denso y más abundante, de color blanquecino.
- Vaginitis (inflamación en la zona genital).

Tratamiento

El tratamiento de la candidiasis debe orientarse a recuperar el equilibrio microbiológico del ecosistema intestinal.

Fortalecer a las bacterias protectoras que tienen que competir con *Candida* con el aporte de probióticos a base de *Lactobacilos y Bifidobacterias*. Es bien conocida la competencia con *Lactobacilos*, pero las *Bifidobacterias* intestinales humanas también inhiben el crecimiento de *Candida albicans*.

Para saber más, escanea este código QR

https://academic.oup.com/femsec/article/98/10/fiac095/6675808

Los **niveles reducidos de SCFA** permiten el crecimiento y la colonización gastrointestinal de *C. albicans*. El butirato posee una potente actividad inhibidora de la formación de hifas. Por ejemplo, las disminuciones inducidas por antibióticos de los niveles de SCFA se correlacionan con una mayor colonización gastrointestinal de *Candida*, el aporte de SCFA especialmente butírico disminuyen el crecimiento.

Entrenar al sistema inmunitario con bacterias inmunomoduladoras. El uso de probióticos a base de *Enterococcus faecalis* aumenta la producción de anticuerpos en la mucosa, que impiden que *Candida* pase de levadura a moho.

Restringir los alimentos de los que esta se alimenta (azúcares y harinas refinadas principalmente).

Tratamiento antifúngico. La fitoterapia a base de *Pseudowintera colorata* tiene una alta eficacia en el control de la candidiasis, inhibe la formación de hifas y pseudohifas.

Eliminar el mercurio. Existen diferentes estrategias quelantes entre las que destaca el uso de extractos de hongos como el Polyporus y Maitake, las sales de prana, la clorella, el cilantro y algunas especies de Lactobacilos.

Para saber más sobre efectos de los antibióticos en la colonización gastrointestinal de *Candida albicans*, escanea este código QR

https://www.ncbi.nlm.nih.gov/pmc/articles/PMC6586901/

Parasitosis intestinal

Un parásito es un organismo que vive sobre un organismo huésped o en su interior y se alimenta a expensas de él. Bajo ciertas condiciones, o en el contexto de una disbiosis intestinal, se rompe el equilibrio biológico establecido entre el parásito y el huésped a favor del primero, lo que da lugar a la aparición de manifestaciones clínicas. La parasitosis o enfermedad parasitaria puede generar problemas de salud como diarrea, náuseas, dolor, estreñimiento, fatiga crónica, problemas de piel, del sistema inmunitario, etc. Los principales efectos patógenos del parásito son: daño tisular, transformación de tejidos, interferencia mecánica (obstrucción), alteraciones nutricionales y alteraciones de la respuesta inmune.

Para saber más, escanea este código QR

https://www.elsevier.es/es-revista-offarm-4-articulo-parasitosis-comunes-internas-externas-consejos-X0212047X11247484

Para que se produzcan este tipo de enfermedades tienen que confluir una serie de circunstancias tanto en el parásito como en el hospedador y en el medio ambiente. Los factores que determinan la patogenicidad en lo que respecta al parásito son la dosis infectante (número de microorganismos necesarios para causar enfermedad), la patogenicidad de cada especie, la capacidad de multiplicación y la localización anatómica. En cuanto al hospedador, influye su estado fisiológico/inmunitario, la edad y la susceptibilidad individual. En lo referente al medio ambiente, va a depender de las condiciones climáticas y la zona geográfica.

PARASITOSIS INTERNAS O ENDOPARASITOSIS

Las **parasitosis intestinales** son infecciones producidas por parásitos cuyo hábitat natural es el aparato digestivo del hombre. Podemos dividirlos en dos grandes grupos: protozoarios y helmintos y la vía de infección más común es la digestiva y en algunos casos la cutánea.

Entre los parásitos de mayor prevalencia se encuentran dentro de los **protozoarios**: *Giardia lambia, Entamoeba histolytica* y *Cryptosporidium* y de los **helmintos**: oxiuros (*Enterobius vermicularis*), *Ascaris lumbricoides, Trichuris trichiuria, Ancylostoma duodenale* y *Tenia*. La acción parasitaria se manifiesta con muy diversas sintomatologías:

- Problemas digestivos: halitosis, apetito variable, estreñimiento, diarrea, acidez, etc.
- Sensibilidad alimentaria discontinua.
- Las toxinas parasitarias provocan un bloqueo de la absorción de los alimentos a nivel de la mucosa intestinal, siendo común la anemia y el bajo peso.
- En los niños es frecuente el prurito anal, picazón en nariz ojos u oídos, los movimientos incoordinados durante el sueño y el bruxismo.
- Resfriados frecuentes, amigdalitis de repetición. Cuando la parasitosis intestinal es de larga evolución puede dar sintomatología de tipo asmático.
- Problemas cutáneos: eccemas, piel seca, urticaria, erupciones y granos.
- La persona parasitada puede manifestar angustia, ansiedad, insomnio, inestabilidad emocional, depresión, pérdida de memoria y de capacidad de concentración y trastornos de conducta. Hay casos de convulsiones «de tipo» epilépticas en muchos niños, adolescentes y adultos.
- La parasitosis puede provocar calambres, hipotensión secundaria a las toxinas e histamina que los parásitos segregan. La histamina, por su acción vasodilatadora, provoca hipotensión causando cansancio, decaimiento, mareos y cefaleas.

- Enuresis nocturna en niños y en adultos, prostatitis, cistitis de repetición, pielitis, nicturia, hematurias, úlceras o lesiones en glande, impotencia sexual e incontinencia urinaria.

PARASITOSIS MÁS COMUNES

- **Giardiasis.** Enfermedad producida por un protozoo flagelado patógeno denominado *Giardia lamblia*, *intestinalis* o *duodenalis*, que parasita en el tracto digestivo (principalmente intestino delgado) de humanos y otros mamíferos. La patología originada por *G. lamblia* se debe principalmente a los efectos que causa la acción mecánica de adherirse y fijarse al epitelio intestinal. Dichos efectos alteran las microvellosidades, lo que conlleva la aparición de diversas alteraciones fisiológicas más o menos graves en función del deterioro del proceso de absorción. En los casos más graves se puede llegar a producir el síndrome de malabsorción, debido a la destrucción de las células epiteliales del intestino delgado.

- **Ascariasis.** Se trata de una de las parasitosis de mayor difusión en el mundo y está producida por el nemátodo *Ascaris lumbricoides*. Realizan parte de su ciclo biológico en los suelos, donde los huevos desarrollan un embrión en su interior. Al ser ingeridos por el hombre, por el consumo de alimentos o agua contaminados o al llevarse las manos sucias a la boca, se produce la liberación de las larvas en el intestino delgado. Las larvas penetran la pared intestinal hasta el torrente sanguíneo para continuar con un ciclo migratorio pasando por hígado, corazón, pulmón, vías aéreas superiores y, al ser deglutidas, pasan nuevamente al aparato digestivo, donde finalmente se establecen en el intestino en su forma adulta.

La *ascariasis* generalmente es asintomática en el adulto y en el niño suele observarse disminución de peso, anorexia, retardo del crecimiento, dolores de tipo cólico, diarreas que alternan con períodos de estreñimiento, nerviosismo e irritabilidad, prurito nasal y/o anal, urticaria, salida del parásito por vía bucal o por el ano. La invasión pulmonar puede producir un cuadro de bronquitis asmatiforme.

- **Oxiuriasis.** Es la parasitosis más frecuente en nuestro medio en los niños en edad escolar y está producido por el nemátodo *Enterobius vermicularis*. Los síntomas más frecuentes son picazón de la zona anal o vaginal, insomnio, irritabilidad, rechinado de dientes y agitación. El dolor de estómago y las náuseas son ocasionales.

- **Amebiasis.** La *Entamoeba histolytica* es un protozoo anaerobio patógeno para el ser humano, pero puede vivir en el intestino grueso sin causarle daño. En algunos casos, invade la pared del colon causando cólicos abdominales, diarrea aguda o prolongada (crónica), fatiga, flatulencias, dolor rectal durante una defecación (tenesmo) y pérdida de peso. La infección puede también diseminarse a través del torrente sanguíneo al hígado y en algunas ocasiones, se puede propagar a los pulmones, el cerebro o a otros órganos.

- **Criptosporidiosis.** *Cryptosporidium* es un protozoo intracelular que se asocia con la criptosporidiosis diarreica en seres humanos. Normalmente es una enfermedad aguda de corta duración, pero la infección puede ser grave y continuada en niños y en pacientes inmunosuprimidos. La criptosporidiosis en humanos está producida principalmente por *Cryptosporidium parvum*, incluyendo en esta denominación a dos especies diferentes: *C. hominis* y *C. parvum*. El principal mecanismo de transmisión es la vía oral-fecal. La infección puede ser transmitida por contacto persona a persona, animal a persona, así como por ingestión de agua o alimentos contaminados.

- **Ciclosporosis.** Es causada por el protozoo *Cyclospora cayetanensis* en los seres humanos. En áreas endémicas es frecuente la presencia de portadores sanos, que no manifiestan ningún síntoma. La clínica se caracteriza por la aparición abrupta de diarrea acuosa de 5 a 10 deposiciones diarias, no sanguinolentas. Se ha relacionado la presencia de *Cyclospora cayetanensis* con la «diarrea del viajero».

- **Blastocistosis.** Es una parasitosis intestinal producida por *Blastocystis hominis*, un protozoo de gran prevalencia a nivel mundial. Ha sido encontrado en personas de ambos sexos y de todos los grupos de edad, siendo considerado el protozoo intestinal más común en el mundo. Su patogenicidad es controvertida y se vincula a la presencia o no de otros patógenos concomitantes como *Giardia lamblia*, *Cryptosporidium spp.* y *Entamoeba*. Diferentes estudios apoyan la idea de que este microorganismo es un parásito comensal, sin embargo, otros estudios apoyan que en algunas circunstancias el *Blastocystis* puede jugar un papel como patógeno.

* **Infección por *Dientamoeba fragilis*.** Es un protozoo que vive en el colon humano y es considerado como un parásito apatógeno, pero si la infección es severa puede llegar a provocar diarrea por irritación de la mucosa y dolores abdominales. *D. fragilis* está implicado en la aparición del síndrome de colon irritable. La coinfección por *E. vermicularis* puede dar lugar al fracaso de la intervención terapéutica.

¡CUIDADO CON LAS DESPARASITACIONES!

La eliminación de los parásitos de los microbiomas intestinales en las culturas occidentales puede tener consecuencias negativas. Sus potentes capacidades inmunomoduladoras y sus interacciones con los otros miembros del microbioma intestinal nos indican que su eliminación puede conllevar la pérdida de un importante componente modulador del sistema inmunitario.

Por otro lado, las parasitosis se dan en terrenos muy tóxicos, y su eliminación sin hacer una limpieza simultánea del terreno puede ser perjudicial.

El sobrecrecimiento bacteriano del intestino delgado (SIBO, por sus siglas en inglés *Small Intestine Bacterial Overgrowth*) es un síndrome producido por el crecimiento anormal y/o excesivo de bacterias en el intestino delgado proximal que en condiciones normales contiene cantidades relativamente pequeñas de bacterias. Es un subconjunto de las disbiosis intestinales localizada en el intestino delgado, una alteración de su microbiota con un número anormalmente grande de microorganismos comensales. Las bacterias que normalmente viven en el colon se desplazan al intestino delgado, están donde no tienen que estar y en un número elevado. El doctor Mark Pimentel (gastroenterólogo) publicó en 1999 un artículo que mostraba que el SII no era un trastorno psicológico, sino el resultado de un desequilibrio de la comunidad microbiana del intestino delgado (entre el 60 y el 70 % de SII están causados por SIBO). En julio del 2020, Pimentel y su equipo en Cedars-Sinai publicaron un artículo que mostraba por primera vez las secuencias del microbioma en el duodeno, el yeyuno, el íleon y el colon. Se centraron en el SIBO como un factor importante que contribuye al SII. Por otro lado, Allison Siebecker (médico naturópata) realizó su propia investigación en SIBO, y se convirtió en 2010 en una de las primeras expertas en SIBO. Allison creó SIBOinfo.com, con información sobre el trastorno tanto para médicos como para pacientes.

CONDICIONES QUE PREDISPONEN AL DESARROLLO DE SOBRECRECIMIENTO BACTERIANO DEL INTESTINO DELGADO

- Aclorhidria (quirúrgica, iatrogénica, autoinmune).
- Anomalías motoras.
- Esclerodermia.

- Pseudoobstrucción intestinal.
- Enteropatía diabética.
- Vagotomía.
- Comunicación anormal entre el colon y el intestino delgado.
- Fístulas entre el colon y el intestino delgado.
- Resección de válvula ileocecal.
- Anomalías estructurales.
- Estados de inmunodeficiencia sistémica e intestinal.
- Asas quirúrgicas (Billroth II, entero-entero anastomosis, Rou-en-Y).
- Divertículos duodenales o yeyunales.
- Obstrucción parcial del intestino delgado (estenosis, adherencias, tumores).
- Diverticulosis del intestino delgado grueso.
- Enfermedades sistémicas (enfermedad celíaca, cirrosis, insuficiencia pancreática exocrina, enfermedad del hígado graso no alcohólico).
- Alcoholismo.

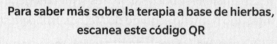

Para saber más sobre la terapia a base de hierbas, escanea este código QR

https://www.ncbi.nlm.nih.gov/pmc/articles/PMC4030608/

FACTORES PROTECTORES CONTRA EL DESARROLLO DEL SIBO

- Ácido gástrico.
- Enzimas pancreáticas.
- Ácidos biliares.
- IgA secretora.
- Motilidad.
- Complejo motor migratorio.
- Biopelícula.

Los estudios actuales apuntan a intoxicación alimentaria como causa principal, pero hay otros factores que pueden desencadenarlo.

Las enfermedades asociadas con SIBO incluyen, entre otras, hipotiroidismo, intolerancia a la lactosa, enfermedad de Crohn, esclerosis sistémica, enfermedad celíaca, pancreatitis crónica, diabetes con neuropatía autonómica, fibromialgia y síndrome de dolor regional crónico, encefalopatía hepática, esteatohepatitis no alcohólica, cistitis intersticial, síndrome de piernas inquietas y acné rosácea.

TIPOS DE SIBO

- **SIBO Hidrógeno** (exceso de bacterias fermentativas gram negativas, anaerobias estrictas y enterococos). Si el sobrecrecimiento es en el intestino grueso, se llama LIBO **(Large Intestine Bacterial Overgrowth)**.

- **SIBO metano o IMO (Intestinal Methanogen Overgrowth)** (exceso arqueas metanogénicas). Las arqueas consumen el hidrógeno que generan las bacterias y producen gas metano, pudiendo ralentizar el tránsito intestinal y provocando estreñimiento e hinchazón abdominal. *Methanobrevibacter smithii* es el metanógeno predominante en el intestino humano seguido de *Methanosphaera stadtmanae*.

- **SIBO sulfuro** (exceso de bacterias reductoras de sulfato género Desulfovibrio y degradadoras de cisteína). Las bacterias reductoras de sulfuro consumen el hidrógeno y compiten a su vez con las arqueas metanogénicas. El sulfuro de hidrógeno es un gas muy tóxico para las células intestinales.

Para saber más, escanea estos códigos QR

https://www.siboinfo.com/symptoms.html
https://www.siboinfo.com/associated-diseases.html

Es importante tener en cuenta que pueden existir sobrecrecimientos fúngicos:

- **SIFO: Sobrecrecimiento fúngico en el intestino delgado** (Small Intestine Fungal Overgrowth).
- **LIFO: Sobrecrecimiento fúngico en el intestino grueso** (Large Intestine Fungal Overgrowth).

Para saber más, escanea estos códigos QR

https://www.ncbi.nlm.nih.gov/pmc/articles/PMC9354563/

http://www.scielo.org.co/scielo.php?script=sci_
arttext&pid=S0120-99572009000
400009#:~:text=Es%20un%20microorganismo%20
gen%C3%A9ticamente%20variable,permitir%20la%20
exportaci%C3%B3n%20de%20esta

http://www.scielo.org.co/scielo.php?script=sci_
arttext&pid=S0120-99572009000400009

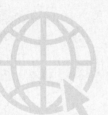

Para saber más, escanea este código QR

Disbiosis y biofilms. Nuevas perspectivas en microbiota.
Dra. Marta González-Corró y Mar Alonso
https://www.youtube.com/watch?v=g5S0483D4nE&t=3469s

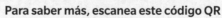

Para saber más, escanea este código QR

Microbiota y biofilms. ¿Son los biofilms un marcador de enfermedad?
https://www.youtube.com/watch?v=YNKZmellUZU&t=1443s

Biofilms, biopelículas

Qué son los biofilms o biopelículas

Formación de biofilm

El intestino: un soporte natural para las biopelículas

Biopelículas virales

Quorum sensing

Quorum quenching

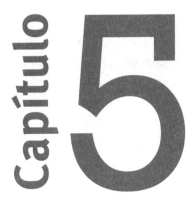

Capítulo 5

Qué son los biofilms o biopelículas

Mi búsqueda en el mundo de los biofilms comenzó cuando, en determinados estados disbióticos, algo no permitía la recuperación de la eubiosis intestinal con las estrategias habituales. Especialmente en personas con enfermedades neurodegenerativas y en niños con autismo, me topaba con un intestino que lejos de ser un gran órgano de detoxificación se había convertido en una fuente de intoxicación endógena. Ese escenario coexistía con una gran carga corporal por tóxicos en general y por metales pesados en particular.

Los metales pesados alteran tanto la composición como los perfiles metabólicos del microbioma intestinal. En ese escenario, los parásitos, los hongos y/o las bacterias proteolíticas campan a sus anchas y, cuando llegan a una cierta masa crítica, inducen la formación de biofilms patogénicos. Estos biofilms secuestran metales pesados que siguen alimentando a los patógenos y convierten esas estructuras en trincheras casi infranqueables.

La búsqueda de la comprensión de esos «nidos» de microorganismos, de esas estructuras tan alejadas del comportamiento de un organismo unicelular, me hizo comprender cómo viven nuestros microorganismos (cosa ya sabida pero que ni se enseña ni está integrada en los modelos sanitarios). Comprender cómo viven es fundamental, tanto para un adecuado manejo terapéutico en las intervenciones dirigidas a la restauración del equilibrio intestinal como para una comprensión mucho mayor del mundo microbiano. En esas superestructuras tridimensionales de alta complejidad pareciera como si nuestros microorganismos dejaran de trabajar para el bien común, para la unidad ser humano-microbiota, para trabajar para sí mismos.

Los biofilms o biopelículas son el modo de vida habitual de los microorganismos, y gracias a ellos se dispone una microbiota estable y resiliente.

No veo manera de tener dicha estabilidad si los microorganismos están nadando libremente. En determinadas circunstancias, estos biofilms adquieren características anormales y se vuelven nocivos para la salud del huésped y la estrategia de tratamiento debe tener en cuenta su degradación. Es decir, esta gran capacidad de organización y de rentabilización de recursos es imprescindible para entender este órgano con intensa actividad metabólica y con gran estabilidad, pero también para entender que en condiciones adversas puede ser tremendamente nocivo. Así pues, el conocimiento de los modos de vida de los microorganismos es imprescindible para comprender el impacto de la microbiota en la salud y en la enfermedad.

PUNTOS CLAVE

- Las bacterias existen en la naturaleza bajo dos formas o estados:
  - Bacterias planctónicas o de libre flotación.
  - Bacterias biofilm, en colonias de microorganismos sésiles (fijado a una estructura).
- Las biopelículas polimicrobianas crecen naturalmente en todo el tracto gastrointestinal, tanto en la superficie epitelial como en la luz, como colonias adheridas a mucina.
- El estilo de vida del biofilm influye en el rendimiento metabólico de la microbiota.
- Las interacciones polimicrobianas y trans-reinos ocurren en las biopelículas intestinales.
- Las características anormales del biofilm están asociadas con enfermedades gastrointestinales y sin duda alguna, sistémicas.

DEFINICIÓN Y CONCEPTOS BÁSICOS

Las biopelículas son ecosistemas microbianos extremadamente complejos que forman una «película biológica» en las superficies. Los miembros de esta comunidad se caracterizan por distintos perfiles de expresión génica, tasa de crecimiento, comportamiento de interacción y/o apariencia estructural en comparación con células aisladas individuales (es decir, planctónicas). Hay evidencia de que las bacterias han sido capaces de formar comunidades sésiles desde el comienzo de la vida en la Tierra. Aun así, han pasado menos de 50 años desde que Costerton *et al.* acuñaran el término *biopelícula* como una expresión simple para describir la inmensa variedad de agregados microbianos en las superficies. Desde entonces, los microbiólogos ambientales han informado de la presencia de biopelículas en casi todos los ecosistemas naturales e industriales. Incluso en entornos naturales líquidos, la biomasa microbiana se encuentra casi exclusivamente bajo un fenotipo de biopelícula.

Las biopelículas son una extraordinaria estrategia de supervivencia de los microorganismos, que les permite habitar bajo condiciones ambientales desfavorables (gracias a una resistencia incrementada a agentes antimicrobianos y una elevada transferencia horizontal de genes). El conocimiento del desarrollo de una biopelícula y las interacciones que existen dentro de ella es de suma importancia, tanto para el tratamiento eficaz de enfermedades que son causadas por patógenos en este estado, como para su utilización en beneficio del hombre, como es el caso de la biorremediación. Debemos reconsiderar los puntos de vista clásicos, dejar de ver a los microorganismos intestinales como actores aislados y considerar a la microbiota como una comunidad de biopelículas donde los microbios interactúan constantemente entre sí y con las células huésped. Estudiar las biopelículas en el contexto de un intestino sano y enfermo podría iniciar un cambio de paradigma.

La investigación de los biofilms bacterianos es mucho más difícil que la de las bacterias planctónicas. El enfoque, centrado en el desarrollo de bacterias planctónicas en cultivos de laboratorio (una condición muy diferente a los ambientes microbianos verdaderos), limita la comprensión respecto a las interacciones entre bacterias y huéspedes. Una muy pequeña fracción de las bacterias se halla en forma planctónica o de libre flotación, y las bacterias biofilm son diferentes a las planctónicas.

Se postula que el 99 % de todas las células bacterianas existen en calidad de biofilms, y tan solo el 1 % vive en estado planctónico. A pesar de ello, desde los tiempos de Koch, microbiólogos y clínicos se han enfocado en el estudio de los gérmenes planctónicos, libremente suspendidos, y descritos en base a sus características de desarrollo en medios de cultivos. Las estrategias para combatir las infecciones bacterianas van dirigidas hacia especies individuales, no contra las biopelículas y mucho menos contra comunidades multiespecie. Afortunadamente, el conocimiento de las biopelículas se ha incrementado en los últimos años, gracias al desarrollo de nuevas investigaciones encaminadas a descubrir las interacciones existentes dentro de estas estructuras y los genes implicados en su formación y desarrollo, además del avance de las técnicas para su estudio.

La capacidad de formar biofilm no parece restringirse a ningún grupo específico de microorganismos. Parásitos, hongos, bacterias e incluso ciertos virus forman biofilms. Las arqueas también lo hacen, pero se conocen pocos detalles moleculares sobre su formación. Teniendo en cuenta su alta resistencia a las condiciones extremas, no sería de extrañar que sean especialistas en la formación de biopelículas.

Las biopelículas bacterianas son las más estudiadas; bajo las condiciones ambientales adecuadas la mayoría de las bacterias, independiente de la especie, puede existir dentro de biofilms adheridos a superficies en una interfase sólido/líquida. La estructura de dicha biopelícula les dota de una enorme capacidad para evadir las defensas y la respuesta inmunitaria del organismo y, a menudo, resultan ser intratables con los antibióticos[16].

Se estima que, por lo menos, el 65 % de todos los procesos infecciosos bacterianos humanos podrían involucrar biofilms. Los antibióticos utilizados habitualmente se seleccionan por su actividad frente a bacterias planctónicas, los estudios de sensibilidad o antibiogramas están diseñados para medir la susceptibilidad de las bacterias en forma planctónica. Los resultados obtenidos es probable que no puedan extrapolarse a esa misma bacteria cuando lo hace en el interior de un biofilm donde, además, convive con otros microorganismos. Esa resiliencia extraordinaria puede no ser consecuencia de la farmacorresistencia adquirida por parte de las bacterias ni de su transformación en «superorganismos», sino de la formación de biopelículas. Partimos de un modelo erróneo de base en el que se fundamenta una intervención terapéutica, también errónea.

---

[16] https://pubmed.ncbi.nlm.nih.gov/23808336/.

Resistencia a agentes antimicrobianos en una biopelícula

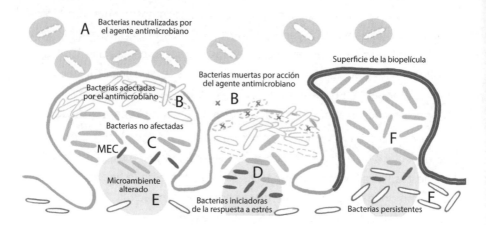

Estructura de la resistencia a agentes antimicrobianos.

- Las bacterias planctónicas son neutralizadas por los agentes antimicrobianos.
- Las bacterias en la biopelícula más cercanas a la superficie son afectadas por el agente antimicrobiano.
- La matriz extracelular (MEC) retarda la velocidad de penetración del agente antimicrobiano a la biopelícula.
- Las bacterias generan una respuesta ante el estrés, haciendo que la actividad de las células cambie como respuesta a estímulos del ambiente.
- Se genera un microambiente alterado.
- Se generan bacterias persistentes, que son capaces de resistir a los agentes antimicrobianos permitiendo nuevamente la colonización de la superficie por parte de las bacterias en biopelícula[17].

---

[17] https://www.academia.edu/6930060/Biopel%C3%ADculas_multi_especie_asociar se_para_sobrevivir?email_work_card=title.

Los biofilms son conocidos como factores importantes en la patogenia de muchas infecciones humanas persistentes: periodontitis, caries, neumonía por pseudomonas en fibrosis quística, cistitis crónica, endocarditis bacteriana, osteomielitis, prostatitis crónica y en algunas enfermedades intestinales. En otorrinolaringología tienen un rol importante en derrame crónico en oído medio, amigdalitis crónica, sinusitis crónica, colesteatoma, e infecciones asociadas a dispositivos, tales como tubos de timpanostomía, prótesis dentales y tubos endotraqueales[18].

La formación de biofilms se ha demostrado claramente para muchos patógenos asociados con infecciones crónicas: *Pseudomonas aeruginosa* en la fibrosis quística, *Haemophilus influenzae* y *Streptococcus pneumoniae* en otitis media crónica, *Staphylococcus aureus* en rinosinusitis crónica y *Mycobacterium tuberculosis* en la tuberculosis humana, entre otras. La biopelícula permite mantener reservorios de células que pueden repoblar y recolonizar sitios que previamente han sido tratados con antibióticos (Hall-Stoodley y Stoodley, 2009; Chen y Wen, 2011).

Biopelículas bacterianas en el interior de nuestras células

Determinadas bacterias patógenas son capaces de entrar a células epiteliales humanas por procesos de internalización, causando infecciones invasivas. *Bartonella henselae*, una bacteria capaz de colonizar las válvulas del corazón, invade a las células endoteliales vía invasoma, es decir, formando grandes agregados que se internalizan en las células eucariotas (Dehio, 1997). *Escherichia coli* enteropatógena (EPEC), causante de diarreas agudas, y *E. coli* uropatogénica (UPEC), que provoca infecciones del tracto urinario, también pueden invadir el epitelio intestinal y el de vejiga urinaria en humanos y animales, respectivamente (Yamamoto *et al.*, 2009). Dentro de las células epiteliales de la vejiga, UPEC puede formar comunidades intracelulares tipo biopelícula que contienen hasta miles de bacterias (Wiles *et al.*, 2008).

---

[18] https://www.scielo.cl/scielo.php?script=sci_arttext&pid=S0718-48162007000300 012.

Las biopelículas bacterianas se han convertido en el foco de una investigación intensiva con el objetivo de limitar su desarrollo y hacer que respondan al tratamiento antibacteriano. En mi experiencia la estrategia antibiofilms ha optimizado radicalmente los resultados de recuperación de la homeostasis intestinal. A veces esta estrategia requiere el uso simultáneo de antibióticos, antifúngicos o antiparasitarios herbáceos, aceites esenciales, extractos, etc., y en otras ocasiones, solo el hecho de degradar la matriz de la biopelícula basta para que todo el ecosistema se recoloque. Debilitada la estructura del biofilm, los microorganismos quedan expuestos al sistema inmune del huésped y al resto de miembros de microbiota.

En este caso pusimos a prueba un extracto espagírico de *Artemisia absinthium* (Entherovital) como estrategia antibiofilms sin ningún otro apoyo o intervención. Es una mujer de 40 años con diagnóstico de LUPUS. Tras dos meses, la estrategia antibiofilms disminuyó radicalmente el sobrecrecimiento de *Pseudomonas spp.* y de *E. coli Biovare*.

Microbiota Aerobia		Unidad	Resultado	Evaluación	Valores normales	Leyenda
I	Escherichia coli	CFU/g	3×10^7	✓	$>=1 \times 10^6$	CUL
P	E. coli Biovare	CFU/g	$<2 \times 10^4$	✓	$<1 \times 10^4$	CUL
P	Proteus spp.	CFU/g	$<2 \times 10^4$	✓	$<1 \times 10^4$	CUL
P	Pseudomonas spp.	CFU/g	$<2 \times 10^4$	✓	$<1 \times 10^4$	CUL
P	Otros microorganismos proteolíticos	CFU/g	2×10^5	↑↑	$<1 \times 10^4$	CUL
I	Enterococcus spp.	CFU/g	7×10^6	✓	$>=1 \times 10^6$	CUL
Microbiota Anaerobia						
S	Bifidobacterium spp.	copias/g	7×10^7	↓	$>=1 \times 10^8$	PCR
S	Bacteroides spp.	copias/g	5×10^8	↓	$>=1 \times 10^9$	PCR
S	Lactobacillus spp.	CFU/g	1×10^7	✓	$>=1 \times 10^5$	CUL
S	H$_2$O$_2$-Lactobacillus	CFU/g	$<2 \times 10^4$	↓↓↓	$>=1 \times 10^5$	CUL

Estudio de microbiota fecal.

Los biofilms son estructuras tridimensionales complejas formadas por un agregado de microorganismos incrustados en una matriz autoproducida de sustancias poliméricas extracelulares (EPS) que se adhieren a una superficie biológica (biofilm de mucosa) o no biológica (superficies de equipos médicos, implantes, etc.). Constituyen una comunidad microbiana sésil caracterizada por células que están unidas irreversiblemente a un sustrato o interfaz o entre sí, embebidas en una matriz de sustancias poliméricas extracelulares autoproducidas y que exhiben un fenotipo diferente al de esas mismas células en forma planctónica con respecto a la tasa de crecimiento y a la transcripción de genes.

A diferencia de las células de libre flotación, las células de la biopelícula tienden a desarrollar resistencia a los entornos hostiles y aumentan su tolerancia a los factores estresantes: déficit de nutrientes, deshidratación y agentes antimicrobianos. Las biopelículas actúan como fortificaciones bacterianas para resistir el estrés y mantener la vida y hacen que las bacterias sean resistentes a antibióticos y al sistema inmune. Las biopelículas que predominan en una amplia gama de ecosistemas suelen estar compuestas por comunidades multiespecie altamente estructuradas. Dentro de estas comunidades se integran actividades metabólicas y se pueden detectar secuencias de desarrollo, no muy diferentes a las de los organismos pluricelulares. Estas adaptaciones e interrelaciones estructurales son posibles gracias a la expresión de conjuntos de genes que dan como resultado fenotipos que difieren profundamente de los de las células de la misma especie cultivadas en estado planctónico.

Las bacterias biofilms poseen una expresión génica diferente respecto a sus contrapartes planctónicas, originando bacterias distintas desde el punto de vista fenotípico. Se ha encontrado que hasta el 30 % de los genes puede expresarse de manera diferente entre la misma bacteria desarrollada en condiciones planctónicas o en un biofilm. La investigación actual ha centrado sus esfuerzos en identificar tanto los genes responsables de la transición biofilm/planctónica, como aquellos que están expresados únicamente en biofilms y que son indispensables para mantenerlos.

Los biofilms hospedan un medioambiente muy dinámico, donde se intercambia material genético tal como plásmidos (ácido desoxirribonucleico extracromosómico), enzimas y otras moléculas. La tasa de transferencia génica, mediada por plásmidos, está enormemente incrementada entre bacterias biofilms. Se ha planteado que cepas bacterianas de importancia clínica, unidas a plásmidos, desarrollan biofilms más fácilmente y sin plásmidos asociados y producen únicamente microcolonias de escaso desarrollo. Los plásmidos pueden codificar resistencia a múltiples antimicrobianos.

Formación de biofilm

La formación de biofilms es una estrategia adaptativa de los microorganismos, que permite incrementar sus posibilidades de supervivencia en el medio ambiente y supone la aparición de un nuevo concepto de «bacteria» como organismo unicelular, que puede ser capaz de formar estructuras complejas con interrelaciones entre sus individuos que están muy próximas al comportamiento de los organismos pluricelulares.

FORMACIÓN DE LA BIOPELÍCULA

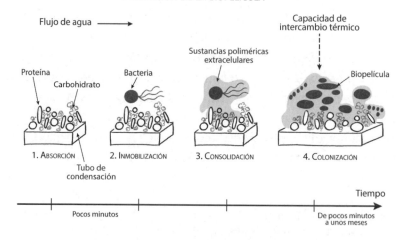

Proceso de formación de biopelículas en la capa mucosa, dentro de los macrófagos y dentro de las criptas.

Para saber más, escanea este código QR

https://www.frontiersin.org/articles/10.3389/fmicb.2023.1151552/full#fig1

PROCESO DE FORMACIÓN

1. **Adhesión**: las bacterias planctónicas forman una adhesión reversible a la capa mucosa por fuerzas de Van der Waals (Donlan, 2002; Garrett *et al.*, 2008).
2. **Colonización**: las bacterias colonizadoras primarias colonizan el nicho con la ayuda de sus secreciones extracelulares y características únicas como flagelos y micelio, producen y secretan continuamente exopolisacáridos y otras sustancias para formar sustancias poliméricas extracelulares (EPS) que contienen exopolisacáridos, proteínas extracelulares, ADN extracelular y agua (Dufour *et al.*, 2010; Flemming y Wingender, 2010).
3. **Maduración**: la comunidad bacteriana se multiplica y construye una estructura multidimensional.
4. **Dispersión**: las bacterias se propagan y colonizan otros nichos debido a la limitación de nutrientes o la infestación continua (Hall-Stoodley *et al.*, 2004).

CARACTERÍSTICAS PRINCIPALES

- Toda comunidad microbiana desarrollada en biofilm es única en su género, aunque algunos atributos estructurales pueden, generalmente, ser considerados universales.
- Los biofilms están estructurados principalmente por grandes colonias de **bacterias sésiles** incrustadas en una **matriz polimérica extracelular** o glicocálix.
- Las células bacterianas, que componen el 15-20 % del volumen, no se dividen al interior de los biofilms, lo cual podría atribuirse al hecho de adoptar un **fenotipo alterado**, diferente al de las mismas bacterias en estado de libre flotación.
- La **matriz** incorpora grandes cantidades de **agua (hasta el 97 %)** dentro de su estructura. Además de agua y gérmenes, la matriz está formada por exopolisacáridos **(EPS)**, los que constituyen su componente fundamental, producidos por los propios microorganismos integrantes. En menor cantidad se encuentran otras macromolé-

culas como proteínas, ácidos nucleicos y diversos productos que proceden de la lisis bacteriana.

- El conjunto de polisacáridos, ácidos nucleicos y proteínas se conocen bajo el nombre de **substancias poliméricas extracelulares (SPE)**.
- En la matriz también pueden hallarse materiales no bacterianos, tales como cristales de sales minerales, partículas de corrosión y/o de sedimento, o componentes sanguíneos, según sea el medioambiente en el cual se desarrolla el biofilm.
- Además, los **SPE pueden estar asociados con iones metálicos y cationes bivalentes**. Pueden tener carga neutra o carga polianiónica, según el tipo de exopolisacárido, lo que les permitiría interactuar con distintos antimicrobianos, de forma tal que estos pueden quedar atrapados en la matriz sin capacidad para actuar sobre las bacterias.

Los SPEs pueden interaccionar físicamente con **metales pesados** y retenerlos mediante bioadsorción (captación activa o pasiva de iones metálicos).

El intestino: un soporte natural para las biopelículas

125

El intestino es el reservorio más grande de la microbiota humana. El biofilm, como forma predominante en el ecosistema microbiano, sirve para conectar los miembros de la microbiota, las moléculas y las células de la mucosa del huésped. El fenotipo biofilm contribuye a la homeostasis en el intestino, organizando la resistencia a la colonización, la estabilidad y resiliencia de la comunidad, la maduración de las defensas del huésped, la digestión de los alimentos y las modificaciones químicas de los fármacos. Parece que muchas de las bondades conocidas de la microbiota pueden atribuirse precisamente a este modo de vida de los microorganismos.

En el tracto gastrointestinal, la formación de biopelículas puede ser una táctica para fomentar la colonización por varias especies. Comunidades microbianas complejas colonizan nuestras mucosas, forman estructuras polimicrobianas y sistemas de alimentación cruzada entre especies, lo que les da a las bacterias la capacidad de habitar nichos ecológicos, comunicarse con las células huésped y resistir el estrés ambiental. Son poblaciones microbianas incrustadas en matrices poliméricas complejas de producción propia, adherentes entre sí y a superficies o interfaces. Las células sésiles tienen una fisiología radicalmente diferente a las células planctónicas, lo que resulta en una mayor resistencia antimicrobiana y virulencia. Tanto los comensales como los patógenos forman biopelículas cuando colonizan y ocupan un nicho ecológico. Muchos microbios han desarrollado sistemas para unirse a la mucina (componente principal de la mucosa), comensales como *Lactobacillus rhamnosus* tienen pili de unión al moco.

En condiciones de salud, la biopelícula generalmente se forma sobre la capa de moco, mientras que, en condiciones de enfermedad, las biopelículas penetrarán en dicha capa y podrían exponer al epitelio intestinal del huésped a contenidos luminales, enteropatógenos y patobiontes,

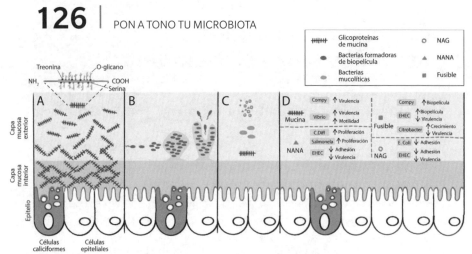

Microbiota en la superficie de la mucosa intestinal.

que pueden desempeñar un papel desencadenante o contribuyente en el desarrollo de enfermedades. La microbiota que vive en la superficie de la mucosa intestinal, en condiciones saludables, podría adoptar uno de tres estilos de vida diferentes:

1. Fenotipo de biopelícula. Pueden organizarse como una red de células comunicantes que conducen a un comportamiento comunitario.
2. Biopelícula dispersa. Pueden dispersarse de una biopelícula y migrar hacia la luz o el huésped. La dispersión puede ser considerada como un fenotipo entre los otros dos estilos de vida. La dispersión de bacterias del biofilm puede ser inducida por varios factores: señalización de ácidos grasos, oxígeno, disponibilidad de nutrientes, óxido nítrico, hierro y proteasas.
3. Libre flotación puede participar en un fenotipo planctónico.

Estos estilos de vida de la microbiota están asociados con propiedades inherentes (motilidad, adherencia y metabolismo), que pueden influir en una respuesta diferente del huésped hacia ellos.

BIOPELÍCULAS ASOCIADAS A MUCOSAS

Las biopelículas que interactúan con las superficies gastrointestinales pueden estar compuestas de cientos a miles de células, pero también pueden contener menos células dispuestas como pequeños grupos y agregados alrededor de agregados de mucina en el lumen o unidos a partículas de alimentos. Las biopelículas suelen estar compuestas por células con diferentes fenotipos, varias variantes genotípicas de una cepa y/o diferentes cepas de la misma especie. Aportan:

- **Estabilidad y resiliencia.** Desde una perspectiva ecológica, esta competencia perpetua dentro de una biopelícula conduce a la estabilidad de la comunidad en general. En entornos de biopelículas de multiespecie, las interacciones entre bacterias tienen un papel clave en el resultado exitoso de la comunidad, ya que algunos organismos dependen de la actividad metabólica de otros organismos para crecer. Especies bacterianas que no formarían una biopelícula por sí mismas podrían beneficiarse de vivir en una comunidad mixta de biopelículas junto con otras especies fuertes formadoras de biopelículas.
- **Resistencia a la colonización.** Una biopelícula es una estructura física con una composición química y un metabolismo específico que funciona como una barrera protectora contra las moléculas ambientales, las células inmunitarias, los protistas depredadores y las bacterias. Los comensales están armados con muchas estrategias competitivas, como el crecimiento rápido para obtener acceso a los nutrientes y la agresión directa para excluir a otras especies competitivas de su entorno:
  - *Mecanismos directos:* producción de bacteriocinas, producción de ácidos grasos de cadena corta (AGCC), conversión de ácidos biliares y expresión del sistema de secreción tipo VI (maquinaria bacteriana a través de la cual se secretan toxinas/efectores).
  - *Mecanismos indirectos:* modulación de la fisiología e inmunidad del huésped.

Las biopelículas intestinales no son marcadores de enfermedad, no es simplemente la presencia o la ausencia de biopelículas lo que marcará el estado de enfermedad, sino la presencia de características anormales del biofilm que podrían reflejar un fenotipo microbiano alterado. Hasta no hace mucho tiempo existía la creencia de que la superficie mucosa del colon saludable estaba desprovista de biopelículas microbianas y que su presencia en la superficie mucosa del intestino podría estar asociada con enfermedad intestinal. Sin embargo, biopelículas en superficies gastrointestinales sanas permiten la existencia de reservorios bacterianos que pueden ser clave en la estabilidad y la resiliencia de la microbiota intestinal humana.

El biofilm mucoso puede transformar los restos digestivos, los metabolitos del huésped y los xenobióticos de prácticamente cualquier clase de compuesto dietético, incluidos polisacáridos complejos, lípidos, proteínas y fitoquímicos. Esta función metabólica conduce a la producción de nuevos metabolitos derivados de microbiota con efectos beneficiosos para la salud como vitaminas y ácidos grasos de cadena corta, podría ayudar a la eliminación de compuestos tóxicos y podría dar lugar a compuestos con nuevas funciones biológicas (metabolismo de fármacos).

INTERACCIONES BIOFILM-HUÉSPED

Numerosos factores y vías están involucrados en la relación simbiótica entre los tejidos del huésped y sus biopelículas mucosas *in vivo*. El anfitrión puede ejercer una acción directa persistente en su biopelícula mucosa a través de la secreción de mucina, vesículas de membrana, péptidos antimicrobianos, inmunoglobulinas, sulfuro de hidrógeno y proteasas. Por otro lado, los componentes de la biopelícula de la mucosa, las proteínas secretadas, polisacáridos, proteasas, sulfuro de hidrógeno, las vesículas de membrana y los ácidos nucleicos, podrían activar los mecanismos de defensa del huésped.

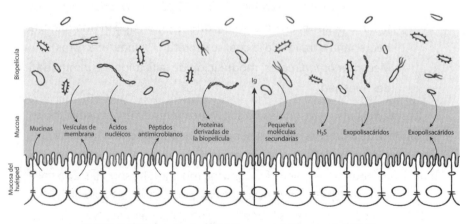

Biofilms en la salud y en la enfermedad. Esquema de la biogeografía del biofilm: un marcador de la salud de la mucosa en el colon distal.

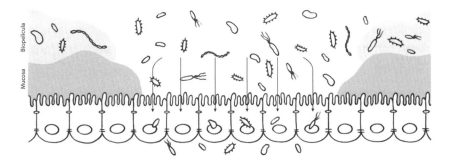

El biofilm mucoso puede alterarse por completo y formar agregados de varios tamaños, algunos de los cuales pueden formar anormalmente contacto con el huésped.

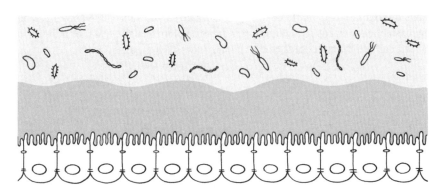

Estado de salud: relación simbiótica.

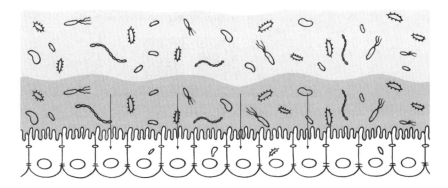

Puede ser visible una densa biopelícula, pero las bacterias pueden colonizar la capa interna de moco estéril y potencialmente pueden entrar en contacto con tejidos.

La identificación de biopelículas de criptas intestinales y estructuras intracelulares que se asemejan a biopelículas sugiere que las biopelículas interfieren con la función de la célula huésped y provocan inflamación crónica (Swidsinski *et al.*, 2005; Martínez-Medina *et al.*, 2009; Prudente *et al.*, 2021). La progresión de la enfermedad y la densidad del biofilm están correlacionadas positivamente, se considera que los biofilms constituyen un «punto de inflexión» entre la salud y la enfermedad. Se han observado biopelículas de especies mixtas, en su mayoría de naturaleza patógena, en infecciones dentales y gástricas, así como en enfermedades intestinales, y cáncer de colon.

Las biopelículas polimicrobianas que contienen patógenos potenciales parecen ser una señal de advertencia temprana del desarrollo de una enfermedad y pueden considerarse como un punto de inflexión entre un estado sano y uno enfermo de la mucosa intestinal. Los patógenos formadores de biopelículas clave y las moléculas asociadas son prometedores como biomarcadores (Tytgat *et al.*, 2019).

Para saber más, escanea estos códigos QR

https://pubmed.ncbi.nlm.nih.gov/30219265/
https://pubmed.ncbi.nlm.nih.gov/25489084/

Recomendación de lectura para seguir comprendiendo el mundo biofilm

«*Giardia duodenalis* induce disbiosis patógena de biopelículas de microbiota intestinal humana»: https://pubmed.ncbi.nlm.nih.gov/28237889/ y ars.els-cdn.com/content/image/1-s2.0-S0020751917300401-gr1_lrg.jpg

«Biopelículas de *Candida albicans* y enfermedades humanas»: https://pubmed.ncbi.nlm.nih.gov/26488273/

Biopelículas virales

Investigaciones recientes han demostrado, por primera vez, que ciertos virus son capaces de formar conjuntos complejos de biopelículas, similares a las biopelículas bacterianas. Estas estructuras infecciosas extracelulares pueden proteger los virus del sistema inmune y permitir que se propaguen eficientemente de una célula a otra. Las *biopelículas virales* parecen ser el mecanismo principal de propagación para ciertos virus, podrían representar «comunidades virales» con mayor capacidad infecciosa y mejor propagación en comparación con las partículas virales «libres», y podrían constituir un reservorio clave para infecciones crónicas.

Investigadores del Institut Pasteur y CNRS, encabezados por María-Isabel Thoulouze y Andrés Alcover, dentro de la Unidad de Biología Celular de Linfocitos, en colaboración con Antoine Gessain, de la Unidad de Epidemiología y Fisiopatología del Virus Oncogénico, y con el Imagopole, recientemente han identificado, por primera vez en investigación viral, estructuras similares a «biopelículas», formadas por el retrovirus HTLV-1 en la superficie de las células infectadas. Estos son agregados de virus incrustados en una estructura rica en carbohidratos que contiene matriz extracelular secretada por células, cuya síntesis es controlada por el virus.

En la biopelícula, una barrera protectora y adhesiva eficaz, el HTLV-1 se transmite mucho más fácilmente que en su estado libre y aislado. Al eliminar la biopelícula viral de la superficie de las células infectadas, los investigadores lograron una reducción del 80 % en las tasas de infección, lo que subraya la importancia de este modo de transmisión para HTLV-1.

Actualmente, los científicos buscan caracterizar los mecanismos de generación de biopelículas virales y determinar si los virus distintos del HTLV-1 forman este tipo de estructura. Para los virus que forman biopelículas, sería útil definir nuevas estrategias terapéuticas antivirales, que se centrarían, no solo en el virus en sí, sino en la formación de estas biopelículas virales. Los hallazgos revelan un nuevo mecanismo de transmisión de virus, que puede ser utilizado por otros virus y ser el objetivo de nuevas estrategias antivirales.

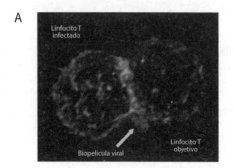

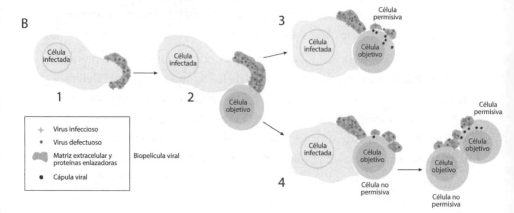

Transmisión de virus de célula a célula a través de una biopelícula viral: A. Imagen de microscopía confocal de una biopelícula viral (roja) transferida de una célula T infectada a una diana T. B. Modo directo o indirecto de propagación del virus a través de biopelículas virales.

Quorum sensing

Un avance importante en la comprensión de los biofilms es el descubrimiento, a comienzos de los 90, de las proteínas responsables del mecanismo de **quorum sensing** o de autoinducción. La unión de los microorganismos a una superficie y ulterior formación de un biofilm necesita que las bacterias se cercioren de que han efectuado contacto. Para lograrlo requieren de **señales químicas coordinadas** que les permitan comunicarse entre ellas. El desarrollo de interacciones célula-a-célula se facilita por la estrecha proximidad existente entre las bacterias biofilm.

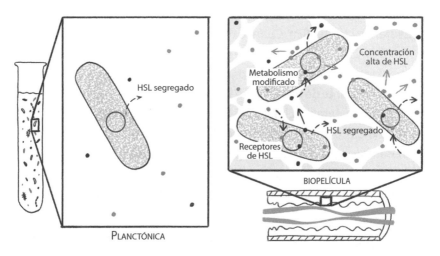

En suspensión, las células bacterianas producen señales de homoserina lactona (HSL), pero la concentración de la señal es tan baja que la actividad bacteriana no se ve afectada. En los espacios relativamente reducidos de una comunidad de biopelículas, las concentraciones de HSL pueden elevarse localmente, aumentando tanto las concentraciones externas como internas de HSL. Cuando las concentraciones son lo suficientemente altas, HSL se une a los receptores HSL. En el caso de *Chromobacterium violaceum*, esto desencadena la formación de pigmento.

Esta interrelación, vía mensajeros de pequeñas moléculas, denominada **quorum sensing**, beneficia a la bacteria al permitirle sentir la presencia de microorganismos vecinos, determinar la densidad de la población existente y responder a eventuales condiciones cambiantes.

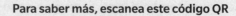

Para saber más, escanea este código QR

https://www.hypertextbookshop.com/biofilmbook/v004/r003/contents/
chapters/chapter011/section024/blue/page002.html

El proceso **quorum-sensing** funciona debido a que cada bacteria que se une a una superficie produce una molécula señal. A medida que se unen más bacterias, se incrementa la concentración local de esta señal. Una vez logrado esto, se inducen diferentes fenómenos en la bacteria, para iniciarse la diferenciación biofilm. Cuando una comunidad de bacterias alcanza un número umbral, la bacteria puede sincronizar y optimizar su metabolismo y participar en una comunidad para formar una biopelícula. Si no hay un número suficiente de bacterias en la vecindad, los costos de la producción de un biofilm para una bacteria individual superan los beneficios. Este mecanismo está mediado por pequeñas moléculas anfipáticas en bacterias Gramnegativas y pequeños péptidos en bacterias Grampositivas. Su objetivo es coordinar determinados comportamientos o acciones entre microorganismos del mismo género, de acuerdo con su número.

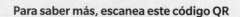

Para saber más, escanea este código QR

https://aquafind.com/articles/Quorum_sensing.php

Quorum quenching

Ya hemos visto lo que es el Quorum sensing (QS), y el Quorum quenching (QQ) es el método por el que algunas bacterias pueden contrarrestar las señales de QS, bloqueando o impidiendo fenotipos determinados.

INTERVENCIONES TERAPÉUTICAS, POSIBLES ESTRATEGIAS

- Sustancias (enzimas, *Artemisia absinthium*) que disuelvan los polímeros de la matriz y bloqueen su síntesis.
- Los SCFA son inhibidores naturales de la formación de biopelículas, especialmente el ácido butírico. Las disminuciones inducidas por antibióticos en los niveles de ácidos grasos de cadena corta se correlacionan con una mayor colonización gastrointestinal de *Candida albicans*. El aporte de SCFA disminuye este crecimiento.
- Utilizar un agente disruptor de biopelícula como la N-acetilcisteína (NAC).
- Interferir en la comunicación célula-a-célula, indispensable para la formación de un biofilm.
- Disminuir la fijación a superficies a través de agentes quelantes, que limitan el hierro, el cual es necesario para la adhesión de los pili (por ejemplo, *pseudomonas spp.*).
- Romper su estructura multicelular. Si la multicelularidad del biofilm es derrotada, las defensas del huésped pueden ser capaces de resolver la infección, logrando, de esta manera, restituir la eficacia de los antibióticos.
- Algunos antibióticos parecen inhibir la síntesis de polisacáridos y, de esta manera, degradarían la protección de la superficie del biofilm. Reducen la matriz que cubre el biofilm, aunque las bacterias mismas sean resistentes al antibiótico.

- Cambios en el medioambiente a través de inhibición competitiva por otras bacterias (estreptococos alfa) o incremento de la tensión de oxígeno (en pacientes con tubos de timpanostomía).
- Inhibidores no enzimáticos: Furanonas (producida por el alga *delisea pulcra*), mimetiza las señales del QS, bloquea el sistema *quorum sensing* y la consiguiente formación de biofilm. esta molécula es extremadamente tóxica.
- Inhibidores enzimáticos entre los que destaca el triclosán.
- Intervenciones terapéuticas centradas en restaurar el biofilm del huésped como el uso de probióticos que pueden producir biopelículas con éxito y superar al patógeno.

Síndrome del intestino permeable. Endotoxemia metabólica

La barrera intestinal

Síndrome de hiperpermeabilidad intestinal

Microbiota portadora de LPS

Endotoxemia metabólica: disbiosis e inflamación sistémica

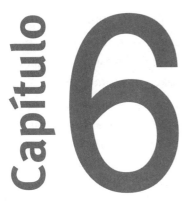

Capítulo 6

La barrera intestinal

El sistema inmunitario intestinal constituye la parte más extensa y compleja del sistema inmunitario: el 70 % de los linfocitos del cuerpo humano se encuentran en el tubo digestivo. El sistema inmune ha coevolucionado para mantener una relación simbiótica con las especies comensales de la microbiota intestinal, a la vez que mantiene bajo control a otras especies consideradas patógenas en este ecosistema intestinal.

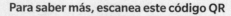

Para saber más, escanea este código QR

https://www.mdpi.com/1422-0067/22/21/11359

El intestino es la vía que conecta los entornos externo e interno del cuerpo, y determina qué componentes ingresan al torrente sanguíneo y en qué cantidad. Debe permitir absorber fluidos y nutrientes esenciales a la sangre, pero a la vez debe actuar de barrera para alérgenos, patógenos y toxinas. El intestino posee mecanismos de defensa que limitan el acceso de sustancias nocivas al organismo, recibe diariamente una enorme carga antigénica y es capaz de distinguir entre patógenos invasivos y antígenos inocuos procedentes de los alimentos y de bacterias comensales.

Un complejo sistema de proteínas permite la permeabilidad selectiva de elementos que son seguros y necesarios para la correcta nutrición del organismo. Cuando la barrera intestinal se ve alterada por diferentes causas, se produce un aumento de la permeabilidad intestinal que tiene como resultado la penetración de toxinas y otros antígenos dañinos en el sistema.

Una barrera intestinal íntegra es esencial para el mantenimiento de la salud intestinal, pero también para la salud sistémica del huésped, ya que es capaz de preservar la posible translocación de microorganismos, alérgenos alimentarios, xenobióticos y mediadores inflamatorios en la circulación sistémica, que pueden comprometer la funcionalidad de otros órganos. La entrada de antígenos microbianos y dietéticos lleva a la inflamación crónica involucrada en la aparición de muchas enfermedades: trastornos gastrointestinales, infecciones entéricas, obesidad y síndrome metabólico, enfermedades hepáticas, pancreatitis, enfermedades autoinmunes y enfermedades neuropsiquiátricas. La diseminación de estas sustancias es la antesala de las patologías autoinmunes y patologías crónicas y degenerativas.

Una microbiota equilibrada cuantitativa y cualitativamente (estado de eubiosis) protege el epitelio intestinal y evita el temido aumento de permeabilidad intestinal. Las alteraciones en el equilibrio de la composición de la microbiota intestinal y en la producción de metabolitos indudablemente afectan las propiedades de la barrera intestinal. Múltiples factores, como los contaminantes ambientales, alimentos procesados, los fármacos, el estrés crónico, tabaco, alcohol, etc., son agresivos para el epitelio intestinal (y para la microbiota) y favorecen la separación de los enterocitos y la aparición de «agujeros», a través de los cuales pueden atravesar bacterias, fragmentos de microorganismos, alimentos en proceso de digestión, etc., y llegar al torrente sanguíneo. Una vez en la sangre estas sustancias tóxicas se diseminan a todos los sistemas y ponen en marcha el sistema inmune.

BARRERA INTESTINAL

La barrera intestinal es la mayor superficie del cuerpo humano que está en contacto con el ambiente externo, es el lugar de interacción con los estímulos administrados por vía oral, al mismo tiempo que constituye una barrera contra la penetración de patógenos, toxinas y antígenos. Los alimentos se digieren en la luz intestinal, un entorno formado por bilis, jugo pancreático y enzimas, donde también se degradan los antígenos y los microorganismos. El aumento de la permeabilidad intestinal puede ser debido a una disfunción en cualquiera de los componentes de la barrera

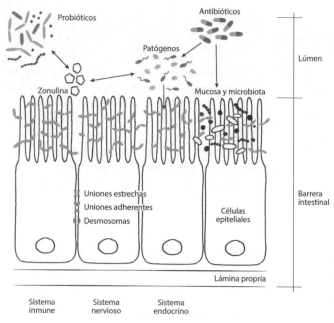

Modelo de la barrera intestinal y esquema de sus interacciones con bacterias patógenas, antibióticos, probióticos y zonulina.

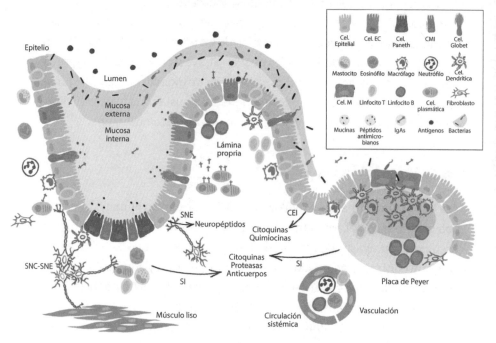

Anatomía y componentes de la barrera intestinal.

intestinal. Su estructura está sujeta a cambios dinámicos y está determinada por componentes físicos, químicos y biológicos como el moco, las células (epiteliales, secretoras e inmunitarias) y la microbiota.

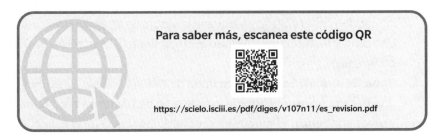

Para saber más, escanea este código QR

https://scielo.isciii.es/pdf/diges/v107n11/es_revision.pdf

La barrera intestinal está integrada por diversos elementos, como enzimas digestivas pancreáticas, el epitelio intestinal, la capa de moco, la microbiota intestinal y las células inmunitarias. Sin embargo, la barrera más efectiva está constituida por el tejido linfoide asociado al intestino o GALT (*Gut-Associated Lymphoid Tissue*).

Desde un punto de vista conceptual y didáctico, los mecanismos de defensa se pueden visualizar como una barrera de tres niveles, compuesta por elementos preepiteliales, epiteliales y subepiteliales. En cada uno de estos niveles existen importantes mecanismos encaminados a mantener la homeostasis de la mucosa.

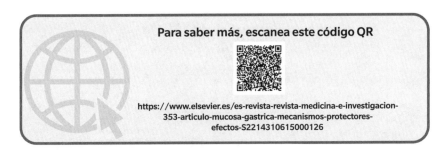

Para saber más, escanea este código QR

https://www.elsevier.es/es-revista-revista-medicina-e-investigacion-353-articulo-mucosa-gastrica-mecanismos-protectores-efectos-S2214310615000126

Barrera preepitelial o luminal

- **Ácido clorhídrico.** Destruye microorganismos y toxinas antes de llegar al intestino.
- **Enzimas digestivas.** Digestión de alimentos, destruyen tóxicos potenciales.

- **Sales biliares.** Bactericidas y alcalinas, impiden el crecimiento de patógenos, digestión grasas.
- **Anticuerpos IgA-IgM.** Previenen adherencia, multiplicación y colonización de patógenos, neutralizan toxinas bacterianas, bloqueando su interacción con el epitelio y bloquean la absorción de antígenos.
- **Lisozima y lactoferrina.** Inhiben el crecimiento y la adherencia de patógenos.
- **Capa de mucus.** Es la primera línea de defensa de los intestinos, una barrera física que impide la adhesión de bacterias patógenas y otros antígenos. El mucus es secretado por las células caliciformes y mantiene alejada a la microbiota intestinal del epitelio. Se compone de agua y dos tipos de glicoproteínas: mucinas secretadas (MUC2, MUC5, MUC6) y mucinas unidas a la membrana (MUC1, MUC3, MUC4, MUC13, MUC17), que permanecen unidas a la superficie apical y forman un glicocálix junto con glicolípidos. MUC2 es la proteína de la mucosa más común secretada por las células caliciformes, desempeña un papel esencial en la protección epitelial.

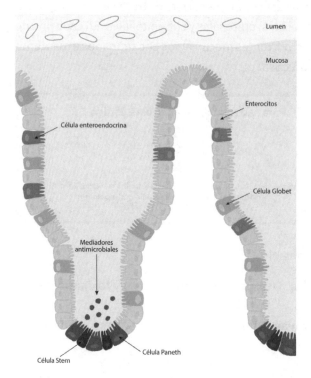

En el intestino delgado, la mucosidad comprende una sola capa que es rica en sustancias antimicrobianas.

En el intestino grueso la capa de mucus se divide en:

- Capa interna (no agitada); capa de anclaje y barrera firmemente adherida al epitelio compuesta por glucoproteínas (mucinas) y glucolípidos prácticamente estéril; alberga: bacteriocinas, defensinas, etcétera.

- Capa externa (agitada) hidrofílica, más laxa; alberga: microbiota, IgA, AGCC, enzimas (glicoamilasa, sacarasa, maltasa, lactasa), nutrientes, bacteriocinas, péptidos trifoliados, etcétera, y protege y mantiene la integridad de la mucosa.

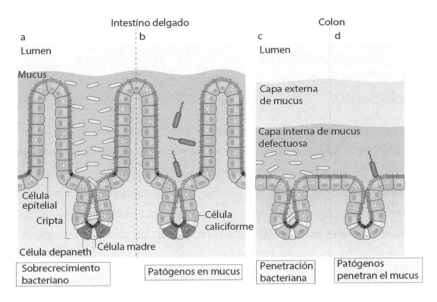

Microbiota saprófita.

La microbiota intestinal, en estado de eubiosis, ejerce una importante función ayudando a mantener la integridad de la barrera de la mucosa digestiva. Lleva a cabo funciones de barrera frente a patógenos por diferentes mecanismos: exclusión competitiva, competencia por nutrientes, síntesis de bacteriocinas y estabilización del pH sintetizando ácidos grasos de cadena corta. Veamos algunos ejemplos:

- La microbiota intestinal induce la biosíntesis de péptidos antimicrobianos por las células de Paneth de la mucosa. *Bacteroides thetaiotaomicron* es uno de los principales agentes estimuladores de estas células.

- La producción de ácido láctico por parte de *Lactobacillus* refuerza la capacidad de la lisozima humana liberada en el lumen (espacio interior).
- Los SCFA liberados por la fermentación bacteriana, estimulan la producción de péptidos antimicrobianos y acidifican el lumen intestinal, impidiendo la colonización por patógenos sensibles a este pH, como *Salmonella*, *Escherichia* y *Clostridium difficile*.
- La composición de la microbiota modula la expresión de proteínas de unión estrecha, el estado de la mucosidad y la producción de citocinas inflamatorias.

Barrera epitelial

El epitelio intestinal está formado por una única capa de células con grandes diferencias en su composición y estructura entre el intestino delgado y el colon. La superficie interna del intestino delgado está recubierta por las vellosidades intestinales, que permiten aumentar la superficie mucosa y son esenciales para la absorción adecuada de nutrientes. Sin embargo, estas vellosidades están ausentes en el colon, el cual presenta una superficie mucosa mucho más aplanada.

El epitelio del intestino consta de una sola capa de enterocitos cilíndricos, con gran abundancia de criptas, en cuya base se encuentran las células madre que regeneran constantemente este epitelio. Los enterocitos constituyen la mayoría de las células de esta monocapa (aproximadamente el 80 %), y son los encargados de la absorción de agua y nutrientes. Además, está constituido por otras células, algunas de ellas altamente especializadas, como las células caliciformes y las de Paneth:

- Células Goblet o caliciformes, sintetizan y secretan mucina.
- Células enteroendocrinas, células enterocromafines o células de Kulchitsky, productoras de diferentes hormonas, reconociéndose al menos 8 subtipos en función del tipo de hormona secretada, como

las células enterocromafines (5-HT, serotonina), células D (somatostatina, SST) y células G (gastrina).

- Células de Paneth, que sintetizan péptidos antimicrobianos defensinas.
- Células Tuft (células del penacho), importantes en la defensa contra helmintos.
- Células M (o células de micropliegues, de las placas de Peyer, mastocitos, linfocitos...), que son células especializadas en la captación de antígenos en la luz intestinal y su presentación al sistema inmunitario.
- Células madre intestinales.

> Las células epiteliales se basan en una lámina propia delgada de tejido conectivo. Esta estructura permite que funcionen los mecanismos innatos y adquiridos del sistema inmunitario (inmunoglobulinas de clase A, citoquinas, proteasas y quimioquinas), así como también facilita el funcionamiento de los sistemas endocrino y nervioso que controlan la motilidad intestinal.

En términos de ultraestructura y función, la barrera celular muestra una variación regional considerable a lo largo del intestino, siendo la barrera colónica menos permeable que el intestino delgado. También se observan localmente diferencias en la permeabilidad del intestino delgado y el tamaño de los poros, que varían de 4 a 5 Å en los extremos de las vellosidades a más de 20 Å en la base de la cripta.

Las células epiteliales adyacentes están conectadas por un «complejo de unión apical».

Las uniones entre las células epiteliales ayudan a mantener la separación entre el medio externo y el interno y pueden clasificarse de acuerdo con su función:

- Las uniones estrechas (*Tight Junctions*) permiten un cierre hermético entre las células que forman el epitelio.
- Las uniones adherentes (*Adherens Junctions*), los desmosomas y los hemidesmosomas, representan uniones mecánicas resistentes.

- Las uniones comunicantes (*Gap Junction*s) constituyen un tipo de comunicación entre células vecinas.

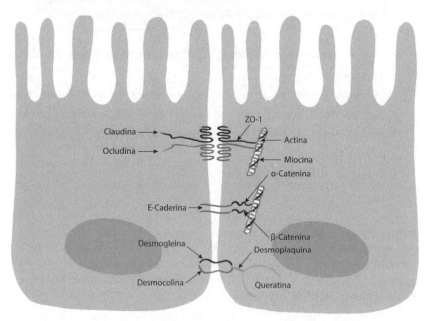

En la mayor parte de los epitelios es posible encontrar todos estos tipos de uniones.

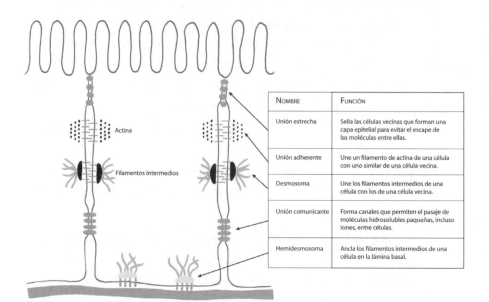

Nombre	Función
Unión estrecha	Sella las células vecinas que forman una capa epitelial para evitar el escape de las moléculas entre ellas.
Unión adherente	Une un filamento de actina de una célula con uno similar de una célula vecina.
Desmosoma	Une los filamentos intermedios de una célula con los de una célula vecina.
Unión comunicante	Forma canales que permiten el pasaje de moléculas hidrosolubles pequeñas, incluso iones, entre células.
Hemidesmosoma	Ancla los filamentos intermedios de una célula en la lámina basal.

Tipos y funciones de uniones intercelulares específicas del epitelio (Alberts *et al.*, 2011).

- GALT / MIS, sistema inmune de mucosas fenómenos de reconocimiento y tolerancia antigénica.

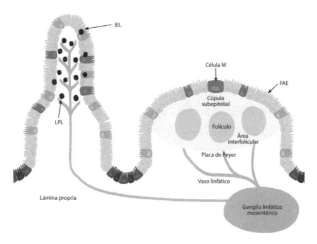

Elementos que integran el tejido linfoide asociado a la mucosa intestinal (GALT). Galt organizado: placas de Peyer, ganglios linfáticos mesentéricos. Galt difuso: linfocitos intraepiteliales IEL, linfocitos de lámina propia LPL.

Barrera postepitelial o humoral

- Regulación neuroendocrina; coordina las respuestas de defensa secretora, motora, inflamatoria, señalización neurotransmisores, etcétera.
- Sistema vascular; mantiene la irrigación vascular y la vitalidad de la mucosa, aportándole nutrientes y oxígeno y eliminando productos de desecho. La microvasculatura subepitelial tiene el efecto protector más importante de la mucosa gástrica.
- Sistema linfático vehiculiza lo absorbido y permite la llegada de células inflamatorias e inmunológicas.
- Sistema inmune; capta los antígenos, los procesa y pone en marcha los fenómenos de respuesta inmunitaria.

Para saber más, escanea estos códigos QR

https://scielo.isciii.es/pdf/diges/v107n11/es_revision.pdf
https://www.gutmicrobiotaforhealth.com/learning-about-the-gut-barriers-essential-role-to-our-health/

Las posibles **causas** del aumento de permeabilidad intestinal están asociadas a procesos inflamatorios de la mucosa causados por: disbiosis,
alteraciones inmunitarias (alergias tipo I o tipo III), celiaquía o intolerancia
al gluten no celíaca, estrés, fármacos (antiinflamatorios no esteroideos,
aspirina, etc.), tóxicos (alcohol, tabaco, etc.), metales pesados, incluso
factores fisiológicos del huésped (por ejemplo, ácidos biliares).

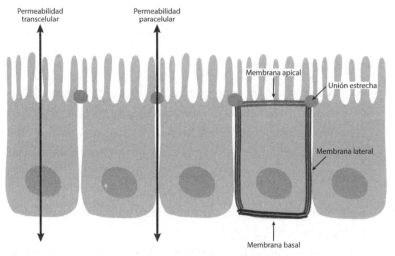

Permeabilidad transcelular

Permeabilidad paracelular

Membrana apical

Unión estrecha

Membrana lateral

Membrana basal

Transporte a través de la barrera intestinal. Existen dos tipos de vías de transporte a través del epitelio: paracelular (entre células vecinas, causada por la apertura y el cierre dinámicos de uniones intercelulares) y transcelular (a través de células endoteliales por endocitosis). Cuando hablamos de hiperpermeabilidad intestinal, nos referimos al aumento de la permeabilidad paracelular.

Las posibles **consecuencias** de la alteración de la permeabilidad son la
malabsorción, asociada a un posible déficit de micronutrientes (minerales y
vitaminas) y/o una entrada sin control al organismo de alimentos en proceso
de digestión, tóxicos o determinantes antigénicos, que alteran la señalización
inmunitaria y consolidan la inflamación; esto puede tener también repercu-

siones metabólicas. La entrada de antígenos microbianos y dietéticos lleva a la inflamación crónica involucrada en la aparición de muchas enfermedades, como, por ejemplo, trastornos gastrointestinales, infecciones entéricas, obesidad y síndrome metabólico, enfermedades hepáticas, pancreatitis, enfermedades autoinmunes y enfermedades neuropsiquiátricas.

TRANSLOCACIÓN BACTERIANA

La translocación de bacterias viables o muertas en cantidades muy pequeñas hace parte del entrenamiento del sistema inmunitario. Sin embargo, la disfunción de la barrera intestinal puede traducirse en la translocación de una cantidad considerable de microorganismos viables que después de cruzar la barrera epitelial pueden alcanzar áreas extraintestinales a través de los conductos linfáticos, y pueden infectar ganglios linfáticos mesentéricos, hígado y bazo. En situaciones graves, las bacterias entéricas pueden diseminarse por todo el organismo provocando septicemia, *shock* y fallo multiorgánico. La translocación bacteriana grave es un fenómeno que puede producirse en situaciones de hemorragia aguda, quemaduras, traumatismos, isquemia intestinal, obstrucción intestinal, pancreatitis grave, insuficiencia hepática aguda y cirrosis.

Los tres mecanismos principales que favorecen la translocación bacteriana son:

1. Proliferación bacteriana en el intestino delgado.
2. Aumento de la permeabilidad de la barrera mucosa intestinal.
3. Deficiencias en la defensa inmune del huésped.

Para saber más, escanea estos códigos QR

https://www.scielo.cl/scielo.php?script=sci_arttext&pid=S0034-98872006000800014#figura1
https://www.futurelearn.com/info/courses/the-human-microbiome spanish/0/steps/281526

PRUEBAS UTILIZADAS PARA EL DIAGNÓSTICO DE PERMEABILIDAD INTESTINAL

Zonulina fecal

Es la proteína fecal que mejor refleja la permeabilidad intestinal, la «llave» que modula la apertura y el cierre de las *Tight junctions* de las células de la pared intestinal. Al regular de forma reversible la permeabilidad intestinal, juega un papel esencial en el flujo de moléculas entre el tubo digestivo y el torrente sanguíneo. Permite el paso de los nutrientes y bloquea la entrada de moléculas demasiado grandes, así como microorganismos que forman parte de la microbiota intestinal. Determinados estímulos como endotoxinas bacterianas o la gliadina, así como diversas condiciones autoinmunes, como la celiaquía y la diabetes tipo 1, hacen que se libere zonulina en exceso. La zonulina es una proteína sintetizada en las células del intestino y el hígado. Su función más relevante es modular la permeabilidad de las uniones estrechas entre las células en las paredes del tubo digestivo.

La zonulina es un biomarcador importante para la salud intestinal, y su concentración elevada en heces puede ser indicativa de diversas patologías. Se cuantifica en heces y un valor elevado indica un aumento de la permeabilidad intestinal y nos permite valorar diferentes grados de permeabilidad. Sus niveles elevados pueden ser considerados como marcadores de una barrera intestinal alterada y también reflejan una reacción secundaria a un proceso inflamatorio.

De todas formas, hay otros biomarcadores en heces como la calprotectina que se usan con más asiduidad para cuantificar la inflamación, pero puede servir de marcador de la permeabilidad intestinal inducida por la inflamación intestinal. El conjunto de microorganismos que habitan en el intestino también son capaces de modular la concentración de zonulina fecal.

Prueba de lactulosa-manitol

El índice de relación lactulosa/manitol aumenta mucho en la inflamación intestinal y en patologías caracterizadas por una mayor permeabilidad intestinal, como la enfermedad de Crohn. Al interpretar los resultados de la prueba, es importante tener en cuenta que tanto la lactulosa como el manitol son metabolizados por la microbiota colónica, por lo que no pueden usarse en colitis ulcerosa o síndrome del intestino irritable, que afectan principalmente al colon.

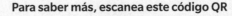

Para saber más, escanea este código QR

https://journals.plos.org/plosone/article?id=10.1371/
journal.pone.0210728

Se administran por vía oral sustancias marcadoras de diferentes tamaños moleculares e hidrosolubles: unas de peso molecular bajo (manitol), similar a los monosacáridos, pero que no se metabolizan, y otras de mayor tamaño (lactulosa), similar a los disacáridos o péptidos pequeños. Al cabo de unas horas, por cromatografía de gases, se evalúa el porcentaje de su eliminación por la orina, siendo este el reflejo de la absorción de ambas moléculas. El manitol debe absorberse entre un 5 y un 30 % y la lactulosa debe hacerse a niveles inferiores al 0,8 %.

Alfa-1-antitripsina

La alfa-1-antitripsina es una proteína de fase aguda, sintetizada en el hígado y que pasa al intestino, donde se degrada muy poco, por lo que puede ser detectada en las heces. Este parámetro está alterado en pacientes con alergias, enfermedades autoinmunes, IBS crónicos o IBD.

Para saber más sobre la importancia de las barreras y la barrera intestinal, escanea este código QR

https://www.youtube.com/watch?v=h_1mMWZjQFk&t=54s

Microbiota portadora de LPS

La microbiota portadora de LPS, como parte de la microbiota comensal, tiene efectos positivos si se mantiene en cantidad adecuada, ya que controla y estimula el sistema inmunitario. Los LPS forman parte de la estructura capsular normal de las bacterias Gram negativas. Los lipopolisacáridos (LPS) son fosfolípidos que forman parte de la estructura capsular normal de las bacterias Gram negativas, un componente de estos, el lípido A, es una endotoxina y es el principal factor de virulencia. El aumento de la microbiota portadora de LPS es causa de inflamación local o sistémica a través de la sangre y puede estar asociada a un aumento de peso, diversas alteraciones cardiometabólicas y empeorar el pronóstico de ciertas patologías.

La microbiota portadora de LPS es clave para estimular el sistema inmunitario e inducir una respuesta de tolerancia frente a las propias bacterias del hospedador; una cantidad excesiva puede producir inflamación y ser toxica. Si atraviesan el epitelio intestinal, se comportan como endotoxinas, generando inflamación silente y siendo responsables de disfunciones metabólicas. Si no atraviesan el epitelio generan inflamación local.

Este grupo de bacterias, en una persona sana, participa en la simbiosis de la microbiota intestinal y en la inhibición del sistema inmunitario frente a las propias bacterias del hospedador. La microbiota portadora de LPS es naturalmente mediadora del sistema inmunitario. Los LPS presentes en las bacterias Gram negativas inhiben los receptores de respuesta inflamatoria y hacen que tenga un papel clave como mediadora en el entrenamiento del sistema inmunitario y la respuesta fisiológica del organismo.

La cohabitación de las comunidades microbianas con el huésped permite la formación de una relación simbiótica que mantiene la homeostasis en el intestino y fuera de él. Esta relación se basa en la capacidad de las células y los tejidos del huésped para permanecer tolerantes a la fuerte estimulación inmunológica generada por la microbiota, como la activación de las vías del receptor tipo Toll 4 (TLR4) por el lipopolisacárido (LPS).

El LPS microbiano intestinal es uno de los activadores más potentes de la señalización inmunitaria innata y un mediador importante de la influencia del microbioma en la fisiología del huésped.

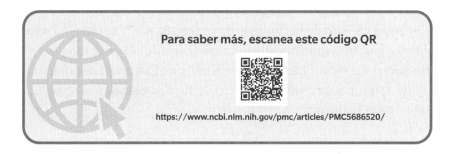

Para saber más, escanea este código QR

https://www.ncbi.nlm.nih.gov/pmc/articles/PMC5686520/

El aumento de las bacterias portadoras de LPS altera el epitelio intestinal, lo que permite la traslocación y aumento de flujo de endotoxinas, que causa inflamación silente y favorece la aparición de una endotoxemia metabólica:

- Los LPS están implicados en un deterioro paulatino y progresivo de la función hepática que puede conducir al desarrollo de hígado graso.
- El aumento de la microbiota portadora de LPS crea una inflamación local o sistémica a través de la sangre y puede estar asociada a un aumento de peso, diversas alteraciones cardio metabólicas y empeorar el pronóstico de ciertas patologías.
- La inflamación crónica de bajo grado está vinculada a diferentes afecciones crónicas como el síndrome metabólico, arterioesclerosis, autoinmunidad, la depresión, el autismo y la diabetes tipo 2.

NO TODOS LOS LPS SON IGUALES

Estudios previos han demostrado que algunas especies bacterianas que se sabe que están presentes en el microbioma intestinal humano producen LPS no estimuladores o inmunoinhibidores. El lipopolisacárido total del microbioma intestinal humano silencia la señalización del receptor tipo Toll.

El componente lípido A varía de un organismo a otro y es esencial para impartir atributos patógenos específicos a las bacterias. Inherente a las bacterias gramnegativas, el LPS proporciona integridad a la célula bacteriana y un mecanismo de interacción de la bacteria con otras superficies. La mayoría de las moléculas de LPS bacteriano son termoestables y generan un fuerte estímulo proinflamatorio para el sistema inmunitario de los mamíferos. Dado que diferentes tipos de LPS están presentes en diferentes géneros de bacterias gramnegativas, el LPS se usa para serotipificar bacterias gramnegativas. La presencia de LPS en la sangre o en el líquido intersticial puede provocar endotoxemia a través de la fracción Lípido A, que puede provocar un *shock* séptico en caso de una respuesta inmunitaria exagerada.

En los bebés, los LPS del intestino ayudan al desarrollo del sistema inmunológico. Los LPS de **Bifidobacterium** son importantes para un adecuado desarrollo del sistema inmunológico, mientras que los LPS de **Bacteroides** producen una versión única del lípido A, que no estimula el sistema inmunitario de una forma tan intensa. Así pues, en bebés, niveles altos de bacteria del género **Bifidobacterium** aseguran un correcto entrenamiento del sistema inmunitario, mientras que niveles altos de **Bacteroides** se relacionan con niveles más altos de alergias alimentarias y anticuerpos contra la insulina, que podrían ser primeros indicios de una disfunción inmunológica.

Para saber más, escanea este código QR

https://www.ncbi.nlm.nih.gov/books/NBK554414/

Endotoxemia metabólica: disbiosis e inflamación sistémica

La inflamación de bajo grado se asocia con enfermedades crónicas y se supone que es el mecanismo patogénico principal que subyace a las condiciones metabólicas. Es un proceso inflamatorio crónico y silencioso que se debe al agotamiento del sistema inmunológico, que provoca la producción continua de moléculas proinflamatorias. Se caracteriza por la elevación en los niveles circulantes de citocinas inflamatorias, así como aumento en la infiltración de macrófagos en tejidos periféricos.

La importancia de las endotoxinas en los procesos inflamatorios inducidos por bacterias Gramnegativas ya ha sido demostrada desde la década de los 90. El lípido A varía de un organismo a otro y es esencial para impartir atributos patógenos específicos a las bacterias. El aumento de las bacterias portadoras de LPS altera el epitelio intestinal, lo que permite la traslocación y el aumento de flujo de endotoxinas, que causa inflamación silente y favorece la aparición de una endotoxemia metabólica. El aumento de la permeabilidad intestinal y translocación de algunos fragmentos bacterianos (LPS) desde la luz intestinal a la submucosa, provoca una hiperactivación de macrófagos, contribuyendo a un cuadro de desregulación del sistema inmunológico. La translocación de los LPS desde el lumen intestinal hacia la circulación sistémica nos lleva a un estado de inflamación crónica de bajo grado: la endotoxemia metabólica. Una vez establecida, la inflamación sistémica de grado bajo promueve y perpetúa las alteraciones metabólicas estableciendo un ciclo que favorece procesos patológicos como la resistencia a la insulina, la arterioesclerosis y la disfunción endotelial, dificulta el funcionamiento del sistema inmune, elevando el riesgo de infecciones, inhibe la neurogénesis, elevando el riesgo de depresión y enfermedades neurodegenerativas.

Concentraciones elevadas de LPS en la circulación están asociadas con condiciones metabólicas y enfermedades crónicas.

El mecanismo de afectación de los LPS es distinto en diferentes condiciones.

Condición	Mecanismo
Resistencia a la leptina	El LPS ingresa y causa inflamación en el sistema nervioso entérico, lo que conduce a una interrupción en el eje de comunicación intestino-cerebro.
Constipación crónica	El LPS ingresa al sistema nervioso entérico y provoca la interrupción de las señales para el vaciamiento gástrico y la motilidad intestinal.
Trastornos del estado de ánimo y del apetito	El LPS interrumpe la función de la grelina, lo que tiene un impacto directo en el apetito y el estado de ánimo.
Depresión	LPS puede aumentar la rotación de serotonina en la sinapsis y el SNC reduciendo la concentración en esas regiones. LPS puede migrar a la barrera hematoencefálica y causar inflamación junto con la inhibición de los receptores de dopamina.
Deterioro cognitivo	La inflamación en la barrera hematoencefálica conduce al deterioro cognitivo.
Pérdida de memoria	El LPS puede entrar en la amígdala y el hipocampo, lo que interrumpe la función de la memoria.
Anorexia	La reducción de serotonina en la sinapsis y el SNC se propone como un posible mecanismo para la anorexia.
Ansiedad	LPS interrumpe la comunicación clave entre el eje hipotálamo-suprarrenal-pituitario, lo que aumenta la expresión de la hormona liberadora de corticosteroides.
Dolor crónico	El LPS elevado en las neuronas sensoriales de la raíz dorsal estimula los nociceptores. https://www.agenciasinc.es/Noticias/Descrito-un-nuevo-mecanismo-de-activacion-del-dolor-debido-a-toxicos-bacterianos
Parkinson	El LPS intracraneal provoca activación microglial y pérdida neuronal.
Hipogonadismo (testosterona baja)	El aumento de LPS circulante y la subsiguiente activación inmunitaria crónica tienen una inhibición de retroalimentación de la producción de testosterona. Teoría del CABRADO.
Autoinmunidad	La activación crónica del sistema inmunitario innato en varios tejidos conduce al efecto espectador en el que los propios tejidos se convierten inadvertidamente en el objetivo del sistema inmunitario.

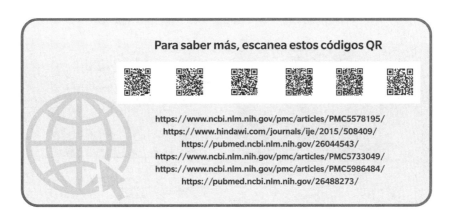

Para saber más, escanea estos códigos QR

https://www.ncbi.nlm.nih.gov/pmc/articles/PMC5578195/
https://www.hindawi.com/journals/ije/2015/508409/
https://pubmed.ncbi.nlm.nih.gov/26044543/
https://www.ncbi.nlm.nih.gov/pmc/articles/PMC5733049/
https://www.ncbi.nlm.nih.gov/pmc/articles/PMC5986484/
https://pubmed.ncbi.nlm.nih.gov/26488273/

ENDOTOXEMIA METABÓLICA Y DESÓRDENES METABOLICOS

La microbiota intestinal y sus metabolitos están muy relacionados con el desarrollo de desórdenes metabólicos: obesidad que no responde a tratamiento dietético, diabetes tipo 2, hígado graso no alcohólico y síndrome metabólico como patologías más destacadas. La composición de la microbiota intestinal puede determinar una mayor o menor eficacia en la extracción de la energía de la dieta, así como una mayor o menor tendencia a depositar el exceso de energía como tejido adiposo.

La inflamación sistémica causada por la endotoxemia metabólica se asocia con enfermedades crónicas y se supone que es el principal mecanismo patogénico subyacente a las condiciones metabólicas. Algunos miembros de la microbiota como *Bifidobacterium adolescentis, Akkermansia muciniphila* y *Faecalibacterium prausnitzii* son especialmente importantes, ya que fortalecen la barrera intestinal y producen AGCC. *Bifidobacterium adolescentis*: degrada hidratos de carbono de cadena larga como el almidón resistente, facilitando a *Faecalibacterium prausnitzii* la producción de butirato. Los AGCC afectan a la manera en que se metaboliza la energía y, por tanto, tendrían un efecto protector frente a las enfermedades metabólicas y la obesidad. En síndrome metabólico el perfil de AGCC suele estar alterado.

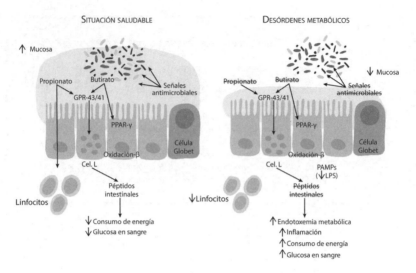

Microbiota y metabolismo.

AGCC y metabolismo

- **ACETATO:** cuando aumenta, su concentración puede conducir a un incremento de la gluconeogénesis y liponeogénesis, por lo que el organismo genera y dispone de calorías adicionales. Los valores de ácido acético aumentado se asocian a una disminución de la sensación de saciedad.
- **BUTIRATO:** nutre el epitelio (es su principal fuente de energía), previene el aumento de permeabilidad intestinal y la traslocación de endotoxinas y tiene efecto antiinflamatorio.
- **PROPIONATO:** aumenta la saciedad y tiene efecto antidiabetogénico.

Para saber más, escanea estos códigos QR

https://microecologia.es/wp-content/uploads/2022/06/Ficha-metabolismo-2022-1.pdf

http://www.scielo.org.ar/scielo.php?script=sci_arttext&pid=S0325-29572013000200019#fig1

Ejemplo de resultados

En contexto de síndrome metabólico prestaremos especial atención a las bacterias muconutritivas, a *Bifidobacterium adolescentis*, a la microbiota portadora de LPS (inmunogénico), zonulina y la producción de AGCC, sin perder de vista el resto de grupos funcionales de la microbiota intestinal. Se pueden analizar otros miembros de microbiota y cuantificar otros metabolitos para ser más precisos, pero estos datos nos dan una buena visión de conjunto.

Microorganismo	Valor	Estado	Referencia	Método
Escherichia coli	<1 x 10⁴ UFC/g	↓↓↓ ALTAMENTE REDUCIDO	≥1x10⁶	CUL
Enterococcus spp.	4 x 10⁴ UFC/g	↓↓ CLARAMENTE REDUCIDO	≥1x10⁶	CUL
Bacteroides spp.	1 x 10⁹ copias/g	✓ NORMAL	≥1x10⁹	PCR
Bifidobacterium spp.	5 x 10⁷ copias/g	↓ LIGERAMENTE REDUCIDO	≥1x10⁸	PCR
Lactobacillus spp.	<1 x 10⁴ UFC/g	↓↓ CLARAMENTE REDUCIDO	≥1x10⁶	CUL
H2O2-Lactobacillus	<1 x 10⁴ UFC/g	↓↓ CLARAMENTE REDUCIDO	≥1x10⁶	CUL
Faecalibacterium prausnitzii	5 x 10⁹ copias/g	✓ NORMAL	≥1x10⁸	PCR
Akkermansia muciniphila	2 x 10⁶ copias/g	↓↓ CLARAMENTE REDUCIDO	≥1x10⁸	PCR
Bifidobacterium adolescentis	1 x 10⁸ copias/g	✓ NORMAL	≥1x10⁸	PCR
Ruminococcus bromii	3 x 10⁷ copias/g	↓ REDUCIDO	≥1x10⁸	PCR
Bifidobacterium adolescentis	1 x 10⁸ copias/g	✓ NORMAL	≥1x10⁸	PCR
Lactobacillus plantarum	2 x 10⁶ copias/g	↓ REDUCIDO	≥1x10⁷	PCR
Microbiota portadora de LPS	5 x 10⁶ copias/g	✓ NORMAL	≤5x10⁷	PCR
E. coli Biovare	2 x 10⁶ UFC/g	↑↑↑ MUY ELEVADO	<1x10⁴	CUL
Proteus spp.	<1 x 10⁴ UFC/g	✓ NORMAL	<1x10⁴	CUL
Pseudomonas spp.	<1 x 10⁴ UFC/g	✓ NORMAL	<1x10⁴	CUL
Otros microorganismos proteolíticos	<1 x 10⁴ UFC/g	✓ NORMAL	<1x10⁴	CUL
Clostridium spp.	2 x 10⁶ UFC/g	↑↑ CLARAMENTE ELEVADO	<5x10⁴	CUL
Levaduras	<1 x 10³ UFC/g	✓ NORMAL	≤1x10³	CUL
Hongos	0	✓ SIN CRECIMIENTO		CUL
Número Total de Microorganismos	2 x 10¹¹ copias/g	✓ NORMAL	≥1x10¹¹	PCR
Consistencia de las Heces	LIGERAM. PASTOSA			
pH	7,0	↑ LIGERAMENTE ELEVADO	5,8-6,5	pH

Escala (Levaduras/Hongos): 0 No, 1 Débil, 2 Medio, 3 Alto

Escala: 10² 10³ 10⁴ 10⁵ 10⁶ 10⁷ 10⁸ 10⁹ 10¹⁰ 10¹¹ 10¹²

Escala (pH): 4 4,5 5 5,5 6 6,5 7 7,5 8 8,5 9

"CUL (Cultivo)"."PCR (Reacción en Cadena de la Polimerasa)"."pH (Colorimétrico con tiras reactivas)"

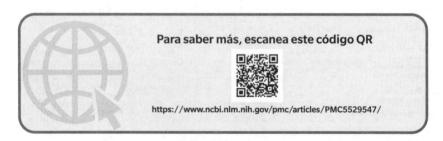

Marcadores de Permeabilidad				Ácidos Grasos de Cadena Corta			
	Resultado Unidad				Interpretación	Valores Ref.	Método
		0	800				
Zonulina	150,1 ng/ml				↑ ELEVADO	≤78,0	EIA
		0	100				
Ácido Acético	63,0 %				↑ ELEVADO	0-60	GC
Ácido propiónico	19,4 %				✓ NORMAL	10-25	GC
Ácido butírico	11,6 %				✓ NORMAL	≥10	GC

"EIA (Enzimoinmunoensayo)","GC (Cromatografía de gases)"

Estudio de disbiosis e inflamación sistémica y estudio de AGCC.

Intervenciones para reducir la endotoxemia

La **dieta** tiene la capacidad de modular la composición de la microbiota y su actividad metabólica. En un estudio observacional con 5000 individuos, los investigadores formularon la hipótesis de que la dieta podía controlar la endotoxemia producida por los LPS en sangre.

Para saber más, escanea este código QR

https://www.ncbi.nlm.nih.gov/pmc/articles/PMC5529547/

Concluyeron que una dieta sana, rica en frutas y verduras, fibras, con un aporte adecuado de polifenoles y equilibrada en minerales, tenía los siguientes efectos:

- Mejora del equilibrio de la microbiota intestinal.
- Mejora del estado de la mucosa.
- Disminución de la actividad de la microbiota LPS.
- Aumento de la producción de ácidos grasos de cadena corta.

El aumento de grasas saturadas en la dieta produce un desequilibrio de la microbiota intestinal con un aumento de microbiota portadora de LPS, provocando una mayor liberación de factores de la inflamación y, en consecuencia, una insulinoresistencia.

- El **ejercicio** (regular moderado) disminuye la actividad proinflamatoria de los LPS.

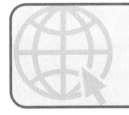

Para saber más, escanea este código QR

https://www.ncbi.nlm.nih.gov/pmc/articles/PMC4273124/

- **Suplementación** con evidencia: quercetina, curcumina, sulforafano, resveratrol, omega 3 (EPA y DHA). Suplementación con butirato para evitar o tratar el aumento de la permeabilidad intestinal y la traslocación de endotoxinas, además de por su efecto antiinflamatorio.

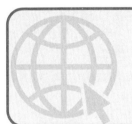

Para saber más, escanea este código QR

https://www.sciencedaily.com/releases/2014/06/
140612085353.htm

- **Terapia microbiológica**: el tratamiento con bacterias saprofitas: *(Lactobacilos, Bifidobacterias, Escherichia coli y Enterococcus faecalis)* tiene un efecto inmunomodulador y la capacidad de silenciar las señales de inflamación producidas por los LPS. *Escherichia coli y Enterococcus faecalis* tienen un inmenso potencial terapéutico, se emplean tanto para repoblar (si hay un déficit específico de las mismas) como para señalizar y entrenar al sistema inmune. Son fundamentales para restablecer el equilibrio de la microbiota.

Para saber más, escanea este código QR

https://www.ncbi.nlm.nih.gov/pmc/articles/
PMC9606874/#:~:text=PMID%3A%2036296277-,Butyrate%20Mitigates%20
Lipopolysaccharide%2DInduced%20Intestinal%20Morphological%20
Changes%20in%20Weanling%20Piglets,and%20Alleviating%20
Inflammation%20and%20Apoptosis

Reacciones adversas a alimentos

Clasificación de la reacciones adversas a los alimentos

Alergias alimentarias

Alimentos sintéticos y alimentos procesados

Microbiota e inmunidad

Intolerancias

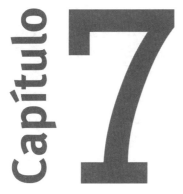

Capítulo 7

Clasificación de las reacciones adversas a los alimentos

Las reacciones adversas a alimentos se relacionan de manera muy directa con el estado de la microbiota. El intestino es una pieza clave del sistema inmunitario, ya que en él tienen lugar el 80 % de las reacciones inmunitarias. La microbiota es la encargada de lograr una buena absorción de nutrientes, ejercer una función de barrera protectora contra patógenos y tiene una función clave en el sistema inmunitario.

Cuando la microbiota intestinal se altera puede producirse un aumento de la permeabilidad intestinal, lo que permite que lleguen al torrente sanguíneo sustancias que no deberían, como alimentos no digeridos, toxinas, bacterias, etcétera. La presencia de estas sustancias en la sangre provoca una respuesta inmunitaria y es causa de alergia alimentaria retardada. Por otro lado, una mucosa dañada también puede impedir que se absorban algunos nutrientes en el intestino delgado. Los nutrientes que no se han absorbido llegan al intestino grueso, donde interactúan con la microbiota y producen los síntomas propios de las malabsorciones e intolerancias, que a su vez alteran el equilibrio de la microbiota. Es una relación bidireccional, es decir, que las intolerancias alimentarias y las disbiosis se retroalimentan.

La expresión *reacción adversa* hace referencia a cualquier reacción desfavorable que se presente por el contacto, la inhalación o la ingesta de un alimento o de un componente de ellos.

Existen diferentes clasificaciones, siendo una de las más aceptadas la de la Academia Europea de Alergia e Inmunología Clínica (EAACI, por sus siglas en inglés), publicada en 1995, en la que se diferencian dos grandes grupos: *reacciones tóxicas* y *reacciones no tóxicas*. Actualmente se considera que existe alergia alimentaria siempre que aparece una reacción inmunológica, sea esta mediada o no por anticuerpos IgE, como respuesta a la ingesta de un determinado alimento. Esta clasificación evita las confusiones derivadas del uso del término intolerancia. Según la nueva clasificación publicada en 1995 por la Academia Europea de Alergia e Inmunología clínica, se incluyen en el esquema aquellas reacciones inmunológicas no mediadas por IgE.

Tóxicas	Tóxicos externos	
	Tóxicos internos	
No tóxicas	Metabólica (enzimática)	
	No inmunológica (intolerancia)	
	Farmacológica indeterminada	
	Inmunológica (alergia)	Mediada por IgE (hipersensibilidad tipo I)
		No mediada por IgE (hipersensibilidad tipo II, III y IV)

Clasificación de las reacciones adversas a alimentos (fuente: SEICAP).

REACCIONES TÓXICAS

Las **reacciones tóxicas** son dosis-dependiente, es decir, que dependen de la cantidad ingerida y no de la susceptibilidad del individuo. Los compuestos tóxicos pueden ser *externos,* ocasionándose durante el procesamiento de los alimentos o por contaminantes (microbios, venenos, pesticidas, las toxinas bacterianas —*Clostridium botulinun*—, las micotoxinas, los metales pesados, los pesticidas y los antibióticos ...), y causando toxoinfecciones alimentarias como gastroenteritis, salmonelosis, etc.; o pueden ser *tóxicos internos* naturales en el alimento (setas venenosas, los glucósidos cianógenos, los bociógenos en el berro y el nabo, así como la solanina en patatas y tomates verdes). Estas reacciones tóxicas pueden, en ocasiones, manifestarse de forma similar a las reacciones alérgicas.

REACCIONES NO TÓXICAS

Las **reacciones no tóxicas** son aquellas que no son dependientes de la dosis sino dependientes de la susceptibilidad individual a los alimentos, por ello solo ocurren en una proporción pequeña de personas. Se clasifican en:

- **Reacciones alérgicas**
  Reacciones en las que participa el sistema inmunológico, sea mediante anticuerpos IgE o mediante otros mecanismos. Tienen lugar tras la ingesta del alimento y pueden producirse con cantidades muy pequeñas de alimentos. Son reacciones inmunitarias exacerbadas que producen un cuadro patológico. En todos los casos las reacciones de hipersensibilidad requieren que el individuo haya sido previamente sensibilizado, es decir, que haya sido expuesto al menos una vez a los antígenos en cuestión.
- **Intolerancias**
  Reacciones no tóxicas de mecanismo no inmunológico, su prevalencia es de 5 a 10 veces mayor que las de tipo alérgico. La causa de las intolerancias puede ser: metabólica (déficits de enzimas involucradas en el metabolismo de algún alimento), farmacológica (por efecto de aminas vasoactivas que se encuentran en algunos alimentos de forma natural), o indeterminada (como son las reacciones frente a los aditivos).

REACCIONES ADVERSAS MEDIADAS POR IgE Y NO MEDIADAS POR IgE

Las alergias alimentarias son reacciones adversas a alimentos o ingredientes que, aunque sea en pequeñas cantidades o trazas, pueden causar reacciones graves, e incluso mortales para las personas susceptibles si no se actúa a tiempo. En los últimos años ha crecido notablemente el número de personas que tienen alergia y cada vez hay más casos de alergias infantiles a más alérgenos, que perduran durante más tiempo e incluso tienen una menor probabilidad de superar su alergia y conseguir tolerancia al alimento. Cualquier alimento puede desencadenar una reacción alérgica, aunque son más frecuentes las reacciones graves por ingesta de cereales que contienen gluten, marisco, huevos, pescados, soja, leche, cacahuete y frutos secos. Se han identificado más de 70 alimentos causantes de alergias alimentarias.

En 2003, la *World Allergy Organization* propuso denominar hipersensibilidad a las reacciones adversas a los alimentos de origen no tóxico y diagnosticar alergia alimentaria cuando se haya demostrado que la reacción adversa tiene un mecanismo inmunitario. Este mecanismo puede activarse por anticuerpos o por células, o por una combinación de ambos.

Gell y **Coombs** las clasificaron en cuatro grupos:

- **Hipersensibilidad tipo I o inmediata**: aquellas reacciones en las que los antígenos se combinan con Inmunoglobulinas de tipo E (IgE) específicas desarrolladas en un contacto anterior que no ha producido síntomas.

- **Hipersensibilidad tipo II o anticuerpo dependiente**: reacciones resultantes de la intervención predominante de anticuerpos de tipo IgG e IgM.
- **Hipersensibilidad tipo III o enfermedad del complejo inmune**: la sintomatología está producida por el depósito de inmunocomplejos circulantes formados por la unión de antígenos con anticuerpos (de nuevo IgG o IgM).
- **Hipersensibilidad tipo IV, citotóxica o hipersensibilidad retardada**: es la mediada por células inmunitarias. Recibe el nombre de tardía o retardada, pues la reacción de hipersensibilidad tarda 2 o 3 días en producir manifestaciones clínicas.

Mediadas por IgE

Es el mecanismo más conocido y estudiado. Son las reacciones, habitualmente inmediatas, mediadas por los anticuerpos de tipo IgE. Se manifiestan clínicamente con síntomas cutáneos (urticaria, angioedema), respiratorios (rinoconjuntivitis, broncoespasmo), síntomas gastrointestinales agudos y anafilaxia. La clínica puede ser leve o muy grave y puede afectar a uno o varios sistemas u órganos a la vez. La IgE se encuentra principalmente en los pulmones, la piel y las membranas mucosas y hace que los mastocitos, células involucradas en el proceso de respuesta del sistema inmunológico, liberen sustancias químicas, incluyendo histamina, en el torrente sanguíneo. Son estas sustancias las que desencadenan muchos de los síntomas. En este tipo de alergia, hay un anticuerpo IgE específico para cada alérgeno. Por ello, se pueden realizar pruebas de inmunoglobulina E alérgeno-específicas para detectar a qué está reaccionando el cuerpo.

No mediadas por IgE

Son las reacciones producidas por mecanismos inmunológicos no IgE, con participación de células o anticuerpos, y a veces con participación mixta (células y anticuerpos). Estas reacciones no se han definido con tanta precisión, lo que lleva a mucha confusión. El término sensibilidad o hipersensibilidad alimentaria es utilizado, en ocasiones, para la respuesta mediada por IgG y en otras para las reacciones con respuesta inmunológica celular no mediada por anticuerpos.

En las reacciones no IgE mediadas, la cantidad de alimento responsable de la reacción adversa o síntomas suele ser mayor y la respuesta tarda más en aparecer (retardada) o, incluso, ser crónica. Se producen más a menudo frente a proteínas grandes, de alto peso molecular, en especial cuando hay una patología digestiva previa con alteración de la microbiota intestinal.

> Lácteos, huevos, trigo (cereales en general) y frutos secos suelen ser los alimentos que con mayor frecuencia provocan alergia no IgE mediada, pero cualquier antígeno proteico pueden provocar este tipo de reacciones de hipersensibilidad retardada. El diagnóstico puede ser complicado, por lo que es difícil establecer la relación entre la ingesta del alimento causante y la reacción.

Además, son muy variables, no solo de una persona a otra, sino también en su extensión y gravedad, desde cuadros que simulan una reacción sistémica hasta síntomas aislados o múltiples, sobre todo digestivos y cutáneos, pero también a veces de tipo respiratorio y neurológico. Puede estar relacionada con numerosos problemas de salud:

- **Trastornos gastrointestinales**: síndrome de colon irritable, colitis, estreñimiento.
- **Trastornos dermatológicos**: eccemas, acné, psoriasis, dermatitis atópica.
- **Trastornos psicológicos**: ansiedad, fatiga, depresión, hiperactividad.
- **Trastornos respiratorios**: rinitis, asma, dificultad respiratoria.
- **Trastornos neurológicos**: cefaleas, migraña, mareo, vértigo.
- **Otros**: obesidad, artritis, hipoglucemia, procesos inflamatorios, fibromialgia.

Diferencias entre alergia mediada por IgE y no mediada

Los síntomas relacionados con las alergias alimentarias pueden presentarse horas o días después de haber ingerido el alimento ofensivo, debido a que los anticuerpos IgG se mantienen presentes por mucho más tiempo que los anticuerpos IgE. La alergia alimentaria IgE causa la liberación de histamina, que es una reacción inmunológica, produciendo una reacción de hipersensibilidad inmediata en la que los síntomas aparecen en minutos u horas. Por el contrario, la sensibilidad a los alimentos es una alergia no IgE, caracterizada por la medida de anticuerpos IgG correspondientes a las proteínas antigénicas de los alimentos. Esta alergia alimentaria IgG es una reacción de hipersensibilidad demorada en la que los síntomas aparecen en horas o hasta días después de consumir el alimento ofensivo.

El tratamiento en ambas requiere la evitación estricta del alimento o alimentos implicados. Además, en el caso de la alergia IgE mediada, se viene haciendo desde hace pocos años el tratamiento de desensibilización o inducción de tolerancia oral; y el tratamiento de elección en la alergia retardada es el tratamiento de la disbiosis y la hiperpermeabilidad intestinal.

RASGOS DE LAS ALERGIAS MEDIADAS POR IgE O NO MEDIADAS POR IgE	
Mediada por IgE	**No mediada por IgE**
Fácil de detectar	Tardan en ser detectadas
Reacción extrema y rápida	Reacción leve
Permanentes, en la mayoría de los casos	Reversibles
Síntomas evidentes	Síntomas ambiguos
Afectan a la Inmunoglobulina E	Afectan a la inmunoglobulina G y otras

Extracto del libro de AEPNAA y el Instituto Tomás Pascual, *¿Alergia a alimentos y ahora qué?*

LA IMPORTANCIA DE LA ALERGIA ALIMENTARIA

Según la Academia Americana de Medicina Ambiental (AAEM, por sus siglas en inglés), se ha implicado a alimentos y aditivos en el 25 % de casos de rinitis crónica, 10-16 % de asma bronquial, 53-60 % de eccema atópico, 33 % o más de migraña y 30-50 % de urticaria idiopática. Son también comunes las artralgias asociadas con sensibilidad alimentaria. A diferencia de las alergias a inhalantes, cuyas manifestaciones tienen lugar en tejidos con los que el alérgeno tiene contacto, la alergia alimentaria puede producir síntomas en cualquier parte o tejido del cuerpo.

Las alergias alimentarias son especialmente comunes en niños menores de 1 año. Los síntomas más comunes a esta edad son: cólicos, alteraciones gastrointestinales, síntomas respiratorios, eccema y retrasos madurativos. En niños de 1-5 años, alergias (rinitis, eczema y asma), dolor de estómago, diarrea y estreñimiento, están frecuentemente relacionadas con alimentos. En cualquier edad, alteraciones de la conducta, comportamientos exigentes, no usuales o compulsivos, pueden apuntar a trastornos alimentarios.

Es raro encontrar una persona con rinitis resistente, migrañas, asma, infecciones recurrentes, fatiga, colitis, artritis, depresión, sensibilidad química y muchos otros síntomas persistentes que no tenga uno o más alimentos que puedan exacerbar estos síntomas.

La alergia alimentaria es un factor a tener en cuenta en: cefalea, fatiga, bronquitis, bronquiectasia, enfisema, colitis ulcerosa, ileitis regional, en patologías neurodegenerativas y musculoesqueléticas (aunque no debemos olvidar otros factores que pueden contribuir al estado alérgico como pólenes, hongos, infecciones y muchas otras exposiciones).

Existen diversos cuestionarios para ayudar a determinar si algunos de los síntomas están relacionados con alergia alimentaria diferida o retardada. La alergia inmediata es de fácil diagnóstico, la alergia retardada puede presentar síntomas hasta 72 horas tras la ingesta. Algunos de los síntomas relacionados con alergia alimentaria diferida son[19]:

- Despertarse entre la 1:00 AM y las 5:00 AM con los siguientes síntomas: cefalea, mareos, calambres abdominales, hinchazón, ansia de comer o tos seca.
- Tener picor de la piel, paladar o cielo de la boca.

---

[19] Extraído del cuestionario de sensibilidad alimentaria de la Academia Americana de Medicina Ambiental.

- Tener tobillos, manos, pies o cara hinchada al levantarse por la mañana.
- Fatiga 1 o 2 horas después de comer.
- Tos seca.
- Excesivo frío con cambios repentinos de temperatura.
- Migraña, cefalea occipital, paranasal.
- Gases, eructos, hinchazón después comer o calambres.
- Entumecimiento en cara, brazos o piernas a intervalos periódicos, sin causa aparente.
- Somnolencia, cefalea o hinchazón después de beber alcohol.
- Diarrea.
- La desaparición de los síntomas comiendo o bebiendo algo en concreto.
- Mareos con sensación de movimiento.
- Perder o ganar 2-3 kg de peso en una semana.

Las pruebas con dietas son la forma más barata de diagnosticar, la dieta rotatoria y la dieta de exclusión son excelentes para este fin. Se sabe también que la evitación de un alimento lleva a la *tolerancia* al mismo y que la repetida ingestión de un alimento concreto, especialmente en grandes cantidades, aumenta la *sensibilidad* al mismo.

Por lo tanto, el individuo alérgico debe aprender a *rotar* sus alimentos día a día y *diversificarlos* o *variarlos*. Una vez establecida la rotación y la diversificación, si aparece un síntoma de forma repentina, es mucho más fácil identificar la causa.

FACTORES DE AUMENTO DE LA PREVALENCIA DE ALERGIAS

El aumento en la prevalencia de la alergia alimentaria se ha relacionado con múltiples factores, como la contaminación ambiental o las modificaciones en los hábitos alimentarios, el aumento de partos por cesárea, el uso excesivo de antibióticos, el estrés, etc.

Estos factores, a su vez, provocan cambios en la microbiota intestinal. La superficie de la mucosa del intestino forma una frontera extensa (unos

400 m^2) entre el organismo y el medio ambiente. Este medio ambiente viene representado por todos los contenidos intestinales y está en comunicación estrecha con el mundo externo.

Ahora sabemos que una serie de sustancias químicas tóxicas son excretadas a través del tracto digestivo humano. En individuos sanos el intestino es selectivo en su absorción, pero cantidades importantes de estas sustancias pueden pasar a la circulación sanguínea cuando hay un aumento en la permeabilidad del intestino. El exceso de indol, escatol y de otras aminas es considerado como causa de estados tóxicos. Estos tóxicos pueden ser los causantes de muchos síntomas como obnubilación, sensación de borrachera sin haber bebido, somnolencia después de comer, pérdida de atención y concentración, pérdida de memoria, etcétera.

La comida procesada, los aditivos y otros tóxicos conducen a una mayor exposición a alérgenos, muchos de ellos ocultos. Estos factores ambientales pueden producir cambios en la expresión de determinados genes, que pueden ser heredados en futuras generaciones agravando el problema de la alergia alimentaria.

ALERGIAS Y CONTAMINACIÓN

Del mismo modo en que crece el número de personas con alergias alimentarias, aumenta la prevalencia de la alergia respiratoria, como consecuencia de varios factores ambientales como la contaminación. La población infantil en todo el mundo está expuesta a niveles de partículas finas más altos de lo permitido, y 630 millones de menores de 5 años están expuestos a niveles de contaminación por encima de las pautas de calidad del aire establecidas por la OMS.

Esta exposición contribuye de forma directa tanto al desarrollo de enfermedades respiratorias alérgicas o asma como al agravamiento de sus síntomas.

Por otro lado, se ha demostrado que determinados pólenes son más alergénicos cuando las plantas de las que proceden están expuestas a mayores niveles de contaminación. Los combustibles diésel provocan modificaciones en la estructura de los pólenes haciéndolos más alergénicos, ya que desarrollan proteínas (de estrés) como mecanismo de defensa. Estas proteínas recubren al polen haciéndolo más alergénico, incluso llegan a ejercer de medio de transporte para los alérgenos, introduciéndolos más profundamente en las vías respiratorias.

Existe una asociación entre la alergia alimentaria en la primera infancia, particularmente al huevo, junto con dermatitis atópica, y el desarrollo posterior, durante la primera o segunda década de la vida, de enfermedad alérgica respiratoria, asma y/o rinitis alérgica. Es lo que se conoce como marcha atópica.

Son muchas las sustancias no saludables que acompañan hoy en día a los alimentos: pesticidas, metales pesados, residuos de los materiales en los que se envasan o cocinan etc. Todos ellos contribuyen al aumento de la prevalencia de alergias. Los alimentos sintéticos y los procesados tienen especial importancia por su omnipresencia y sus características particulares.

ALIMENTOS SINTÉTICOS

Durante los últimos 150 años hemos asistido a la llegada de alimentos y bebidas sintéticos, modificados genéticamente, cargados de plaguicidas y conservantes biotóxicos. Los alimentos modificados sintéticamente (SynBio) están llegando al mercado en miles de formas diferentes: desde el salmón genéticamente diseñado para crecer el doble de rápido que el salvaje, hasta la vainilla sintética aromatizante elaborada con compuestos del carbón. Estos alimentos son completamente ajenos a nuestro ADN y también a nuestro sistema digestivo y de desintoxicación.

SynBio (Creación de vida sintética): es la fabricación de formas de vida o la modificación de organismos vivos utilizando materiales no biológicos. Es un paso más allá de la ingeniería genética, en el que se implanta el ADN de un organismo en otro. El ADN en sí puede ser fabricado, literalmente creado en un laboratorio.

La biología sintética es el acto de tratar la vida como si fuera simplemente una forma de objeto mecánico. Es jugar con fuego: las consecuencias son, a todas luces, impredecibles.

Riesgos conocidos de la ingeniería genética (ignorando por completo el principio de precaución). Algunos datos contrastados que hablan por sí mismos

El maíz modificado genéticamente es un disruptor endocrino que está causando **infertilidad,** hasta el punto de destruir las granjas agroindustriales de cerdos, perjudicando gravemente la reproducción del ganado, y está probablemente implicado en los problemas de fertilidad en humanos.

Los cultivos genéticamente modificados están fallando repentinamente. Las Supermalezas son un resultado directo de los cultivos modificados genéticamente, crecen a tamaños enormes y en tasas aceleradas.

Las toxinas de los alimentos genéticamente modificados se están presentando en prácticamente todas las mujeres embarazadas y sus fetos. Las consecuencias son desconocidas, solo vemos la punta del iceberg.

Los alimentos genéticamente modificados afectan directamente a nuestra microbiota intestinal.

ALIMENTOS PROCESADOS

El potencial venenoso de los alimentos procesados fue demostrado clínicamente por el ya mencionado doctor Francis Pottenger, que publicó sus famosos estudios sobre gatos. Durante 10 años alimentó a 900 gatos con cuatro tipos de dietas. Su objetivo original no eran los gatos, sino valorar la dieta occidental que el hospital daba a sus pacientes.

	TIPO DE ALIMENTO
GRUPO 1	Leche cruda sin pasteurizar, aceite de hígado de bacalao y carne cocinada.
GRUPO 2	Carne sin cocinar y leche pasteurizada.
GRUPO 3	Carne cocinada y leche pasteurizada.
GRUPO 4	Carne cruda sin cocinar y leche cruda sin pasteurizar.

Pottenger registró y documentó fotográficamente sus conclusiones: los gatos del grupo 4 no presentaron enfermedades crónico-degenerativas, envejecieron con salud y murieron a una edad avanzada. Mantuvieron la anchura de su rostro, dientes uniformes y sanos, piel lustrosa y poca pérdida de peso. En cuanto a su actitud psicológica, se mostraban sociables y amistosos. Apenas sufrieron abortos y eran resistentes a las infecciones, parásitos y alergias, y sus crías se mantuvieron sanas durante las cuatro generaciones que abarcó el estudio.

Los gatos del resto de grupos, alimentados con la misma comida cocida de los pacientes, desarrollaron enfermedades. Durante la primera generación mostraron enfermedades crónico-degenerativas, entre las que destacan: alergias, artritis, cáncer, cardiopatías, tiroides, trastornos hepáticos, caries, riñón y osteoporosis. La segunda generación mostró las mismas enfermedades, pero con mayor severidad. En la tercera generación la mayoría de gatitos nacieron enfermos y murieron a los seis meses. En la cuarta generación tuvo que detener el estudio, porque los gatos resultaron estériles y no podían reproducirse. También se generaban cambios morfológicos como estrechamiento del cráneo y dentición amontonada, cambios esqueléticos con huesos más alargados y menores niveles de calcio. El doctor Pottenger escribió que estos gatitos mostraban toda clase de alergias, estornudaban, tenían respiración sibilante, eran irritables, nerviosos y casi no ronroneaban. Pesaban un 20 % menos que los gatitos sanos y su piel estaba áspera y pobre.

> Los alimentos procesados nos saturan de calorías, pero generan desnutrición. Además de no tener ningún valor nutricional, tienen compuestos antinutricionales que requieren nutrientes como el calcio para poder ser neutralizados; por ejemplo, los alimentos muy ácidos y los refrescos requieren minerales amortiguadores para mantener la homeostasis de la sangre.

Los ingredientes extraños y tóxicos están causando estragos en la homeostasis humana y mucho más allá de los problemas digestivos, los sistemas biorreguladores se van desequilibrando cada vez que comemos algo que nuestros genes no reconocen.

SISTEMA INMUNE DE MUCOSAS, MICROBIOTA INTESTINAL Y ALERGIAS

El intestino se halla expuesto constantemente a una enorme carga antigénica procedente de la dieta y de bacterias comensales y es capaz de distinguir entre patógenos invasivos y antígenos inocuos. La microbiota intestinal es la mayor fuente de estimulación microbiana, su desequilibrio (cuantitativo y cualitativo) en países desarrollados se ha relacionado con el aumento de enfermedades alérgicas. Una microbiota intestinal sana actúa promoviendo mecanismos antialérgicos: favorece la inmunidad de tipo TH1, la secreción de TGF (esencial en la supresión de la inflamación alérgica inducida por TH2, así como la inducción de la tolerancia oral) y la producción de IgA, elemento esencial en el sistema inmune de mucosas.

Las mucosas representan la mayor superficie del organismo expuesta al medio ambiente y por tanto a antígenos externos, siendo la puerta de entrada de agentes infecciosos y alérgenos. El epitelio intestinal es la interfase entre el medio interno y externo más grande del organismo, ocupa una superficie entre 400 y 500 m^2, siendo la primera barrera de defensa frente a patógenos. La mucosa intestinal tiene la capacidad de identificar todo lo que está en contacto con la pared intestinal y diferenciar si se trata de un elemento normal (un alimento) o si es algo frente a lo que hay que defenderse (un tóxico), poniendo en marcha las posibles diferentes respuestas inmunitarias. Esto es lo que se llama tolerancia antigénica o tolerancia inmunológica y está también muy mediada por la microbiota.

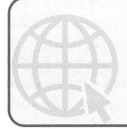

Para saber más, escanea este código QR

Mecanismos por los cuales los microorganismos intestinales
influyen en la sensibilidad a los alimentos:
https://www.nature.com/articles/s41575-018-0064-z

La microbiota intestinal es decisiva en el desarrollo y maduración del sistema inmune

Las bacterias presentan en su superficie componentes que contribuyen a activar la respuesta de nuestras defensas frente a la infección por patógenos. El contacto continuo entre las bacterias y el sistema inmunitario es un excelente entrenamiento para el sistema inmune. Además, los microorganismos intestinales pueden degradar o modificar los antígenos o los posibles alérgenos alimentarios con actividad inmunogénica, aumentando o reduciendo esta inmunogenicidad. La alteración cualitativa o cuantitativa de estos microorganismos proporciona señales proinflamatorias al epitelio intestinal que, junto a determinados factores predisponentes del huésped, hace que se altere la tolerancia oral a los antígenos alimentarios, poniéndose en marcha con su ingesta, reacciones anormales del sistema inmunitario que cursan con un cuadro de síntomas clínicos de espectro muy variable. Un interesante estudio publicado en *Nature Medicine* (14 de enero de 2019) muestra cómo los microbios intestinales protegen contra la reacción alérgica a la leche de vaca y cómo los bebés sanos tienen bacterias intestinales que impiden el desarrollo de alergias alimentarias.

Para saber más, escanea este código QR

https://news.uchicago.edu/story/how-gut-bacteria-infants-could-prevent-
food-allergy

Estas bacterias producen butirato, un ácido graso de cadena corta que es un nutriente crucial para establecer una comunidad microbiana saludable en el intestino, lo que sugiere que las bacterias productoras de butirato proporcionan una protección más general contra otras alergias alimentarias comunes. Estas bacterias o sus metabolitos podrían usarse como parte de medicamentos bioterapéuticos para prevenir o revertir otras alergias alimentarias comunes.

Diferentes estudios revelan que una dieta más rica en fibra, probióticos, prebióticos y omega 3, mejora la tolerancia inmunitaria y protege a los individuos del desarrollo de las alergias. Es muy importante tener en cuenta la parasitosis en el diagnóstico de las reacciones adversas a alimentos, ya que casi todos los parasitados presentan sensibilidad alimentara discontinua.

Teoría de la higiene

Existe, por otro lado, la teoría higienista, que argumenta que las estrictas medidas de higiene que tienen los niños de países industrializados desde el nacimiento hacen que el sistema inmune se decante más por la patología alérgica defendiéndose de sustancias aparentemente inocuas, tales como los pólenes, los ácaros del polvo o los alimentos, que por defendernos de las infecciones. David P. Strachan fue uno de los primeros que planteó esta hipótesis en 1989 en un artículo publicado en el *British Medical Journal*, y propuso que una menor exposición a infecciones, microbios y virus en la primera infancia puede ser una explicación para el aumento de las enfermedades alérgicas. Para el correcto entrenamiento del sistema inmune, los bebés deben exponerse a los virus y bacterias para estimularlos a producir anticuerpos y de esta forma lograr una adaptación adecuada a su entorno.

Otros estudios también han demostrado que los niños que tienen hermanos o asisten a la guardería están más protegidos contra enfermedades, ya que conviven más con infecciones y microbios de todo tipo y por lo tanto van fortaleciendo su sistema inmune. También se ha demostrado que los niños que viven en granjas y conviven con animales desarrollan menos alergias que aquellos niños que viven en las ciudades. En las zonas urbanas tenemos una menor exposición a microbios y un sistema inmune más débil.

En la medida en que los niños se desarrollan, cambian su fenotipo Th2 hacia Th1, lo que se debe a la maduración de las células presentadoras de antígenos, las que producen IL12, potenciando la respuesta Th1. En esta maduración juega un rol fundamental la estimulación por microorganismos; aquí es donde cobra importancia la Teoría de la Higiene, dándole un rol en las etapas precoces de la vida a la microbiota intestinal, que es un potente estimulador de la respuesta inmune Th1; de ahí la importancia que ha cobrado el uso de probióticos en lactantes, en quienes su uso precoz previene el desarrollo de atopia temprana. Por tanto, al evaluar a un niño que inicia síntomas de asma, son importantes sus antecedentes clínicos de atopia y la demostración de sensibilización a alimentos y aeroalérgenos, lo que constituye un marcador de alto valor al evaluar la posibilidad de persistencia del asma.

Para saber más, escanea este código QR

http://www.revistagastroenterologiamexico.org/es-microbiota-intestinal-salud-enfermedad-articulo-S0375090613001468

*Síndrome de hiperpermeabilidad intestinal y alergia tipo III
o alergia retardada*

1. El **aumento de la permeabilidad** de la barrera intestinal permite que alimentos en proceso de digestión la atraviesen.
2. El sistema inmunitario identifica esos alimentos como dañinos y reacciona sintetizando **anticuerpos IgG** poniendo en marcha una respuesta de alergia tipo III o alergia retardada. La aparición de los síntomas no es inmediata, puede presentarse hasta 72 horas después por la lenta liberación de citoquinas proinflamatorias.

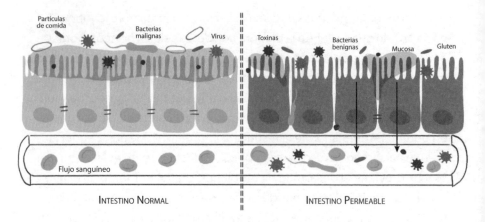

Permeabilidad intestinal.

3. Los ac IgG se unen a las proteínas de los alimentos que se comportan como antígenos, formando **inmunocomplejos** antígeno-anticuerpo (**Ag-Ac**). Estos son reconocidos y destruidos por los neutrófilos; se activa el sistema del complemento produciendo inflamación sin dañar los tejidos.
4. Si esta inflamación se mantiene, los inmunocomplejos destruidos producen **inflamación y dañan los tejidos.**

Los síntomas más habituales (no dependen de la cantidad de IgG) son flatulencia, diarrea, estreñimiento, eccemas, dermatitis atópica, migrañas y aumento de peso. Personas con trastornos crónicos como trastornos neurológicos, gastrointestinales, de movilidad y comportamiento a menudo sufren de sensibilidades alimentarias IgG.

Son comunes las reacciones cruzadas. El anticuerpo producido por un alimento puede reconocer también los antígenos de otros alimentos; en la composición de ambos puede haber algunas moléculas idénticas.

Diagnóstico de alergia retardada

Según estudios clínicos, la eliminación de alimentos positivos en IgG puede mejorar los síntomas de patologías como síndrome de intestino irritable, autismo, TDAH, fibrosis quística, artritis reumatoide y epilepsia.

IgG total frente a IgG4

Para saber más, escanea este código QR

Expresión de subclases de IgG humana:
https://pubmed.ncbi.nlm.nih.gov/3300515/

La inmunoglobulina G humana (IgG) se puede dividir en cuatro subclases: IgG1, IgG2, IgG3 e IgG4, que se expresan selectivamente. Cada subclase varía en abundancia y función biológica.

- Los IgG1 e IgG3 son predominantemente responsables de la protección de los anticuerpos hacia las reinfecciones.
- Los anticuerpos del IgG2 son opsónicos (marcan un patógeno para ingestión y destrucción).
- Las moléculas del IgG4 funcionan como inmunoglobulinas que sensibilizan la piel y se cree que pueden bloquear los anticuerpos producidos a causa de la exposición crónica a los antígenos. Los antígenos de carbohidratos provocan preferentemente anticuerpos IgG2, mientras que los antígenos proteicos suelen provocar IgG1 e IgG3.

Los IgG1, IgG2 e IgG3 son capaces de causar inflamación y sus anticuerpos a los antígenos alimentarios pueden formar complejos inmunes que activan las proteínas complementarias, aumentando así la inflamación.

Los anticuerpos del IgG4 presentes con los antígenos alimentarios usualmente no provocan inflamación; sin embargo, altos niveles de estos anticuerpos indican la presencia de reacciones inmunitarias en contra de los antígenos alimentarios. Las moléculas del IgG4 funcionan como inmunoglobulinas que sensibilizan la piel y se cree que pueden bloquear los anticuerpos producidos a causa de la exposición crónica a los antígenos.

Es muy importante medir todos los subtipos de anticuerpos IgG, los anticuerpos IgG4 usualmente representan a menos del 6 % del total de los anticuerpos IgG. Medir exclusivamente las moléculas del IgG4 limita la capacidad de identificar aquellos alimentos que puedan estar causando reacciones significativas. Kemeny et al mostró que los anticuerpos IgG1 al gluten estaban elevados en 20 pacientes con enfermedad celíaca, pero ninguno de ellos mostró elevación de anticuerpos IgG4 frente al gluten. Subclase de IgG en enfermedad alérgica.

Para saber más, escanea este código QR

https://pubmed.ncbi.nlm.nih.gov/3791631/

La conexión del IgG y la Candida albicans

Se han encontrado niveles altos de anticuerpos IgG a la *Candida* en pacientes que mostraron varios síntomas de sobrecrecimiento de esta levadura. *Candida albicans* en su forma moho crea agujeros microscópicos en la pared intestinal causando el síndrome de «intestino permeable». Esta condición permite que las proteínas de la *Candida albicans* entren al sistema sanguíneo y que causen un efecto inflamatorio por parte del sistema inmunológico.

TRATAMIENTO: DIETA DE ELIMINACIÓN

Los resultados del análisis de alergias alimentarias IgG a menudo se utilizan para implementar dietas de exclusión y eliminación basándose en los anticuerpos. Si eliminamos los alimentos IgG positivos, la inflamación se reduce y puede incluso desaparecer. El tratamiento simultáneo a la dieta de exclusión de la disbiosis intestinal y del síndrome de hiperpermeabilidad intestinal puede evitar la mayor parte de las reacciones a alimentos en la fase de reintroducción. Evidentemente, si hay anticuerpos frente a *Candida* debemos tratarla. Existen diferentes métodos para plantear la dieta de eliminación, que será de duración variable según la gravedad y situación de cada paciente, pero en líneas generales la podemos estructurar en tres fases:

1. **Eliminación.** Consiste en la retirada estricta de los alimentos IgG positivos y rotación de los alimentos permitidos. En un contexto de permeabilidad intestinal aumentada, si al retirar los alimentos pro-

hibidos repetimos demasiado otros alimentos, es relativamente fácil generar otras nuevas alergias. Una rotación a cuatro días es ideal, ya que dejamos las 72 horas en que pueden presentarse síntomas por este tipo de reacción. En el mismo día se pueden comer alimentos iguales. La rotación simultánea a la eliminación acorta el tiempo de esta última. En esta fase, como en todo tratamiento de detoxificación, es aconsejable beber mucha agua y por supuesto cuidar la calidad de los alimentos ingeridos, que minimizará la crisis curativa durante la primera semana aproximadamente. La mayor parte de los síntomas desaparecen en 3 semanas. La eliminación es variable sin embargo, no es aconsejable que sea inferior a ocho semanas.

2. **Reintroducción / provocación** (como elemento central). Una vez transcurrido el tiempo pautado de evitación de los alimentos, se reintroducen a razón de uno cada 72 horas, empezando por los de más bajo nivel de reacción. Es recomendable comer el alimento varias veces al día. Obviamente, no debemos introducir alimentos a los que se presente alergia tipo I, ni a los que se tenga intolerancia. Hemos de estar muy atentos a la reaparición de síntomas y a si la reintroducción de un alimento produce un aumento de peso por la noche superior a 1 kg (por la respuesta inflamatoria). En esta fase identificamos los alimentos gatillo que deben evitarse durante 1 año y podemos reintroducir los restantes. Tiene un gran valor diagnóstico: podemos identificar qué alimentos provocan determinados síntomas, ya que no todos los alimentos reactivos a IgG son la causa de los síntomas. Es muy importante insistir en la rotación y evitar alimentos procesados.

3. **Fase de estabilización.** Los alimentos que dieron síntomas en la fase anterior se retiran un año, los que hemos reintroducido se toman solo una vez por semana. Después de un año volvemos a realizar fase de provocación. Si reaparecen síntomas se retira el alimento un año más.

Para saber más, escanea este código QR

https://www.nature.com/articles/s41575-018-0064-z

La intolerancia a alimentos es una reacción adversa alimentaria en la que no se puede demostrar ninguna reacción de hipersensibilidad del sistema inmunológico. Puede incluir respuestas de distinto tipo:

METABÓLICAS

Ocurren por el déficit de ciertas sustancias (principalmente enzimáticas) necesarias para el proceso de digestión, absorción o utilización de un alimento. La reacción adversa suele ocurrir por la presencia de la sustancia que causa el problema, independientemente de su acción farmacológica sobre algún tejido o receptor.

Intolerancia a la lactosa

La intolerancia a la lactosa (azúcar de la leche) es muy frecuente y se produce por un déficit de lactasa. El aumento de lactosa a nivel intestinal ocasiona mayor secreción de líquido hacia la luz intestinal como consecuencia del efecto osmótico del disacárido, lo que puede causar diarrea. En el colon, es fermentada por las bacterias de la microbiota intestinal originando diversos ácidos orgánicos y gases que condicionan la aparición de flatulencia, dolor abdominal y molestias en la defecación.

La cantidad de lactosa que produce los síntomas varía según la actividad de la lactasa, por lo que algunas personas toleran pequeñas cantidades de alimentos con lactosa.

No hay que confundirla con la alergia o enteropatía (alergia no IgE mediada) a proteínas de leche de vaca. La alergia implica una reacción de defensa del sistema inmunológico mediada o no por IgE contra ciertos tipos de proteínas como: alfa-lactoalbúmina, beta-lactoglobulina y caseína. Es decir, la intolerancia es la reacción frente a un azúcar y la alergia frente a una proteína.

SÍNTOMAS MÁS FRECUENTES DE INTOLERANCIA A LA LACTOSA	
Síntomas digestivos	**Otros síntomas**
Diarrea	Dolor de cabeza
Náuseas y, a veces, vómitos	Fatiga
Cólicos estomacales	Pérdida de concentración
Hinchazón	Dolor muscular y articular
Gases	Úlceras en la boca
	Problemas al orinar
	Dermatitis

Las personas con alergia a la caseína no pueden consumir leche, aunque sea sin lactosa.

Causas

- Sobrecrecimiento bacteriano intestinal.
- Alteración de la motilidad intestinal que se ve en diabetes *mellitus*, esclerodermia, Pseudoobstrucción intestinal, y en pacientes sometidos a radioterapia.
- Alteraciones anatómicas, como la anastomosis intestinal termino-lateral.
- Diverticulosis intestinal.
- Enfermedad de Crohn.
- Fístulas yeyuno colónicas.
- Hipoclorhidria y pancreatitis aguda.
- Parasitosis, por ejemplo por *Ascaris lumbricoides* o *Giardia lamblia*.
- Enfermedad celiaca.

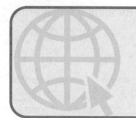

Para saber más, escanea este código QR

https://www.medwave.cl/puestadia/cursos/3176.html

Intolerancia a la fructosa

La intolerancia a la fructosa se produce por la ausencia de las enzimas que hidrolizan la fructosa y la sacarosa (fructasa y sacarasa). Estos azúcares están presentes en frutas y zumos o cereales. Los síntomas de la intolerancia a la fructosa a corto plazo son:

- Diarrea o estreñimiento.
- Halitosis.
- Flatulencia maloliente.
- Cefaleas.
- Problemas de concentración.
- Estómago hinchado.
- Dolor abdominal y calambres estomacales.
- Náuseas o vómito.
- Ruidos estomacales e intestinales fuertes.
- Ardor de estómago.
- Uñas agrietadas.
- Valores bajos de hierro.
- Hinchazón.
- Fatiga extrema.
- Depresión / falta de motivación.
- Ataques de pánico.
- Mareo.

Si la intolerancia a la fructosa no se trata, puede llevar a síntomas más severos a largo plazo:

- **Depresión:** la intolerancia a la fructosa causa deficiencia de triptófano que hace que se produzca menos serotonina.

- **Deficiencia de nutrientes:** la intolerancia a la fructosa provoca cambios en la microbiota intestinal y en la absorción de nutrientes importantes como es el ácido fólico (enfermedades cardiovasculares y anemia) o el zinc; una deficiencia de zinc (inmunodeficiencia, cabello, piel y uñas quebradizas).
- **Problemas de piel/acné:** los síntomas de la intolerancia a la fructosa comienzan con una piel débil y enrojecida y pueden derivar en varios problemas de piel.
- **Problemas de peso:** la diarrea y la deficiencia de nutrientes provocan la pérdida de peso, mientras que los antojos y la transformación de la fructosa en ácidos grasos de cadena corta provocan el aumento de peso y la típica grasa abdominal inferior.

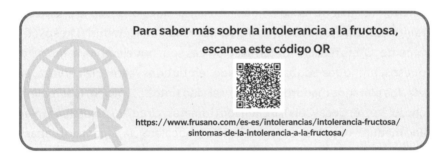

Para saber más sobre la intolerancia a la fructosa, escanea este código QR

https://www.frusano.com/es-es/intolerancias/intolerancia-fructosa/
sintomas-de-la-intolerancia-a-la-fructosa/

Esta intolerancia requiere una dieta sin fructosa, sacarosa y sorbitol. Es un síndrome muy frecuente, pero claramente infradiagnosticado. El test de hidrógeno y metano espirado se puede considerar como la mejor prueba para el diagnóstico. La prueba de curva de glucemia tras la administración de fructosa también puede ser útil, aunque es menos específica, más costosa y molesta para el paciente al requerir muestra de sangre antes de la sobrecarga y cada media hora durante las siguientes 2 o 3 horas. La biopsia intestinal y el estudio genético de momento no tienen utilidad en el diagnóstico de este trastorno.

La intolerancia a la fructosa no es siempre una enfermedad en sí misma, sino un síntoma asociado a otras enfermedades como:

- Parasitosis intestinales.
- SIBO.

- Sobrecrecimiento de *Helicobacter pylori*.
- Enfermedad celiaca.
- Enfermedad Inflamatoria Intestinal.

METABÓLICAS

Se presentan en personas que reaccionan de forma patológica a aminas vasoactivas presentes en algunos alimentos. Tras su absorción originan diferentes manifestaciones al no ser adecuadamente metabolizadas. Los síntomas más comunes son dolores de cabeza, cambios de comportamiento, edemas, ronchas o diarreas. La reacción adversa es consecuencia de la acción farmacológica directa de estas sustancias sobre algún tejido o receptor. Las más conocidas son las debidas al déficit de DiaminoOxidasa (DAO) y al déficit de fenilalanina hidroxilasa, que conllevan la aparición de intolerancia a la *histamina* y a la *fenilalanina* (fenilcetonuria), respectivamente. Otras reacciones farmacológicas son, por ejemplo, a: *tiramina* (quesos, arenques adobados, hígado, embutidos, carne, la cerveza, el café, los plátanos maduros, el maní y el vino tinto...), *cafeína*, *teobromina* (chocolate, té, Coca-Cola), *triptamina* (tomates, ciruelas), *serotonina* (plátano maduro, tomates). La *feniletilamina* (chocolate), la *dopamina* (habas) y la *octopamina* están presentes en algunos cítricos.

La histamina y las otras aminas se forman por el crecimiento de ciertas bacterias y la consecuente acción de sus enzimas descarboxilasas en la histidina y en otros aminoácidos en los alimentos, ya sea durante su producción, como es el caso del queso suizo, o por que se dé un deterioro de los alimentos, tal como productos de pescado, particularmente de atún. Los pescados azules mal refrigerados pueden ser fuente de escombrotoxina. El envenenamiento escromboide o por escombrotoxina es causado por la ingestión de alimentos que contienen altos niveles de histamina y posiblemente otras aminas y compuestos vasoactivos.

Intolerancia a la histamina

La histamina se produce de forma natural en el cuerpo y desencadena la respuesta inflamatoria en ciertos tejidos. Los principales tejidos del cuerpo que liberan histamina son la nariz, la boca, el tracto gastrointestinal, los vasos sanguíneos y el cerebro. Los niveles de histamina también se ven afectados por hormonas como los estrógenos y el cortisol. La histamina también está presente en diversos grados en los alimentos que comemos y puede haber una fuente endógena por bacterias y parásitos.

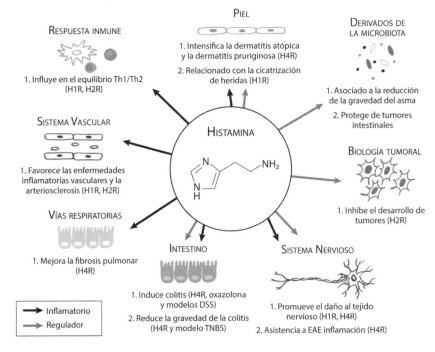

Papel de la histamina modulando el sistema inmune y la inflamación.

La histamina es una amina biógena derivada de la descarboxilación del aminoácido histidina. Cuanta más histidina se encuentre más producción de histamina se dará.

Histaminosis

La histamina es uno de los mediadores más importantes no solo de la IgE, sino también de reacciones adversas no dependientes de IgE.

Fuentes alimenticias de L-histidina (Tessari *et al.*, 2016).

Alimentos ricos en histidina	
Origen animal	
Alimento	**Cantidad/100g**
Huevos	322 mg
Leche	93 mg
Vacuno	849 mg
Cerdo	647 mg
Pollo	937 mg
Lubina	552 mg
Origen vegetal	
Alimento	**Cantidad/100g**
Soja	1170mg
Alubias	303mg
Guisantes	85mg
Trigo	228mg
Maíz	251mg
Arroz	165mg
Patata	28mg
Coliflor	37mg
Quinoa	478mg

El exceso de histamina en el organismo se denomina *histaminosis* y puede ser de **origen exógeno** o **endógeno**. Dentro de las **histaminosis de origen exógeno** encontramos la intoxicación por exceso de histamina; las más comunes son por la putrefacción del pescado o la carne, o el déficit en el catabolismo de la histamina, por un déficit de la enzima que cataboliza la histamina denominada enzima DiaminoOxidasa (DAO). El déficit de DAO puede ser de origen genético, patológico (relacionado con enfermedades intestinales) o por inhibición farmacológica (por el consumo de fármacos que disminuyen su actividad). En las de **origen endógeno** encontramos la histaminosis alérgica mediada por anticuerpos IgE unidos a ciertas proteínas del alimento (los síntomas se producen de manera inmediata) y la histaminosis no alérgica producida por la liberación lenta y parcial de la histamina inducida específicamente por un antígeno.

Alimento	Contenido (mg/kg)	Alimento	Contenido (mg/kg)
Berenjena	26	Setas y champiñones	nd - 1,8
Aguacate	23	Carnes curadas (jamón salado)	nd - 10
Bebidas alcohólicas (vino tinto, vino blanco, vino espumoso, cerveza embotellada)	nd - 13 nd - 21 nd - 6,3 nd - 2	Carne fresca (ternera, cerdo)	nd - 4
Carnes curadas (beicon, chorizo, salchicha, fuet, sobrasada)	nd - 350	Judías	nd - 2
		Leche pasteurizada	nd - 162
Carne cocida (jamón dulce)	nd - 5	olivas	nd - 2
		Pescado azul semiconservas	nd - 1.500
Champagne	67	Pescado fresco	nd - 19,75
Col blanca fermentada (Xucrut)	10-200	Pescado azul fresco (atún, sardina)	nd - 10
Espinacas	20 - 30		
Harina de trigo y arroz	nd - 5	Pescado congelado	nd -894
		Pescado azul fresco y congelado	nd - 2
Queso de cabra	nd - 87,1		
Queso curado	nd - 162,1	Productos vegetales fermentados (derivados de soja)	nd - 2.300
Queso emmental	10 - 500		
Queso fresco	nd - 5	Zumos de frutas	nd - 1,5
Queso rallado	nd - 556,4	Tomate (fresco, salsa)	0,5 - 8
Queso rocafort	nd - 2000	Vinagre	500
Yogurt	nd - 13	Vinagre de Sidra	20
Legumbres (lentejas, garbanzos y judías)	nd - 10	Vinagre balsámico	nd - 4.000
Leche cruda	nd - 389,9	Chocolate	nd - 0,5

nd = no detectado

Alimentos altos en histamina.

Enzimas responsables de la descomposición de histamina:

- **DAO** (diamino oxidasa), que se encuentra en el revestimiento de intestinos, riñón y timo. Se ocupa de la descomposición de la histamina y contrarresta su acumulación. Es la principal enzima fuera del sistema nervioso central. La carencia de DAO ocasiona histaminosis alimentaria.
- **HMT** (histamina metiltransferasa), que se encuentra en el estómago, bazo, riñón, timo y cerebro. Se ocupa de la degradación de la histamina dentro de las células. Es la que se expresa en el sistema nervioso central.

Déficit de DAO / histaminosis alimentaria

El lugar principal en el que la DAO realiza su actividad es en el intestino y en el torrente sanguíneo. El déficit funcional o cuantitativo de la DAO es una alteración en el metabolismo de la histamina que procede de la dieta. Las personas con un déficit de la enzima DAO no pueden metabolizar la histamina correctamente a nivel intestinal, por lo que se acumula en la sangre y en los tejidos. Como consecuencia, aparecen diversas manifestaciones sistémicas derivadas de su acción farmacológica:

- Migraña y las cefaleas vasculares.
- Hipotensión.
- Estreñimiento o diarrea sin causa aparente.
- Sensación de hinchazón abdominal, flatulencias, molestias o dolores, digestiones pesadas aun sin haber comido en exceso.
- Dolor de espalda, contracturas y/o dolores articulares.
- Piel seca, enrojecimiento, granitos o erupciones, piel atópica, urticaria.
- Fibromialgia y/o fatiga crónica.

Al margen de tener en cuenta los alimentos ricos en histamina, se deberían tener muy presentes los otros factores que provocan la acumulación de esta amina en el organismo. Los alimentos ricos en histamina no son los únicos que interfieren en el metabolismo de la histamina.

Estos factores pueden ser otras aminas biógenas que compiten con la histamina por las mismas vías de metabolización, o sustancias liberadoras de histamina endógena o incluso componentes bloqueadores de la enzima Diamino Oxidasa (DAO), como el acetil aldehído (ALDH) del alcohol.

La intolerancia a la histamina parece ser más común en personas que tienen **trastornos gastrointestinales** tales como la enfermedad inflamatoria intestinal, el síndrome del intestino irritable, la enfermedad celíaca, el sobrecrecimiento bacteriano en el intestino y la parasitosis intestinal.

Predisposición genética

Además del componente genético de la metilación, algunas personas tienen mutaciones en las enzimas que degradan la histamina (como el óxido de diamina o DAO). Una menor actividad enzimática significa que es probable que estas personas toleren menos histamina que la población general. El gen que codifica para la DAO es el AOC1, para el que se han descrito diversas variantes.

Gen	Variante ADN	Variante Proteínica	sbSNP
AOC1 (DAO)	c.47 C>T	p.Thr6Met	rs10156191
	c.995 C>T	p.Ser332Phe	rs1049742
	c.1990 C>G	p.His664Asp	rs1049793
	c.-691 G>T	promotor	rs2052129

Clasificación de variantes según las recomendaciones del *American College of Medical Genetics and Genomics*, según nomenclatura de HGVS.

Medicamentos

Algunos medicamentos, como los relajantes musculares, analgésicos, antihipertensivos, diuréticos, antidepresivos o antibióticos, inhiben la actividad de la enzima DAO y pueden causar síntomas de intolerancia a la histamina.

El **tratamiento** requiere la reducción de histamina consumida a través de los alimentos y por supuesto tratar las causas subyacentes. Excluir o minimizar los alimentos altos en histamina puede ayudar a reducir los síntomas, y la reintroducción cuidadosa puede ayudar a determinar el umbral de tolerancia. Es preferible consumir aquellos alimentos que contengan menos de 20 mg de histamina por kilo de alimento o dosis de histamina totales consumidas menores a 70 mg, aunque algunas personas con dosis mucho más bajas como 10 mg/día desarrollan síntomas. El tratamiento farmacológico consiste en la administración vía oral de la enzima DAO con el objetivo de metabolizar la histamina absorbida con la comida.

Indicación farmacológica	Principio activo	Indicación farmacológica	Principio activo
Analgésicos	Metamizol, Ácido acetil salicílico	Diuréticos	Amiloride, Furosemida
Antihistamínicos	Difenhidramina, Climetidina Prometazina	Expectorantes	Ambroxol (Mucosán)
Antiarrítmicos	Propafenona, Quinidina	Mucolíticos	Acetilcisteina (Fluimicil, Frenacil)
Antiasmaticos	Teofilina	Antipalúdicos	Cloroquina
Antidepresivos	Amitriptilina, Tranilcipromina	Antibióticos	Ácido Clavulánico, Isoniazida (Augmentine, Amoxiplus)
Antihipertensivos	Dihidralazina, Verapamilo		
Antirreumáticos	Acemetacina	Antieméticos	Metoclopramida (Primperan)
Antisépticos	Acriflavina	Neurolépticos	Haloperidol
Antituberculosos	Isoniazida	Procinéticos	Metoclopramida
Bronquiolíticos	Aminofilina	Tranquilizantes	Diazepam
Cardiotónicos	Dobutamina	Relajantes musculares	Pacuroni

Fármacos más representativos con efecto inhibidor sobre la enzima metabolizadora de la histamina, la DAO.

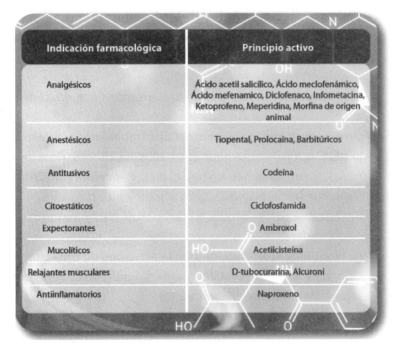

Indicación farmacológica	Principio activo
Analgésicos	Ácido acetil salicílico, Ácido meclofenámico, Ácido mefenamico, Diclofenaco, Infometacina, Ketoprofeno, Meperidina, Morfina de origen animal
Anestésicos	Tiopental, Prolocaína, Barbitúricos
Antitusivos	Codeína
Citoestáticos	Ciclofosfamida
Expectorantes	Ambroxol
Mucolíticos	Acetilcisteína
Relajantes musculares	D-tubocurarina, Alcuroni
Antiinflamatorios	Naproxeno

Fármacos más representativos con efecto liberador de histamina endógena.

A tener en cuenta[20]

1. **Consumir cereales, patatas, hortalizas, la mayoría de las frutas,** aceites vegetales o especias y plantas aromáticas, pues están casi libres de histaminas.
2. **Tomar los alimentos frescos,** ya que contienen menos histamina que si se han congelado, elaborado o recalentado.
3. **Evitar los precocinados,** pues son las principales fuentes de histamina en la dieta convencional. Estos alimentos sobrecargan el cuerpo con aditivos e histamina. Los embutidos, las conservas de pescado, los quesos curados (sobre todo cerca de la corteza) y el vino tinto son muy altos en histamina.

---

[20] https://dr-healthcare.com/

4. **Comer la mayoría de frutas y hortalizas frescas,** pues no aportan suficiente histamina para provocar síntomas, pero algunas favorecen su producción. Por ejemplo, las **fresas**, de ahí que a veces genere urticaria.

5. **Los fermentados** como el chucrut o el tempeh, son ricos en histamina.

6. **Un exceso de ciertos alimentos con otras aminas** puede reducir la eliminación de histamina. Entre ellos, los cítricos (ricos en tiramina), la ciruela (octopamina), el plátano maduro (tirosina) o el chocolate (feniletilamina). Conviene limitar su consumo.

7. **En relación con las alergias,** la liberación de histamina forma parte de cualquier proceso alérgico.

8. **La nicotina y el alcohol inhiben la actividad de DAO** y tanto el vino como la cerveza contienen niveles significativos de histamina (el vino tinto es especialmente alto).

9. **Es importante beber con frecuencia.** La concentración de histamina en los tejidos aumenta cuando están poco hidratados.

10. **Nutrientes que ayudan a controlar la histamina.** La vitamina C frena la liberación de histamina y favorece el efecto de la enzima que la elimina. La vitamina B_6 ayuda a que dicha enzima sea efectiva. Se encuentra, por ejemplo, en alimentos como patatas, pimientos y pistachos. La quercetina está presente en la cebolla y sus parientes, e inhibe la liberación de histamina.

11. **Cuanto menos recalentado, mejor.** Es preferible comer los alimentos recién preparados. Cuando una comida se recalienta aumenta la concentración de histamina.

12. **Aditivos prescindibles.** Conviene evitar los potenciadores del sabor (del E-620 al E-625), como el glutamato monosódico, ya que frenan la eliminación de histamina.

13. **Evita los excesos.** Modera el consumo de bebidas alcohólicas, de vinagre de vino, de verduras y frutas enlatadas (como chucrut, espinacas, pepinos, piña, frambuesas) y de productos fermentados a base de soja.

14. **La repostería ligera tiene más levadura** y, por tanto, también más histamina.

Indeterminadas

Debido al desarrollo tecnológico y a cambios en los hábitos dietéticos, la población ha incrementado su exposición a gran variedad de aditivos y contaminantes, especialmente en alimentos procesados. Estas sustancias han creado un microambiente en el intestino que favorece el desarrollo de reacciones adversas. La industria alimentaria emplea más de 3000 sustancias químicas. Se calcula que un individuo consume aproximadamente 1 kg de aditivos alimentarios en un año. La Comisión del *Codex Alimentarius* en 1983 definió el término aditivo alimentario como una sustancia no utilizable como alimento ni usado como ingrediente típico de los alimentos, tenga o no valor nutritivo, que se añade a aquellos con propósitos tecnológicos de preparación, procesado, tratamiento, conservación, empaquetado, transporte o manejo.

Si una sustancia es añadida a un alimento con un propósito específico, es considerada un **aditivo directo;** por ejemplo, el edulcorante aspartamo usado en bebidas, púdines, yogur, chicle o goma de mascar y otros alimentos. Muchos aditivos directos son identificados en la etiqueta de ingredientes de los alimentos. Los **aditivos indirectos** son aquellos que se convierten en parte del alimento mismo, aunque en cantidades insignificantes, lo cual puede suceder durante la manipulación, envasado o almacenamiento. Por ejemplo, pequeñas cantidades de sustancias de los envases pueden llegar a mezclarse con los alimentos durante el almacenamiento.

Sustancias que modifican los caracteres organolépticos	Colorantes, aromas, edulcorantes, etc.
Estabilizadores del aspecto o caracteres físicos	Emulgentes, espesantes, espumígenos, antiespuma, anticristalizantes, humectantes, estabilizadores etc.
Conservadores de alteraciones biológicas o químicas	Conservadores químicos y antioxidantes.
Mejoradores o correctores	Mejoradores de cualidades nutritivas, correctores de los vinos, etc.
Contaminantes	Herbicidas, rodenticidas, insecticidas, metales, impurezas, etc.
Fármacos	Por ejemplo, hormonas (estrógenos, dietiletilbestrol y antibióticos).

Exposición a distintos aditivos.

Entre los **conservantes,** los cloruros, nitratos y nitritos, que están presentes en los embutidos, pueden provocar metahemoglobinemia, cefaleas, rubor, vértigo. Los sulfitos, el ácido acético, el ácido benzoico y los benzoatos son también conservantes empleados en el yogur, los vinos, las bebidas y los zumos de frutas. En el grupo de los **antioxidantes y sinérgicos** están los ácidos lácticos y cítrico, butilhidroxianisol (E 320), butilhidroxitolueno (E 321), usados en la margarina, los aceites de semillas, las conservas vegetales, y se asocian con la presencia del asma, edemas alérgicos, rinitis y urticaria. Los **colorantes,** en su forma natural o sintéticos, por ejemplo, la tartrazina, se asocia con cuadros de asma y urticaria crónica. Otros pueden dar lugar a alteraciones de la membrana neuronal y liberación de neurotransmisores, y desencadenar hiperactividad, trastornos de la conducta y fatiga, entre otros. Algunos de los más usados son la tartrazina (E 102), el amarillo naranja (E110), el amaranto (E123) y el rojo cochinilla.

Como **potenciador del sabor** se usa el glutamato monosódico (E 621), que es una neurotoxina cuya acción produce un incremento de la acetilcolina en la sinapsis, sobrestimula a las neuronas, agotándolas. Se encuentra en sopas, mariscos, aceitunas, mostaza, salsas, condimentos preparados y conservas de vegetales. Se usa mucho en comidas orientales, por lo que es el responsable del síndrome del restaurante chino. A los 5 ó 10 minutos de su ingestión aparece eritema generalizado, cefalea, parestesias, sudoración, prurito generalizado, sensación de mareo, palpitaciones, sensación de quemazón a nivel del tórax que se extiende al cuello y abdomen, así como la opresión torácica.

A este grupo pertenece también el ácido fumárico, empleado para bebidas en polvo, rellenos para pasteles y gelatina, así como la proteína vegetal hidrolizada, muy usada en salchichas y sopas instantáneas. Los llamados **edulcorantes artificiales** son los ciclamatos, la sacarina, el manitol y el sirope de maíz. Los **emulgentes, espesantes, estabilizantes, anti aglutinantes, humectantes y gelificantes** empleados son la caseína, la lecitina, la goma arábiga, las pectinas, la celulosa y el agar-agar[21,22].

---

[21] http://www.fundacion-alborada.org/.
[22] https://contaminantesambientales.com/.

Parte III

EL IMPACTO DEL MUNDO EN EL QUE VIVIMOS

Exposición ambiental. Fuente de salud para nuestro organismo

Con la colaboración de Pilar Muñoz Calero y la Fundación Alborada

Medicina ambiental

Exposición ambiental

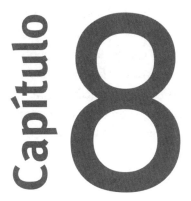

Capítulo 8

La Medicina Ambiental es una rama transversal de la medicina que diagnostica y trata enfermedades provocadas o agravadas por el entorno en el que desarrollamos nuestras vidas, una disciplina médica que surge en los Estados Unidos en los años 20 del siglo pasado. Theron Randolph se considera el padre de la Medicina Ambiental, ya que es quien en los años 60 comienza a definir las primeras teorías sobre los orígenes de los distintos tipos de respuestas adversas que se pueden producir en el organismo ante los distintos componentes del ambiente, aun a bajas dosis. El doctor William Rea fue uno de sus principales discípulos y pionero en la práctica clínica de esta especialidad en los años 80. En España, la doctora Pilar Muñoz Calero, presidenta de la Fundación Alborada, comenzó el aprendizaje de la Medicina Ambiental de manos del doctor Rea, quien fue su médico cuando ella se encontraba gravemente enferma de Sensibilidad Química Múltiple, y trajo el conocimiento y las opciones de tratamiento de la Medicina Ambiental a España en el año 2009.

La Medicina Ambiental se enfoca en el papel crítico que tiene el ambiente y la dieta en la salud humana, así como en el poder sanador de la naturaleza, ya que el cuerpo tiene la capacidad inherente de mantener y reestablecer su salud; por tanto, el papel del terapeuta es facilitar y aumentar esta capacidad sanadora, eliminando los obstáculos para la recuperación de la salud, apoyando la creación de un ambiente sano interno y externo, dando al cuerpo las herramientas apropiadas para salvarse a sí mismo. Estos conceptos son muy conocidos en la naturopatía que, a través de una gran variedad de recursos terapéuticos, tiene como objetivo estimular la capacidad curativa innata del cuerpo y facilitar que sus mecanismos de homeostasis mantengan o recuperen el estado de salud. Las estrategias de tratamiento deben individualizarse y adaptarse a cada persona.

Las enfermedades crónicas no son entidades únicas e independientes, y los síntomas se deben a desequilibrios en muchos sistemas corporales complejos, como el inmune, endocrino, nervioso, etc. Según el modelo de la Medicina Ambiental, el cuerpo lucha constantemente con el ambiente dinámico que le rodea mediante una serie de mecanismos y sistemas integrados que interactúan de forma compleja y normalmente reversible. Estos sistemas están diseñados para mantener el funcionamiento homeodinámico global entre todos los mecanismos biológicos. Sus ajustes son únicos para el individuo y cambian continuamente con el tiempo. El término homeodinámico refleja el hecho de que el mantenimiento de la salud es un proceso activo, en continuo cambio. Las sustancias de la dieta o del ambiente son estresantes potenciales, capaces de contribuir a la desestabilización de las funciones homeodinámicas, causando por tanto la enfermedad.

El incremento en la incidencia de determinadas enfermedades como cáncer, autismo, infertilidad, diabetes, Parkinson, Alzheimer, Enfermedad de Lyme, etc., debido a la exposición crónica a sustancias tóxicas, es un hecho. Además, son cada vez más frecuentes enfermedades nuevas como Sensibilidad Química Múltiple (SQM), Fibromialgia (FM), Síndrome de Fatiga Crónica (SFC) o Sensibilidad a Campos Electromagnéticos (EHS), que guardan relación con la amplia variedad de sustancias que se encuentran en el aire que respiramos, el agua que bebemos y los alimentos que comemos.

Son muchas las enfermedades ambientales y se caracterizan porque son crónicas, inflamatorias y degenerativas; se trata de enfermedades multifactoriales en las que se sabe que el papel del medio ambiente es crucial en la aparición y evolución de las mismas.

Muchos de estos tóxicos pueden evitarse, podemos escoger los alimentos en los envases no tóxicos, elegir el modo de elaboración de la comida, evitar alimentos procesados, filtrar el agua de consumo, etc. Disminuir la carga corporal total, mantener en buenas condiciones nuestros sistemas de eliminación y cuidar el ecosistema intestinal son grandes aliados para hacer frente a las múltiples exposiciones ambientales.

CONCEPTOS BÁSICOS DE MEDICINA AMBIENTAL

Carga corporal total (Modelo de barril)

Las múltiples exposiciones tóxicas crónicas en un individuo susceptible contribuyen a la rotura de los mecanismos de homeostasis. Raramente solo un agente lesivo es el responsable de provocar una enfermedad, más bien se acumulan múltiples factores que coexisten, normalmente durante un prolongado periodo de tiempo, para provocar un proceso patológico.

¿Con qué llenamos el barril? Las categorías de potenciales estresantes externos incluyen inhalantes orgánicos como polvos, hongos, pólenes y epitelios; los miles de químicos artificiales y naturales; la dieta y las muchas sustancias que la integran; organismos infecciosos y fenómenos físicos como radiación, calor, frío, humedad, vibraciones, ruido, campos electromagnéticos, etc. Las categorías de potenciales estresantes internos incluyen estrés psicológico, limitaciones genéticas, malnutrición y disfunciones de mecanismos biológicos, entre otras muchas.

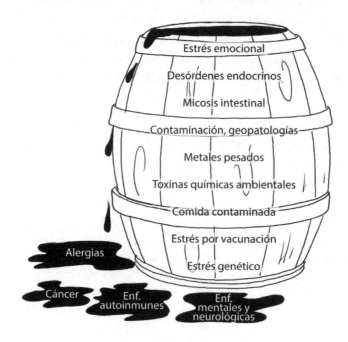

Estrés emocional
Desórdenes endocrinos
Micosis intestinal
Contaminación, geopatologías
Metales pesados
Toxinas químicas ambientales
Comida contaminada
Estrés por vacunación
Estrés genético
Alergias
Cáncer
Enf. autoinmunes
Enf. mentales y neurológicas

Modelo de barril.

Adaptación

Es la capacidad de un organismo para ajustarse a circunstancias gradual y constantemente cambiantes en su existencia. La desadaptación es una pérdida de dicha capacidad.

- **Etapa 1. Alarma**
En esta etapa hay una alarma. Nuestro cuerpo es capaz de darse cuenta de que un tóxico le está haciendo daño.
- **Etapa 2. Enmascaramiento/tolerancia**
Si tras este primer momento continuamos exponiendo el cuerpo a los tóxicos, se va a producir la adaptación y parecerá que toleramos los tóxicos sin ningún problema. Ya no se percibe el mecanismo de alarma.
- **Etapa 3. Fracaso del órgano final**
Los tóxicos siguen haciendo daño en el cuerpo sin que este perciba ningún mecanismo de alarma. Con el tiempo, el tóxico puede llegar a causar el fallo del órgano.

El fenómeno de adaptación conlleva cambios metabólicos y una necesidad aumentada de combustibles nutrientes, por lo que, si perdura en el tiempo, finalmente conduce a la enfermedad.

Bipolaridad

La bipolaridad es una respuesta de los sistemas de detoxificación enzimática e inmune a la exposición a una(s) sustancia(s) tóxica(s). Se caracteriza por dos fases:

- **Fase I. Estimulatoria y de abstinencia**
Ante la presencia de un tóxico el organismo se estimula. Esto ocurre normalmente en un par de horas, pudiendo ser incluso un par de días después. El cuerpo reacciona estimulándose para poner en marcha todos los mecanismos que tiene a su disposición para responder ante este tóxico. Se inducen los sistemas inmune y de detoxificación enzimática, así como una ampliación de sustancias mediadoras. En este momento el cuerpo se encuentra activado y el individuo exter-

namente no parece sufrir las consecuencias de esta exposición. Si en esta fase eliminamos el contacto con el (o los) tóxicos, el cuerpo procedería a apagar sus sistemas enzimáticos, puesto que ya no los necesita para desintoxicar y el individuo presentaría una «abstinencia», encontrándose externamente peor. Es un proceso común en personas cuyo entorno laboral es la principal causa de exposición a tóxicos. En el trabajo, la persona no percibe ningún efecto negativo ya que el cuerpo tiene los sistemas enzimáticos activados para desintoxicar y cuando llega a su casa y cesa la exposición puede entrar en fase de abstinencia y presentar síntomas como malestar general, cansancio, jaquecas, dolores musculares, taquicardias... y otros muchos. Paradójicamente la persona se encontrará mucho mejor en el trabajo que en su casa.

• **Fase II. Depresiva**

Si la exposición continúa, llega un momento en el que el organismo agota completamente todas sus reservas, se ha vaciado de nutrientes, es incapaz de producir energía, se produce una alteración en el metabolismo de los glúcidos, lípidos, proteínas... y entra en un estado de «agotamiento general» propio de la fase depresiva. El cuerpo ya no puede más.

Fenómeno de cambio

Cuando nos exponemos a un tóxico, los síntomas aparecen en un órgano diana. Si seguimos expuestos al tóxico el órgano diana puede cambiar. Cuando los síntomas se suprimen con fármacos, pero la causa toxica continúa, pueden disminuir los síntomas en el órgano tratado y aparecer en otro órgano diferente (tratamos una alergia y esta disminuye, pero puede aparecer artralgia).

El concepto de supresión está muy bien desarrollado por la homeopatía; en el Organon de la Medicina, Hahnemann habla de la supresión de las enfermedades crónicas y sus consecuencias: «La desaparición de un síntoma o grupo de síntomas dará lugar en un futuro a la aparición de síntomas de mayor gravedad, o en un plano más profundo del organismo».

Fenómeno de expansión

La expansión es una respuesta secundaria a tóxicos que puede implicar a nuevos incitantes o a nuevos órganos diana. Esto se debe a cuatro factores fundamentales:

1. Fallo de los mecanismos de detoxificación (oxidación, reducción, degradación y conjugación).
2. Depleción de los combustibles nutrientes de las enzimas o coenzimas (zinc, magnesio, todas las vitaminas B, aminoácidos, ácidos grasos...). Esta depleción conlleva una menor actividad del cuerpo para detoxificar y responder debidamente.
3. Daño a las barreras o a las membranas celulares: las barreras se han dañado y ahora el tóxico puede entrar sin problemas y depositarse afectando al órgano sobre el que se han depositado.
4. Mecanismos patológicos de liberación (serotonina, quinina y otras aminas vasoactivas). Se liberan estos otros mediadores químicos que llegan a provocar su propia patología.

Individualidad bioquímica

La individualidad bioquímica es aquella que hace que cada individuo responda de forma diferente al mismo tóxico. En la individualidad bioquímica intervienen:

- Factores genéticos.
- Estado de nutrición y carga corporal en el momento de la exposición.
- Estado de nutrición y carga tóxica en el útero de la madre.
- Eficacia de los sistemas de detoxificación.

La alta carga tóxica y la desnutrición conducen a la saturación de las rutas de desintoxicación; son dos factores que están relacionados entre sí. La falta de nutrientes de los alimentos en la actualidad conduce a una disminución en la capacidad de detoxificación, ya que los nutrientes actúan como factores y cofactores en los procesos de desintoxicación. Por otro lado, el agotamiento de nutrientes puede producirse por una sobrecarga toxica. Si permanecemos constantemente expuestos a tóxicos ambientales, aunque sea a bajas dosis, poco a poco el estatus nutricional va disminuyendo.

Exposoma: un nuevo concepto

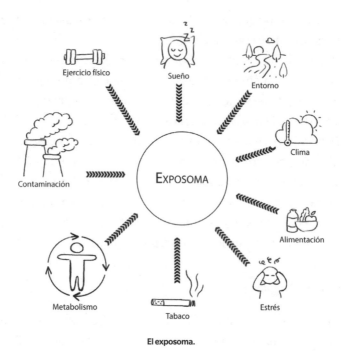

El exposoma.

Con el objetivo de identificar y estudiar los elementos que componen el entorno, surgió el concepto del *exposoma*. Se inició en el campo de la epidemiología y el término fue acuñado por Christopher P. Wild (epidemiólogo molecular y director de la Agencia Internacional para la Investigación del Cáncer en Estados Unidos) en 2005 para abarcar «la totalidad de las exposiciones ambientales humanas desde la concepción en adelante, complementando el genoma». Fue desarrollado para resaltar la necesidad de tener datos de exposición ambiental completos.

La compleja evaluación simultánea de muchas exposiciones puede proporcionar datos precisos del impacto del medio ambiente en la salud humana y estudiar la interacción entre el medio ambiente y el genoma.

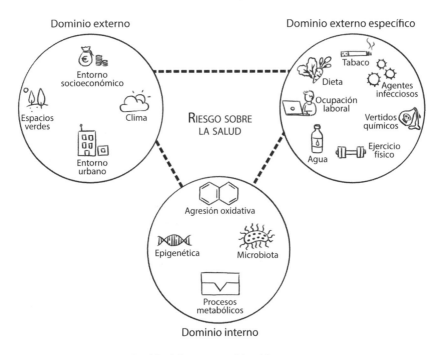

Dominio externo Dominio externo específico

Entorno socioeconómico

Espacios verdes Clima Rɪᴇꜱɢᴏ SOBRE LA SALUD

Entorno urbano

Tabaco
Dieta Agentes infecciosos
Ocupación laboral
Vertidos químicos
Agua Ejercicio físico

Agresión oxidativa

Epigenética Microbiota

Procesos metabólicos

Dominio interno

Dominios de factores no genéticos del exposoma.

En 2012, Wild definió tres dominios superpuestos dentro del exposoma:

- Ambiente externo general: entorno urbano-rural, factores climáticos, ámbito socioeconómico...
- Entorno externo específico: dieta, actividad física, hábitos tóxicos, infecciones, ocupación, radiación, etc.
- Ambiente interno: factores biológicos internos, tales como factores metabólicos, microbiota intestinal, inflamación, estrés oxidativo o envejecimiento.

En 2014, Miller y Jones propusieron una definición alternativa del exposoma, que incorpora los factores de riesgo conductuales, la respuesta a las influencias ambientales y los procesos metabólicos endógenos que pueden alterar o procesar las sustancias químicas a las que están expuestos los seres humanos.

Exposición ambiental

212

CONTAMINACIÓN AMBIENTAL

El modo de vida actual expone a todos los seres vivos del planeta a multitud de sustancias a las que no estaban expuestos nuestros antepasados. Con la llegada del desarrollo industrial, se han vertido y se vierten al medio ambiente gran cantidad de nuevas sustancias químicas. Como consecuencia, el cuerpo humano está en contacto constantemente con estas sustancias: agentes físicos, químicos y biológicos. Las enfermedades que se producen como consecuencia de esta exposición a los agentes tóxicos ambientales se conocen como enfermedades ambientales.

Para saber más, escanea este código QR

Situación actual:
https://contaminantesambientales.com/medicina-ambiental-2/

- Solo el 3 % de las enfermedades tiene un origen genético, el resto se relacionan con factores medioambientales.
- Muchos de los compuestos químicos tóxicos se añaden deliberadamente a los alimentos. Otros muchos se han añadido al agua potable. Y el 50 % de los que penetran en la atmósfera son generados por el hombre.
- Existe una relación directa entre ciertos xenobióticos (metales pesados, compuestos orgánicos volátiles, radiaciones electromagnéti-

cas...) que alteran gravemente el sistema inmune y el desarrollo de enfermedades autoinmunes, alergias, etc.

- El 90 % de los casos de cáncer se deben a agentes tóxicos contaminantes: «Dos de cada tres se podrían evitar». Christopher Wild. Director de la Agencia Internacional para la investigación del Cáncer (IARC).

Como consecuencia aumenta el cáncer infantil, uno de cada siete niños es asmático, el 15 % de las parejas son infértiles, las alergias se han duplicado en los últimos quince años, las enfermedades respiratorias son la segunda causa de mortalidad. Además, en los últimos años han aparecido nuevas enfermedades o síndromes tales como la sensibilidad química múltiple, el síndrome de las amalgamas dentales, la hipersensibilidad a los campos electromagnéticos, el síndrome de los edificios enfermos o el déficit de atención con hiperactividad. Existe población especialmente vulnerable como los niños, las mujeres embarazadas y las personas de edad avanzada.

Contaminantes ambientales: biomagnificación

Muchos contaminantes de los que nuestra sociedad industrial emite a la atmósfera o vierte a ríos, mares y suelos, pueden acabar integrándose en las cadenas alimentarias, y son varios los que tienden a ser muy persistentes y bioacumulativos y a concentrarse en niveles crecientes según se asciende por la cadena alimentaria (biomagnificación). Algunos de estos contaminantes son: dioxinas, PCBs, hexaclorobenceno, Lindano, DDE, metales pesados, retardantes de llama, etc. Muchos estudios científicos asocian la presencia de estas sustancias en el cuerpo, frecuentemente a niveles «bajos» de concentración, con incrementos del riesgo de padecer una serie de problemas de salud.

Podemos dividir la contaminación según la vía de exposición en:

1. Contaminación del agua.
2. Contaminación de los alimentos.
3. Contaminación del aire exterior.
4. Contaminación del aire interior.

La contaminación del agua y de los alimentos tiene especial impacto en la microbiota intestinal.

CONTAMINACIÓN DEL AGUA

El agua contiene minerales químicos orgánicos e inorgánicos, tóxicos y no tóxicos, partículas (hongos, algas, bacterias, microbios) y radiación. El agua es un vehículo importante a través del cual estos nutrientes y tóxicos entran en el cuerpo e interaccionan. El agua es especialmente importante en la aparición, exacerbación y tratamiento de las enfermedades ambientales. Debido a que todos sus componentes han de ser anabolizados, catabolizados o compartimentados después de su ingesta, el agua, cuando está contaminada, puede contribuir a aumentar de forma importante la carga de tóxicos que tenemos en el organismo. Por el contrario, el agua menos contaminada puede ser muy beneficiosa para la salud del ser humano, contribuyendo con valiosos nutrientes y/o no contribuyendo a aumentar dicha carga tóxica.

Minerales útiles encontrados en el agua y tóxicos que la contaminan

- **Minerales útiles encontrados en el agua potable**
  El contenido mineral en el agua potable, junto a su fuente de origen y tratamiento, determina la dureza del agua, teniendo esta un efecto importante en la salud humana. La mayor o menor dureza del agua está implicada en la enfermedad cardíaca, hipertensión e ictus; por ejemplo, se ha demostrado que el agua dura rica en magnesio y calcio reduce la enfermedad cardíaca. Las aguas blandas, por el contrario, pobres en magnesio, pueden llegar a contribuir al aumento de los infartos de miocardio. El agua dura contiene zinc, litio y otros oligoelementos que ayudan a estabilizar las membranas celulares y reforzar los mecanismos de detoxificación.
- **Tóxicos naturales encontrados en el agua**
  La mayoría de los problemas relativos a la contaminación del agua provienen de actividades basadas en la tierra dentro de las cuencas hidrográficas más que de actividades basadas en el agua, aunque estas también empiezan a ser un problema.

La fuente de donde procede el agua nos determina su calidad. Por ejemplo, una fuente puede ser un manantial de una bóveda de granito que será químicamente puro, pero quizás algo reactivo. El lecho de un río que discurre por una roca dolomítica puede ser otra fuente; esta agua tendrá más contenido en calcio y magnesio y también será más dura. No todo el agua que procede de fuentes naturales es de alta calidad. Por ejemplo:

- El agua que procede de pantanos puede ser ácida, recogiendo los ácidos orgánicos y metano que se generan por la descomposición de los microorganismos.
- Los manantiales azufrados pueden contaminar los ríos con azufre.
- Los ríos que se forman por el deshielo de glaciares se llenan de polvo de roca, que puede impedir la proliferación de la vida acuática y provocar trastornos intestinales en las personas.
- El gas y el petróleo pueden contaminar manantiales y pozos situados cerca de campos de gas y petróleo.
- En áreas con alta población de animales domésticos puede haber problemas de la contaminación del agua por microbios.

Fuentes de contaminación del agua

A lo largo de la historia nuestros ríos y mares han sido objeto de vertidos, desde excrementos de animales hasta basura. Algunos manantiales están contaminados por alcantarillados, lagos y mares por residuos domésticos, de agricultura e industria, etcétera. Lo mismo puede ocurrir con los pozos, que se contaminan por infiltración subterránea. Los aljibes por lluvia tóxica...

El agua puede llegar a tener residuos químicos orgánicos tóxicos persistentes (aldrín, dieldrín, hexaclorobenceno...) e inorgánicos (arsénico, boro, cadmio, cromo, cianuro y selenio), además de compuestos volátiles tales como cloroformo, naftaleno, acetaldehído, benceno, entre otros.

Contaminación antropogénica del agua

Las fuentes de contaminación del agua provocadas por el hombre proceden fundamentalmente de:

- **Alcantarillado municipal.** Las aguas de alcantarillado contienen muchas sustancias tóxicas como solventes, detergentes, pinturas, pesticidas, limpiadores, derivados del petróleo, etc. En las Estaciones Depuradoras de Aguas Residuales Urbanas (todavía hay municipios que no tienen), se reduce de forma importante la carga de contaminación del agua, pero no se elimina del todo, más aún cuando cada vez se comercializan nuevos productos que incorporan químicos más tóxicos para uso doméstico. Como consecuencia del tratamiento de depuración del agua se generan fangos y lodos de depuradora tóxicos que, o bien se depositan en vertedero controlado, se incineran, y en otros casos, tras un tratamiento de reducción de algunos contaminantes (no de eliminación) como metales pesados y agentes patógenos, se utilizan para abonar jardines o campos para la agricultura.

- **Contaminación de las tuberías y conducciones.** Los conductos del agua suman también en la contaminación del agua. El plomo, el amianto y una variedad de volátiles tóxicos, como el vinilo, que emanan de los conductos de PVC, suponen una amenaza también para la salud.
- **Desechos agrícolas.** El arsénico de los pesticidas, los nitratos de los fertilizantes nitrogenados y el mercurio de la preservación y germinación de las semillas, contribuyen de forma importante a la polución del agua.
- **Desechos industriales.** El 45 % de la contaminación del agua viene de la industria, que emana muchos residuos tóxicos. Más de la mitad de estos residuos proceden de papeleras, plantas de fabricación de compuestos químicos orgánicos, compañías petrolíferas y fábricas de acero. El resto se distribuye por toda la industria. Los principales tóxicos de estas industrias son derivados químicos, aceite, grasa, calor. Desde el comienzo del desarrollo industrial han sido frecuentes los vertidos continuos a los ríos sin ningún control y hoy en día no son excepcionales los vertidos accidentales y puntuales, así como las malas prácticas por parte de muchas empresas.
- **Purificación microbiana y contaminación química.** Para potabilizar las fuentes de agua aptas para consumo humano y evitar el crecimiento microbiano del agua potable se utiliza la cloración. El cloro es utilizado como biocida y ciertas dosis de cloro combinado residual y cloro libre residual llegan a los grifos de las viviendas para asegurar la desinfección biológica en todo el tramo de tuberías. A pesar de que también se suelen utilizar otros métodos biocidas en las estaciones

de tratamiento de aguas potables como la ozonización del agua, tratamientos ultravioleta, etc., se añade también cloro para asegurar la desinfección biológica de la red de tuberías. La cloración ha resultado, a largo plazo, un problema aún mayor, porque al combinarse el cloro con materia orgánica da lugar a triclorometanos y otros derivados tóxicos, relacionados, por ejemplo, con el cáncer de colon.

- **Fluoración del agua.** En distintos países y regiones se añade flúor al agua con el objetivo de «prevenir las caries». En España la decisión de añadir esta sustancia al agua se deja al criterio de los gobiernos locales. Además, en el agua podemos encontrar fluoruros procedentes de fuentes naturales como de las emisiones volcánicas, y/o fuentes antrópicas como son los residuos derivados de ciertas actividades industriales como la producción de acero, de aluminio primario y níquel.

Efectos de la contaminación del agua sobre los alimentos

Existen varias categorías de contaminantes de agua que pueden llegar a producir efectos perjudiciales en las fuentes de alimentación para el hombre:

1. **Agentes infecciosos** (cólera, tifoideas, disentería bacteriana, amebiana), que entran al agua a través de orina y heces de animales o seres humanos infectados y que pueden dar lugar a contaminación de moluscos o mariscos, por ejemplo.
2. **Desechos que requieren oxígeno,** multiplicándose bacterias anaerobias, que generan amoniaco, metano y sulfuro de hidrógeno, afectando el crecimiento y la calidad del pescado.
3. **Fertilizantes,** que contaminan el agua con nitrógeno y fósforo, haciendo que mueran las plantas, se contamine el agua y se contaminen y mueran los peces.
4. **Sustancias tóxicas,** que afectan a los organismos acuáticos porque alteran sus metabolismos. Si los efectos inmediatos de los contaminantes no son letales, se produce una bioacumulación de larga duración a través de la cadena alimentaria que acaba terminando en el ser humano, por ejemplo: mercurio.

5. **Contaminación de sedimentos,** haciendo que sus finas partículas cubran los organismos que habitan en el fondo y eliminen las áreas de desovado, por ejemplo.
6. **Contaminación térmica.** El agua caliente, necesaria para las centrales eléctricas, puede alterar el crecimiento de organismos acuáticos.
7. **Radiactividad.** Por fuentes naturales.
8. **Contaminantes del agua subterránea:** las mismas actividades que contaminan el agua de superficie también contaminan las aguas subterráneas. Pero además tenemos que sumarles los pozos de residuos industriales, perforación de gas y petróleo y el almacenamiento de los productos petrolíferos. La calidad del agua subterránea depende de los revestimientos de las bóvedas naturales que la contienen y si esas bóvedas tienen alguna fuga que deja entrar tóxicos.

Debemos depurar el agua de ingesta con diferentes métodos: radiación ultravioleta, filtros de carbón o cerámicos, ósmosis u ozonización, y utilizar siempre envases de vidrio para su almacenamiento.

CONTAMINACIÓN DE LOS ALIMENTOS

Los alimentos influyen en la salud de muchas formas: dependiendo de su calidad nutritiva, de los efectos tóxicos naturales del alimento en sí mismo y/o de los aditivos y conservantes empleados en su composición. Los alimentos son adulterados intencionadamente con más de 4000 compuestos diferentes utilizados como aditivos alimentarios, también incorporan restos de pesticidas y fertilizantes químicos empleados para su producción. La carga tóxica del organismo se puede ver afectada tanto por los alimentos ingeridos en la dieta como por los que faltan en la misma.

Prácticas agrícolas: calidad del suelo y nutrición

Nuestras prácticas agrícolas determinan la calidad del suelo, es decir, su empobrecimiento en minerales y oligoelementos y la contaminación presente en los suelos agrícolas. El vaciado de nutrientes del suelo no solo se ha producido por su uso excesivo sino también como resultado de la mecanización y de desacertadas técnicas agrícolas, como la modalidad de cultivo y selección de plantas y animales más productivos en términos de cantidad. La aplicación de grandes avances tecnológicos no ha dado el resultado que se esperaba. Aunque se han obtenido ventajas, también han surgido muchas complicaciones. Estas incluyen la constante depleción de nutrientes del suelo que se intenta subsanar con una mayor aplicación de fertilizantes artificiales y el uso creciente de plaguicidas y herbicidas, que se aplican para paliar las plagas de los cultivos que en muchas ocasiones aumentan al tener el suelo tan empobrecido, y debido a la práctica de monocultivos. Los herbicidas intentan controlar las hierbas no deseadas por su competencia con el cultivo deseado. Al destruirlas con venenos empobrecen todavía más el suelo e incorporan en él los venenos empleados que finalmente pasarán también a las fuentes de agua, contribuyendo a deteriorar los ecosistemas por los que esta fluye de forma natural.

Estas prácticas de cultivo y dieta están implicadas en la aparición de cáncer, alergias, enfermedades del colágeno y en el aumento de la susceptibilidad a las enfermedades ambientales entre la población.

Factores que influyen la alteración del valor nutritivo
de los alimentos

a) **Variación genética limitada.** Intencionadamente se seleccionan especies que dan mayor producción y se limita la variabilidad de las mismas, lo que limita también la cantidad de nutrientes disponibles para la alimentación.

b) **Métodos de cultivo comercial.** El **monocultivo** contribuye a la alteración de nutrientes específicos del suelo, dado que el mismo cultivo consume los mismos nutrientes del suelo y aporta los mismos a la planta, año tras año, disminuyendo además la resistencia de la planta a la enfermedad mientras aumenta la necesidad de pesticidas, herbicidas, fertilizantes y otros nutrientes sintéticos y antibióticos.

El **cultivo mecánico** del suelo con arados y discos tiende a destruir gran variedad de microorganismos como lombrices, insectos, junto con otras plantas que ayudan a equilibrar los nutrientes del suelo. El uso de **fertilizantes sintéticos** es una práctica insostenible, ya que estos métodos tienden a destruir el equilibrio nutriente del suelo, dado que, generalmente, solo sustituyen nitrógeno, fósforo y potasio. La aplicación de pesticidas y herbicidas causa severas alteraciones en el metabolismo de las plantas, alterando también su valor nutricional. Por estos métodos se pueden tener cosechas con alimentos de buena apariencia, pero con valor nutricional muy deficiente.

Además de la contaminación tóxica directa de las plantas, también se contaminan los animales, cuya alimentación depende de estas, incorporando estas sustancias a sus tejidos.

c) **Transporte, almacenamiento y conservación de los alimentos.** Estos métodos pueden contaminar incluso la comida orgánica. El desarrollo de diversos modos de transporte y el refinamiento de los métodos de procesado y conservación de los alimentos han llevado a la capacidad de transportar los alimentos a largas distancias. Los alimentos, por tanto, pueden contaminarse por los escapes de camiones abiertos o los pesticidas usados durante el transporte, como los que se aplican en camiones a los que previamente se les ha fumigado o a los productos y a las cajas del embalaje. Además, los procesos de conservación de los alimentos podrán alterar y/o reducir su contenido en nutrientes. La refrigeración es la mejor forma de conservación, la congelación, a pesar de que se produce una pequeña pérdida de nutrientes, es también buena forma de conservación siempre que no se haga en plástico. A todo esto, tenemos que sumar los envases recubiertos de ftalatos y bisfenol, tratamientos, blanqueamiento, etc.

d) **Aditivos alimentarios.** Los conservantes, colorantes y saborizantes se añaden deliberadamente a los alimentos disponibles comercialmente durante su fabricación y procesamiento. Aportan, a menudo, grupos aldehído al cuerpo que alteran las rutas metabólicas de desintoxicación.

e) **Preparación de alimentos.** Los métodos de preparación de los alimentos pueden afectar seriamente el contenido de nutrientes de los mismos. Es mejor cocinar a fuego lento, ya que cocinar a fuego vivo tiene efectos perjudiciales en los nutrientes de los alimentos. Los benzopirenos (pertenecientes al grupo de los Hidrocarburos Aromáticos Policíclicos HAPs) son conocidos carcinógenos que se producen en esa forma de cocinar. Los alimentos ahumados y a la parrilla generan además otros tipos de hidrocarburos aromáticos policíclicos. Las llamas de gas pueden también causar la formación de mutágenos y carcinógenos. La combinación de calentar azúcares y proteínas provoca una reacción denominada reacción de Maillard, resultante en un color amarillo dorado como es el caso del pan o las galletas, estas moléculas tóxicas provocan anomalías congénitas, toxicidad hepática, mayor susceptibilidad a las alergias y envejecimiento.

Residuos de pesticidas

Los análisis realizados por la Autoridad Europea de Seguridad Alimentaria (EFSA, por sus siglas en inglés) muestran que cerca de la mitad de las muestras de frutas y verduras en la Unión Europea tienen presencia de residuos de pesticidas. En un porcentaje apreciable había más de un pesticida en una sola muestra. Aunque las autoridades intentan tranquilizar a la opinión pública diciendo que en la mayoría de los casos esa presencia de pesticidas no supera los límites «legales», la comunidad científica discute la fiabilidad de esos límites.

Límites que han sido establecidos teniendo en cuenta, ante todo, los estudios realizados por las propias empresas fabricantes de los pesticidas y no los de la ciencia académica más seria. Se habría pasado por alto el conocimiento científico actual al no tener en cuenta debidamente efectos como los que pueden producirse sobre el sistema hormonal humano (a veces a niveles muy bajos de concentración, muy inferiores a los límites legales) o, entre otros factores, no considerando el «efecto cóctel». Los niños son un eje de preocupación importante: acumulan más residuos de pesticidas y son más sensibles a sus efectos.

Diversas investigaciones asocian la exposición a pesticidas organofosforados durante el embarazo con posteriores problemas en el desarrollo mental. La exposición de los niños a los pesticidas también ha sido relacionada con desarreglos en la conducta, desarrollo motor, memoria, etc. También han sido asociados a niveles «bajos» de concentración, con un notable mayor riesgo de padecer el trastorno de déficit de atención e hiperactividad (TDAH).

Un informe de la prestigiosa *Endocrine Society* muestra que en la Unión Europea se pierden anualmente tres millones de puntos de cociente intelectual en los niños a causa de la exposición a pesticidas organofosforados, cuya principal vía de entrada en el organismo es la alimentación. Asimismo, se alude a un incremento del riesgo de trastornos del espectro autista, pero los posibles efectos son más.

Por ejemplo, diferentes estudios asocian los pesticidas con una alteración de las hormonas masculinas, que puede estar ligada a una disminución de la fertilidad. Así se ha visto, por ejemplo, que los hombres que se alimentan con frutas y verduras con un mayor contenido de residuos de pesticidas tienen una peor calidad en su semen (menos cantidad y calidad de espermatozoides). También hay investigaciones que asocian sustancias de este tipo al riesgo de padecer cáncer de mama, alergias, alteración de la microbiota intestinal, etc., o que evidencian que una dieta ecológica, con mucha menor presencia de residuos de pesticidas, está ligada a un menor riesgo de problemas como la preeclampsia, las malformaciones genitales en los niños varones, la obesidad, la diabetes, las infecciones de oído, etcétera.

Envases y utensilios de cocina

Otro elemento que ha generado preocupación son ciertos materiales que pueden ponerse en contacto con los alimentos en su elaboración, envasado o preparación, y desde los que podrían migrar sustancias indeseables a la comida. Por ejemplo, determinados revestimientos antiadherentes presentes en las sartenes. Sustancias empleadas en estos revestimientos, como algunos compuestos perfluorados, han sido asociadas a diversos problemas sanitarios. Además, algunos estudios científicos han asociado el aluminio, presente en algunos útiles de cocina, «papel» de aluminio, etc., a algunos problemas. Otro elemento que merece especial atención son las latas, ya que el interior de muchas de ellas puede estar recubierto con un fino barniz de resinas sintéticas que, según las investigaciones científicas realizadas, puede hacer pasar a los alimentos sustancias preocupantes como el bisfenol A, acaso el más estudiado de los contaminantes hormonales, y capaz de inducir efectos a muy bajas concentraciones según infinidad de estudios realizados. Cabría añadir sustancias como ftalatos y el anteriormente citado bisfenol A, que pueden liberarse desde los plásticos de determinados recipientes o envoltorios, especialmente si son calentados en ellos, pero también se ha visto liberación desde materiales reciclados como cartón o papel.

Aditivos alimentarios

En 1983 la comisión del *Codex Alimentarius* definió el término *aditivo alimentario* como una sustancia no utilizable como alimento ni usado como ingrediente típico de los alimentos, tenga o no valor nutritivo, que se añade a aquellos con propósitos tecnológicos de preparación, procesado, tratamiento, conservación, envasado o empaquetado, transporte o manejo. El término no incluye a contaminantes o a sustancias que se añaden al alimento para mejorar sus propiedades nutritivas. Clasificación:

a) **Sustancias que modifican los caracteres organolépticos:** colorantes, aromas, edulcorantes, etc.

b) **Estabilizadores del aspecto o caracteres físicos:** emulgentes, espesantes, espumígenos, antiespuma, anticristalizantes, humectantes, estabilizantes de la consistencia de productos vegetales, etc.

c) **Conservadores de alteraciones biológicas o químicas:** conservadores químicos y antioxidantes.

d) **Mejoradores o correctores:** mejoradores de cualidades nutritivas, correctores de los vinos, entre otros.

e) **Productos ocasionales;** contaminación con productos ajenos a los alimentos: herbicidas, rodenticidas, metales, etc.

f) **Fármacos:** por ejemplo hormonas (estrógenos, dietiletilbestrol, utilizados para acelerar el crecimiento de los animales) y antibióticos.

Desde el comienzo de este siglo, se ha incrementado enormemente el empleo de aditivos por parte de la industria alimentaria en la producción y la conservación de los alimentos. Se emplean unas 3000 sustancias químicas, calculándose que un individuo consume aproximadamente 1 kg de aditivos alimentarios en un año. Existe poca conciencia ciudadana acerca del significado de las claves con las que aparecen en las etiquetas y que facilitan su identificación. Se ha publicado mucho acerca de efectos negativos que pueden tener algunos aditivos, solos o en combinación con otras sustancias: alergias, asma, eccemas, reacciones de hipersensibilidad, hipertiroidismo, daños renales y hepáticos, anemia, irritaciones digestivas, descalcificación, avitaminosis, cefaleas, urticaria, cáncer, y un largo etcétera.

Entre los aditivos sobre los que se ha escrito acerca de su posible carácter conflictivo, asociándolos a posibles problemas leves o graves, encontramos: amarillo sólido (E105), el amarillo naranja S (E110), el amarillo 2G (107), la tartrazina (E102), el naranja GGN (E111), azorrubina (E122), amaranto (E123), escarlata GN (E125), ponceau 6R (E126), eritrosina (E127), rojo 2G (128), azul de antraquinona (E130), azul patente V (E131), verde ácido brillante (E142), marrón FK (154), ácido benzoico (E210), benzoato de sodio (E211), p-hidroxibenzoato de etilo (E214), p-hidroxibenzoato de propilo (E216), p-hidroxibenzoato de metilo (E218), disulfito de sodio (E223), difenilo (E230), o-octilfenol (E231), tiabendazol (E233), hexametilenotetramina (E239), ácido bórico (E240), nitrito de potasio (E249), butilhidroxianisol o BHA (E320), butilhidroxitol o BHT (E321) y otros muchos.

Xenobióticos y microbiota

Disbiosis inducidas por xenobióticos

Disbiosis inducidas por metales pesados

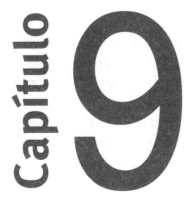

Capítulo 9

Disbiosis inducidas por xenobióticos

La importancia de la microbiota en la salud y enfermedad está fuera de duda, pero más allá de lo que habitualmente leemos o escuchamos acerca de sus funciones y de su relación con multitud de patologías, tenemos que comprender que somos Holobiontes. Constituimos una unidad con todos los microorganismos que componen la microbiota humana. Todo lo que afecta al ser humano, de una u otra manera, afecta a su microbiota y, toda respuesta hacia estímulos externos o internos está modulada por ella. Los factores ambientales, lo que comemos, lo que respiramos, cómo y dónde vivimos y hasta cómo sentimos, tiene impacto en la microbiota. A su vez, el cómo hacemos frente a todo ello, nuestra capacidad de respuesta frente a las adversidades, depende de la salud de nuestros viejos amigos, esos microorganismos que han coevolucionado con nuestra especie a lo largo de su historia evolutiva.

> La microbiota humana es nuestro gran aliado frente a la exposición ambiental, es el punto de contacto entre el ser humano y el ambiente en el que vive.

Los *xenobióticos* son aquellos compuestos que disponen de una estructura química que no existe en la naturaleza, son sustancias químicas extrañas a los sistemas biológicos. Son productos químicos fabricados por el ser humano con distintos fines, desde pesticidas hasta fármacos. Uno de los mayores problemas ambientales, como ya hemos comentado, de nuestros días es la acumulación de compuestos recalcitrantes, aquellos que, por tener una estructura muy estable químicamente, se resisten al ataque de los microorganismos o de cualquier mecanismo de degradación, sea biológico o químico; pueden permanecer inalterables al paso del tiempo, por lo que son altamente contaminantes y ocasionan impactos negativos en los ecosistemas. Esa característica que poseen es debida a que cuentan con una estructura química de una enorme estabilidad.

La concentración de compuestos xenobióticos se ha incrementado considerablemente durante las últimas décadas y son motivo de preocupación, principalmente por sus efectos carcinogénicos, mutagénicos y teratogénicos, y por sus características bioacumulables y biomagnificantes. Cada vez hay más pruebas que indican que la microbiota intestinal humana interactúa con los xenobióticos, y que estas interacciones pueden conducir a modificaciones en su composición y funciones, lo que podría afectar a la homeostasis del huésped.

Entre los xenobióticos más conocidos se encuentran los plaguicidas y los medicamentos. La microbiota intestinal puede metabolizarlos, lo que podría afectar a sus propiedades terapéuticas (fármacos) o tóxicas (plaguicidas); transforma las estructuras químicas de los compuestos ingeridos, como los fármacos; este metabolismo puede variar sustancialmente entre personas (variabilidad interindividual) afectando a la eficacia del fármaco de forma positiva o negativa, y puede influir en su toxicidad. Los fármacos dirigidos al huésped inducen genes microbianos, la mayoría de los cuales pueden estar asociados con el transporte o la degradación de fármacos. Respecto al metabolismo de plaguicidas, por poner un ejemplo, se ha descubierto que el diclorodifeniltricloroetano (DDT), un insecticida organoclorado, es metabolizado a diclorodifenildiclorofeniletano (DDD) por la microbiota fecal de ratas y humanos, aunque aún no está claro si esta biotransformación corresponde a una bioactivación o desintoxicación, porque tanto el DDT como el DDD son probables disruptores endocrinos en humanos.

La microbiota intestinal nos ofrece grandes recursos frente a la exposición ambiental, es capaz de biotransformar los compuestos químicos. Por ejemplo, las bacterias lácticas tienen la capacidad de desconjugar las sales biliares y de reducir la absorción de otras sustancias tóxicas como el amoniaco, los productos aminados y el indol. La microbiota tiene capacidad de unión y neutralización de más del 70 % de las aminas heterocíclicas que se forman al calentar excesivamente los alimentos proteicos, tiene capacidad de degradar las nitrosaminas potencialmente carcinogénicas que se forman en el intestino, tras reaccionar los nitratos y nitritos (se usan para la conservación de alimentos curados) y las aminas secundarias.

La microbiota intestinal humana interactúa con los xenobióticos, incluidos los contaminantes orgánicos persistentes y los productos químicos transmitidos por los alimentos. El problema es que la exposición es crónica y a múltiples xenobióticos simultáneamente, lo que puede afectar y modificar cualitativa y/o cuantitativamente al ecosistema intestinal. La pérdida de las funciones de una microbiota eubiótica nos lleva (entre otras cosas) a una pérdida en la capacidad de detoxificación del intestino y su microbiota, es decir, a una mayor vulnerabilidad frente a la exposición a xenobióticos. Además, la constante exposición, aunque sea a bajas dosis, poco a poco afecta al estatus nutricional, se produce una depleción de nutrientes que actúan como factores y cofactores en los procesos de desintoxicación, disminuyendo progresivamente la capacidad de detoxificación. Así, gradualmente, aumentará la carga corporal total hasta que esta es lo suficientemente alta como para desencadenar la enfermedad (desbordar el barril).

Estos cambios en la microbiota tienen un gran impacto en la salud, pero, en general, la disbiosis inducida por xenobióticos es reversible con las intervenciones terapéuticas adecuadas. Xenobióticos de mayor impacto sobre la microbiota:

- Hidrocarburos aromáticos policíclicos (PAH).
- Retardantes de llama bromados (BFR).
- Aminas heterocíclicas (HCA).
- Policlorobifenilos (PCB).
- Pesticidas.
- Dibenzo-p-dioxinas policloradas (PCDD).

Estos contaminantes orgánicos persistentes (COP) son compuestos muy tóxicos, persistentes en el medio ambiente y con capacidad de acumulación en los organismos. La exposición a estos contaminantes se ha relacionado con diversas patologías: metabólicas, inmunitarias, reproductivas e incluso algunos tipos de cáncer, y a medida que avanzamos en la comprensión del microbioma, comprendemos que buena parte de esta relación va de la mano del impacto de estos compuestos en la composición y en el rendimiento metabólico del microbioma.

Las aminas heterocíclicas (HCA) son sustancias químicas transmitidas por los alimentos, producidas por algunas prácticas de cocción que son similares a los COP en términos de estructura y propiedades tóxicas. Los HCA son mutagénicos y se caracterizan como posibles carcinógenos humanos, lo que aumenta el riesgo de aparición de cáncer colorrectal. Son sustancias que, aunque no estén presentes en altas concentraciones, podrían producir algunos efectos a niveles bajos por una exposición crónica o producida en periodos sensibles de la vida como el embarazo o la infancia.

Muchos contaminantes (disruptores endocrinos) pueden alterar el equilibrio hormonal a concentraciones bajísimas. Además, hay que tener en cuenta que en la vida real nos exponemos simultáneamente a numerosas sustancias diferentes que pueden tener un «efecto cóctel»; solo se evalúa el riesgo de exponerse a una sustancia de manera aislada. Debido a que la exposición a los COP y las sustancias químicas transmitidas por los alimentos ocurre principalmente a través de la dieta, el tracto gastrointestinal del huésped y la microbiota gastrointestinal están expuestos a estos compuestos.

IMPACTO DE LOS XENOBIÓTICOS SOBRE LA MICROBIOTA INTESTINAL

Composición

Cada xenobiótico tiene un impacto particular, pero en líneas generales encontramos:

- Desequilibrio en la proporción Firmicutes/Bacteroidetes.
- Aumento de proteobacterias (*Enterobacteriaceae*).
- Disminución de bacterias de fermentación y sacarolisis.

Metabolitos microbianos:

Los metabolitos que surgen de esta interacción xenobiótico-microbiota intestinal causan una respuesta inflamatoria de la célula huésped.

Mediante análisis de metatranscriptoma y volatoloma (compuestos orgánicos volátiles) se evaluó la respuesta inflamatoria de la célula huésped causada por metabolitos microbianos después de la interacción entre los contaminantes y la microbiota intestinal en células epiteliales intestinales TC7. Los cambios en el patrón de volatolomas analizados mediante microextracción en fase sólida acoplada a cromatografía de gases-espectrometría de masas dieron como resultado:

- Desequilibrio de compuestos de azufre, fenólicos y ésteres.
- Modifican la expresión génica con aumento en la expresión génica microbiana relacionada con los procesos del metabolismo de los lípidos, así como con la membrana plasmática, el espacio periplásmico, la actividad de la proteína quinasa y la actividad del receptor después de la exposición a dioxinas, retardantes de llama bromados y aminas heterocíclicas.
- Todos los contaminantes alimentarios probados indujeron una disminución en los niveles de transcritos microbianos relacionados con el ribosoma, la traducción y la unión de ácidos nucleicos.
- Los metabolitos de la microbiota intestinal resultantes de las alteraciones de los contaminantes pueden promover el establecimiento de un estado proinflamatorio en el intestino, como se indica con la liberación de citocina IL-8 por parte de las células epiteliales intestinales.

Es importante tener en cuenta que además de la producción de metabolitos proinflamatorios resultantes de la interacción xenobiótico microbiota, disminuye la producción de metabolitos antiinflamatorios como los SCFA. Incluso para complicar el escenario, la microbiota puede convertirse en la mayor fuente de tóxicos (endobióticos); el aumento de patógenos facultativos conlleva una elevada producción de amoniaco, alcohol, aminas biógenas, micotoxinas, etc.

Para saber más, escanea estos códigos QR

https://pubmed.ncbi.nlm.nih.gov/5432249/

https://www.ncbi.nlm.nih.gov/pmc/articles/PMC6054606/

http://www.cienciacierta.uadec.mx/2016/12/12/degradacion-microbiana-de-compuestos-xenobioticos/

https://www.biocodexmicrobiotainstitute.com/es/pro/la-microbiota-intestinal-y-el-metabolismo-de-los-farmacos

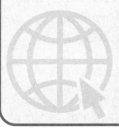

https://www.nature.com/articles/s41598-018-29376-9.pdf
https://www.nature.com/articles/s41598-018-29376-9#ref-CR12
https://www.nature.com/articles/s41598-018-29376-9#ref-CR13
https://www.nature.com/articles/s41598-018-29376-9#ref-CR14
https://www.nature.com/articles/s41598-018-29376-9#ref-CR15
https://www.nature.com/articles/s41598-018-29376-9#ref-CR16
https://www.nature.com/articles/s41598-018-29376-9#ref-CR20
https://www.nature.com/articles/s41598-018-29376-9#ref-CR25
https://www.nature.com/articles/s41598-018-29376-9#ref-CR26
https://www.nature.com/articles/s41598-018-29376-9#ref-CR27

METALES PESADOS

El estudio de los efectos tóxicos de metales pesados en el ser humano ha cobrado particular importancia en las últimas décadas. A través de la actividad industrial, los metales entran en el aire, el agua, el suelo y los alimentos. Los metales pesados no son biodegradables y persisten en el medio ambiente durante largos períodos de tiempo, lo que conlleva una exposición crónica por parte de la población. Los metales pesados más importantes en cuanto a su impacto en la salud son, probablemente, el mercurio, el plomo y el cadmio y algunos elementos intermedios como el arsénico y el aluminio. Arsénico y aluminio son muy relevantes desde el punto de vista toxicológico y se estudian habitualmente junto a los metales pesados, siendo más correcto hablar, en conjunto, de metales tóxicos.

La presencia de metales tóxicos se ha convertido en una constante en nuestra vida y, en general, en todo nuestro entorno, desde la presencia de aluminio en los desodorantes antitranspirantes, de mercurio en los empastes de amalgamas, cobalto y cromo en ciertas prótesis ortopédicas, hasta la presencia de plomo, cadmio, arsénico y mercurio en los alimentos. Los metales tóxicos han demostrado ser una amenaza importante para la salud humana, principalmente debido a su capacidad para causar daños en la membrana, en el ADN, afectar a la función de las proteínas y a la actividad enzimática.

Una propiedad toxicológicamente importante de los metales es que pueden reaccionar con los sistemas biológicos, perdiendo uno o más electrones para formar cationes que podrían ser tóxicos. La mayoría de los metales elementales tienden a formar compuestos iónicos, otros, como el arsénico, pueden formar compuestos organometálicos. La capacidad redox de un metal puede tener un efecto directo sobre el potencial tóxico, ya que deja el elemento del compuesto en un estado de mayor oxidación.

Antiguamente, la toxicología de metales se ocupaba principalmente de las intoxicaciones agudas, como por ejemplo los cólicos abdominales causados por la intoxicación aguda por plomo. Hoy en día, la mayoría de las intoxicaciones son causadas por la exposición crónica a dosis bajas, lo que dificulta su diagnóstico, ya que la relación causa/efecto no es tan evidente. Además, el efecto suele ser una consecuencia de la exposición a una compleja combinación de diferentes químicos.

Mecanismos de toxicidad de los metales pesados

1. **Mimetismo:** pueden imitar a metales esenciales al unirse a sitios fisiológicos reservados para un elemento esencial afectando a funciones celulares vitales. Por ejemplo, el cadmio, el cobre y el níquel imitan al zinc.
2. **Daños por oxidación:** muchos metales pueden causar cambios oxidativos en las proteínas o en el ADN.
3. **Aductos de proteínas en sistemas biológicos:** los metales en su forma iónica pueden formar aductos de ADN y proteínas, pudiendo inducir una expresión genética anormal.

Los aductos de ADN son modificaciones químicas del ADN. Las modificaciones químicas en la cadena del ADN pueden dificultar la replicación del ADN (como cuando se te queda algo atascado en la cremallera de la chaqueta) y esto provoca replicaciones anormales y mutaciones.

Metales pesados y microbiota

El estudio de la relación de los metales pesados y la microbiota intestinal ha aumentado enormemente en los últimos años y se han confirmado las complejas interacciones entre ambos. Por un lado, el impacto de los metales tóxicos en la microbiota comensal y la homeostasis intestinal y, por otro, el impacto de la microbiota intestinal en la absorción y biotransformación de los metales pesados y, por lo tanto, en sus efectos tóxicos.

La toxicología debe considerar los efectos tóxicos de los metales pesados sobre el microbioma del huésped como parte integral del holobionte, para comprender mejor el papel potencial de los factores ambientales en la etiología y patogénesis de un amplio rango de patologías.

Relación bidireccional

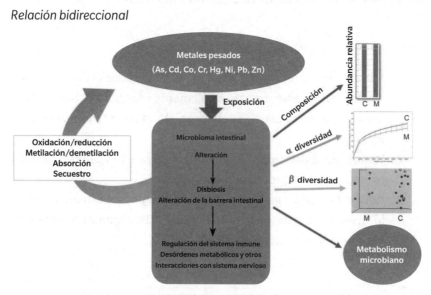

El impacto de la microbiota intestinal en la absorción y biotransformación de los metales pesados (tóxicos).

La microbiota intestinal es la primera línea de defensa frente a los efectos tóxicos de los metales pesados, es una importante barrera contra su diseminación. La microbiota intestinal altera la absorción y el metabolismo de los metales pesados al actuar como una barrera física, al alterar el pH y el equilibrio oxidativo, y al alterar las concentraciones de enzimas de desintoxicación o proteínas involucradas en su metabolismo. Además, el estado de la microbiota puede afectar a la integridad de la barrera intestinal, lo que también afecta a la absorción de los metales pesados. Los miembros de la microbiota intestinal también pueden modular la toxicidad de los metales ingeridos mediante reacciones de oxidación, reducción, metilación o desmetilación, así como la unión y el secuestro de especies metálicas. Además del metabolismo del huésped, la biotransformación por parte de las bacterias intestinales puede modular la toxicidad de los metales.

La microbiota intestinal residente interfiere en la biodisponibilidad y la toxicidad de los metales y podría tener una influencia sustancial en la susceptibilidad de un individuo a la exposición a metales tóxicos.

El impacto de los metales tóxicos en la microbiota intestinal

La exposición a metales tóxicos tiene efectos tóxicos en la microbiota intestinal que pueden alterar su composición, tanto cuantitativa como cualitativamente, y esta alteración conduce a la alteración de su actividad metabólica. Como consecuencia de los cambios microbianos dentro del intestino, que afectan a la homeostasis intestinal, los metales pesados pueden alterar indirectamente el estado de salud contribuyendo al desarrollo de enfermedades inmunitarias, metabólicas y neurológicas. Hay evidencia epidemiológica de que las disbiosis inducidas por metales pesados contribuyen al desarrollo y progresión de diversas enfermedades. Es muy probable que el mayor impacto de los xenobióticos en el huésped a medio o largo plazo sea indirecto, a través de los cambios que ocasionan en el microbioma intestinal.

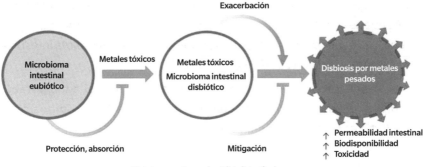

Metales pesados y microbiota intestinal.

Afortunadamente, cada vez hay más estudios sobre el impacto de los metales tóxicos en la microbiota intestinal y cada vez tenemos más en cuenta la exposición ambiental en las estrategias de recuperación de la eubiosis intestinal. Si no cambiamos el terreno, si no resolvemos o evitamos los factores causales, difícilmente lograremos un equilibrio que perdure en el tiempo.

Cada metal, en función del tiempo de exposición, tiene un impacto diferente. Los investigadores Zhai y *et al.* demostraron que Cd, Pb, Cu, y Al causaron cambios en la microbiota intestinal (en ratones), dependientes del metal y del tiempo de exposición y la abundancia de Akkermansia disminuyó significativamente después de la exposición a estos cuatro metales.

Richardson *et al.* evaluaron los efectos agudos de la exposición a metales tóxicos en la microbiota intestinal de rata mediante la administración de cinco metales diferentes, arsénico, cadmio, cobalto, cromo o níquel. La respuesta a los metales no fue uniforme, mostrando cambios específicos según el compuesto administrado. El arsénico, el cadmio y el níquel alteraron significativamente la composición y la diversidad bacteriana y de manera dosis-dependiente mientras que el cromo y el cobalto tuvieron impactos más débiles en la microbiota.

Arsénico

La exposición a As afecta a la composición de la microbiota intestinal fomentando el crecimiento de patógenos y el agotamiento de bacterias de homeostasis. Estudios en ratones muestran un aumento de bacterias involucradas en la resistencia o en la desintoxicación de As, como Alistipes, y de los organismos generadores de butirato. Además, la exposición a As puede activar la transferencia horizontal de genes y aumentar la presencia de genes de resistencia a los antibióticos en la microbiota intestinal de los ratones (Chi *et al.*, 2017).

Lu *et al.* informó que la exposición al arsénico en el agua potable (10 ppm de arsénico durante cuatro semanas) altera la composición, disminuyendo algunas familias de Firmicutes y los perfiles metabólicos con alteraciones en los metabolitos de indol y en los perfiles de ácidos biliares de la microbiota intestinal de ratones hembra. En otro estudio con una dosis de arsénico más baja durante 13 semanas, la disbiosis con alteraciones en la composición y diversidad de la microbiota se acompañó de cambios metagenómicos en el metabolismo de los carbohidratos, la síntesis de ácidos grasos de cadena corta y los sistemas de utilización del almidón. Además, el arsénico aumentó los indicadores de estrés oxidativo y los genes de reparación del ADN. Es especialmente importante el aumento observado de resistencia a múltiples fármacos.

Parece ser que los metales pesados promueven la propagación de la resistencia a múltiples fármacos a través de la transferencia horizontal de genes en el intestino.

Gokulan *et al.* investigaron el impacto de la exposición única y repetida a corto plazo (8 días) al arsenito en la composición del microbioma intestinal, así como en el estado inmunitario intestinal en ratones. La dosis, la duración de la exposición y el estado de desarrollo de los animales provocaron distintos cambios en la recuperación bacteriana y la composición de la microbiota. La exposición repetida aumentó la abundancia de bacterias que albergan genes de resistencia al arsénico e indujo la metilación del arsenito para la desintoxicación del huésped. Las dosis únicas de arsenito en ratones jóvenes provocaron poblaciones bacterianas distintas, la exposición al arsénico en la vida temprana puede tener consecuencias a largo plazo para el desarrollo de una microbiota intestinal saludable.

Coryell *et al.* demostraron la mitigación de la toxicidad aguda por arsénico por parte de la microbiota utilizando ratones transgénicos (enzima de desintoxicación de arsenito metiltransferasa As3mt knock-out), libres de gérmenes y gnotobióticos tratados con antibióticos. El tratamiento aumentó la bioacumulación de arsénico, pero el estado libre de gérmenes junto con la deficiencia de As3mt se asoció con una alta mortalidad después de la exposición aguda. El trasplante de microbiota de heces humanas a ratones transgénicos libres de gérmenes hipersensibles protegió a los receptores de la mortalidad inducida por el arsénico. Además, los experimentos con ratones gnotobióticos mostraron que *Faecalibacterium prausnitzii* proporcionó al menos una protección parcial contra la toxicidad del arsénico; por lo tanto, la manipulación específica del microbioma puede ayudar en la prevención y el tratamiento del envenenamiento por arsénico.

Cadmio

El cadmio es otro metal tóxico con un impacto ambiental significativo. Para la población general, el cadmio acumulado en los alimentos representa el principal riesgo de exposición por lo que el impacto en microbiota intestinal debe considerarse. El deterioro de la función de barrera intestinal junto con los cambios inducidos por Cd en la composición de la microbiota intestinal conducen a aumentar las moléculas proinflamatorias (por ejemplo, LPS) y pueden provocar inflamación sistémica. El impacto de la toxicidad del Cd en el microbioma intestinal de ratones ha sido investigado por varios grupos de investigación y todos reportaron alteraciones significativas en las comunidades bacterianas pero los cambios fueron dispares. El **Cd** tiene efectos tóxicos en el crecimiento de microorganismos, principalmente a través de la alteración de la síntesis de proteínas y la función de varios sistemas enzimáticos. Las bacterias grampositivas son más sensibles que las bacterias gramnegativas y dentro del primer grupo los *Lactobacillus* son menos sensibles a la toxicidad por Cd que las *Bifidobacterias*. Los *Lactobacillus* tienen amplias capacidades de unión y eliminación de Cd.

La capacidad de eliminación de cadmio mediada por bacterias es específica de filo, género y cepa.

Plomo

La exposición al Pb fomenta el crecimiento de bacterias nuevas o aumenta la viabilidad de algunas de ellas. La exposición al Pb disminuye la cantidad de bacterias muy abundantes y, por lo tanto, altera las proporciones relativas de todas las especies. El efecto inmunosupresor del Pb supera sus efectos directos sobre la microbiota intestinal, aumentando así la colonización microbiana del intestino por *Bilophila, Butyricicoccus, Phyllobacterium, Parasporobacterium, Mucispirillum schaedleri* y *Lactobacillus johnsonii*, pero disminuye las bacterias productoras de butirato.

En un estudio de la correlación de las concentraciones de metales pesados en sangre y la composición de la microbiota intestinal de las heces en mujeres embarazadas y niños en edad escolar, los resultados mostraron que las concentraciones sanguíneas elevadas de Pb se correlacionaron con aumentos en la abundancia relativa de *Succinivibrionaceae* y *Gammaproteobacteria*. Estos dos taxones de bacterias pueden promover una mayor absorción de Pb.

Mercurio

El tratamiento con metilmercurio (MeHg) en peces aumenta la abundancia de algunos taxones asociados con el metabolismo xenobiótico y la eliminación del metal, como *Xanthomonadaceae*, *Comamonadaceae*, *Cloacibacterium*, *Deltaproteobacteria FAC87* y *Pirellula* (que puede producir reductasa de Hg). Los patógenos, como *Aeromonas*, *Acinetobacter* y un miembro no clasificado de *Neisseriaceae*, también aumentaron considerablemente, lo que demuestra los efectos inmunosupresores del MeHg. En ratas, la exposición aguda a MeHg también alteró la estructura y la función de la microbiota intestinal, alterando *Desulfovibrionales*, *Peptococcaceae* y *Helicobacter*, que están relacionados con ciertos metabolitos neurales, como ácido gamma-aminobutírico y glutamato.

BIORREMEDIACIÓN: ESTRATEGIA PROTECTORA

Los microbios intestinales interactúan con los metales dentro del intestino, ya sea por biotransformación o por secuestro. Los microorganismos pueden controlar de manera activa o pasiva la bioaccesibilidad de los metales pesados. El uso de bacterias (biosorbentes) para metales pesados se ha empleado ampliamente para eliminar metales de suelos y aguas residuales contaminados. La introducción de la biorremediación (uso de microbios vivos para eliminar contaminantes) en el intestino requiere la selección de microbios seguros en función de sus capacidades específicas para inmovilizar metales. Las bacterias parecen ser los mejores candidatos para disminuir la toxicidad de los metales, con respecto a sus nichos ecológicos, pero no todas las bacterias tienen las mismas capacidades para limitar la biodisponibilidad de metales tóxicos. Las bacterias del ácido láctico (LAB) lo han demostrado a través de la unión y/o internalización eficiente de metales *in vitro* especialmente con cadmio y plomo.

> *Lactobacillus plantarum, Lactobacillus. casei, Lactobacillus rhamnosus* y *Lactobacillus delbrueckii* muestran efectos desintoxicantes *in vitro*. Con menor frecuencia se ha estudiado la capacidad de disminuir la toxicidad por metales pesados de bacterias no lácticas, con un número muy limitado de estudios en pocas especies de proteobacterias *(E. coli)* y bacterias anaerobias aisladas en el intestino (aislados de una sola cepa de *Akkermansia muciniphila, Faecalibacterium prausnitzii* y *Oscillibacter ruminantium.*

Varios microbios pueden así prevenir la absorción de metales pesados en el intestino (y la diseminación en varios tejidos) y ser eliminados al defecar. Se ha demostrado su eficacia en modelos preclínicos de enfermedades agudas y toxicidad crónica por metales pesados en ratones, especialmente frente a plomo, cadmio y aluminio.

Para saber más, escanea este código QR

Fanny *et al*. Capacidad de las bacterias intestinales de limitar la toxicidad por metales pesados. HAL Id: hal-03137377. https://hal.inrae.fr/hal-03137377

En este interesante estudio investigaron la capacidad de eliminación de metales (plomo, cadmio y aluminio) de 225 bacterias. Se identificaron bacterias potenciales que pueden aliviar su toxicidad con el fin de proponer la realización de probióticos candidatos para la biorremediación de xenobióticos metálicos. Los resultados revelaron la enorme diversidad bacteriana en términos de capacidad para eliminar metales como el plomo, cadmio y el aluminio *in vitro*. Estos resultados abren nuevas perspectivas, comprender el papel de los microbios permite definir candidatos probióticos como una estrategia terapéutica frente a la exposición a metales pesados.

> Los probióticos son una buena estrategia para disminuir la toxicidad por HM. Ha demostrado que reduce su absorción en el tracto intestinal a través de la mejora del secuestro intestinal de HM, la desintoxicación de HM en el intestino, el cambio de la expresión de proteínas transportadoras de metales y el mantenimiento de la función de barrera intestinal.

Parte IV

PON A TONO TU MICROBIOTA

Dieta y microbiota

Intervenciones dirigidas al microbioma para modular la ecología intestinal

La dieta como estrategia terapéutica

Impacto de los diferentes componentes de los alimentos y de los patrones dietéticos en el microbioma intestinal

Capítulo 10

El microbioma intestinal se encuentra en la intersección entre el medio ambiente y el huésped, con la capacidad de modular las respuestas del huésped a exposiciones y estímulos tanto del medio externo como del medio interno. Modular la ecología intestinal es clave en la salud y en la enfermedad humanas y tiene un enorme potencial en prevención y tratamiento de multitud de enfermedades. Los principales **métodos de intervención** son:

- FMT: Trasplante de microbiota fecal.
- FFT: Trasplante de filtrado fecal.
- Dieta.
- Alimentos fermentados.
- Prebióticos y probióticos.
- Terapia con fagos y postbióticos.

El trasplante de microbiota fecal (FMT) es el más complejo y consta de microbios vivos, componentes dietéticos remanentes, fagos y metabolitos. Cada método de intervención tiene un impacto diferente en el microbioma intestinal. Algunos, como la dieta o el FMT, modifican a toda la comunidad microbiana, otros como la terapia con fagos, los probióticos y los prebióticos se dirigen a taxones o cepas específicas. Por último, los postbióticos, moléculas producidas por los probióticos que tienen un efecto directo sobre el ecosistema o el huésped. El impacto ecológico de cada intervención puede incluirse, al menos, en una de las tres categorías siguientes:

1. **Introducción de especies**, por ejemplo, el uso de probióticos.
2. **Agotamiento de especies**, por ejemplo, la terapia con fagos, que tiene como objetivo agotar una especie dentro del ecosistema.
3. **Aumento del crecimiento o** «crecimiento mejorado» de determinadas especies; por ejemplo, los prebióticos seleccionados en función de su utilización específica por parte de un subconjunto de bacterias.

Muchas intervenciones pertenecen a dos o a las tres categorías y es probable que cualquier modificación de la microbiota intestinal impacte en la totalidad del ecosistema.

La microbiota intestinal humana está formada por billones de células microbianas y miles de especies bacterianas. La microbiota madura es bastante resistente, pero puede verse alterada por estímulos tanto internos como externos. La variabilidad interindividual y la plasticidad de la microbiota intestinal dificultan poder identificar qué es una microbiota «sana»; marcadores de estabilidad microbiana, como la riqueza y la diversidad, se utilizan a menudo como indicadores de la salud intestinal, debido a su asociación inversa con enfermedades crónicas y metabólicas. Por otro lado, la plasticidad de la microbiota permite realizar intervenciones para modificar su composición y rendimiento metabólico para mejorar la salud humana.

Los tres pilares de un microbioma sano son estabilidad, riqueza y diversidad, y una alimentación completa y variada es una forma eficaz de asegurar el mantenimiento de una microbiota eubiótica. Es probable que el impacto más importante de la dieta en la salud y en la enfermedad humanas sea en realidad su potencial de modificar el microbioma intestinal.

La disminución de la diversidad microbiana intestinal se observa en toda la población de las sociedades occidentales donde las dietas son ricas en alimentos procesados, productos de origen animal y carbohidratos refinados, y bajas en alimentos vegetales y donde las enfermedades como las alergias, la obesidad, las enfermedades autoinmunes, neurológicas y oncológicas tienen tasas más altas.

La microbiota intestinal es un mediador del impacto dietético en el estado metabólico del huésped.

Recuperar la eubiosis intestinal muchas veces no es tarea fácil y no es suficiente la intervención dietética, pero es uno de los recursos terapéuticos imprescindibles para plantear una buena estrategia. Una vez recuperado el equilibrio del ecosistema intestinal, lo ideal es que se mantenga con una dieta adecuada y unos hábitos de vida saludables.

El conocimiento del estado de la microbiota nos lleva a intervenciones terapéuticas mucho más precisas y absolutamente individualizadas (no hay dos microbiotas iguales).

IMPACTO DE LA DIETA EN LA MICROBIOTA INTESTINAL

Los nutrientes dietéticos son esenciales no solo para la salud humana sino también para la salud y la supervivencia de los billones de microbios que residen en los intestinos humanos. Puntos principales:

La microbiota puede cambiar rápidamente

La microbiota del intestino humano responde rápidamente a cambios en la dieta. Añadir, por ejemplo, más de 30 gramos por día de fibras dietéticas específicas modifica la composición y función de la microbiota en cuestión de uno o dos días. Estos cambios, secundarios a la disponibilidad de nutrientes, se dan gracias a que las poblaciones de microbios pueden duplicarse en una hora y el intestino purga profundamente la comunidad cada 24/48 horas.

La microbiota intestinal es estable y tiende a mantenerse

La microbiota responde rápidamente a la intervención dietética (dentro de las 24 horas posteriores), pero no se alteran las principales características de su composición. Son los hábitos dietéticos a largo plazo los que pueden tener un mayor impacto en la composición.

El impacto de la dieta en microbiota es variable en cada individuo

Un cambio particular en la dieta puede tener un efecto muy variable en diferentes personas debido a la diferente composición de su microbiota intestinal. La respuesta es variable según las condiciones individuales del ecosistema intestinal.

La dieta es un componente clave de la relación entre los humanos y sus residentes microbianos, es un factor externo con gran capacidad para modificar el ecosistema intestinal. Los factores dietéticos se encuentran entre los moduladores más potentes de la composición y función de la microbiota y los microbios intestinales, a su vez, influyen en la absorción, el metabolismo y el almacenamiento de los nutrientes ingeridos, con efectos potencialmente profundos en la fisiología del huésped. Los diferentes **componentes de los alimentos** y los **patrones dietéticos** dan forma al microbioma intestinal. Los cambios en los patrones dietéticos del huésped alteran el metabolismo bacteriano y favorecen a las especies más adecuadas para utilizar las fuentes de combustible disponibles. Los microbios intestinales utilizan los nutrientes ingeridos para procesos biológicos fundamentales, y los resultados metabólicos de esos procesos pueden tener impactos importantes en la fisiología humana.

Los cambios en la estructura y la función microbiana inducidos por la dieta pueden ser la base de algunos de los efectos de la dieta sobre la fisiología humana. La controversia sobre lo que constituye una dieta saludable persiste desde la llegada de la nutrición como disciplina científica y la aparición de la microbiota intestinal como regulador clave de la salud, y la enfermedad ha complicado aún más esta cuestión, especialmente si tenemos en cuenta que las respuestas del microbioma intestinal a la nutrición son únicas para cada individuo.

El problema es pretender encontrar la DIETA UNIVERSAL, la intervención dietética debe ser individualizada. El enfoque nutricional personalizado basado en el microbioma intestinal de cada persona y en cada momento de su vida.

COMPONENTES DE ALTO IMPACTO EN EL MICROBIOMA INTESTINAL

Prebióticos

La definición científica de prebiótico es «un sustrato que es utilizado selectivamente por los microorganismos del huésped y confiere un beneficio para la salud». Es un ingrediente funcional no digerible que es fermentado de manera selectiva y produce cambios en la composición y/o actividad de la microbiota intestinal mejorando la salud y el bienestar del hospedador.

Los prebióticos son fibras dietéticas que fomentan el crecimiento y la actividad de los probióticos en la microbiota intestinal. El cuerpo humano no puede descomponer estas sustancias, por lo que llegan intactas al colón, donde son fermentadas por las bacterias del intestino. Si bien los seres humanos no obtienen energía de la ingesta de prebióticos, estos funcionan como alimento para las bacterias intestinales, pues estimulan selectivamente el crecimiento de microorganismos beneficiosos.

Efectos de los prebióticos

- Modulación de la microbiota intestinal.
- Resistencia frente a la colonización de patógenos.
- Mejora de la función intestinal.
- Mejora de la función barrera intestinal.
- Mejora de la absorción mineral.
- Modulación de la respuesta inmune.
- Regulación del apetito y efecto metabólico energético.
- Propiedades anticancerígenas.

Los prebióticos más investigados y los más conocidos son los oligosacáridos de la leche materna (HMO). Constituyen una mezcla extraordinariamente compleja con más de 1000 oligosacáridos diferentes, de los cuales han sido caracterizados estructuralmente en torno a 100. Son prebióticos que mejoran las poblaciones microbianas beneficiosas en el intestino del bebé y al mismo tiempo desalientan los patógenos que pueden causar infecciones. Muchas marcas de fórmulas infantiles se complementan con prebióticos de oligosacáridos para imitar este efecto, y algunas están enriquecidas con HMO. Una de sus características es la elevada diversidad estructural. Además de los HMO, existen oligosacáridos con características demostradas mediante estudios de intervención en humanos como son la inulina, la oligofructosa (FOS), galactooligosacáridos (GOS) y el disacárido lactulosa.

Los alimentos vegetales integrales (frutas, verduras, cereales integrales, legumbres y frutos secos) son la fuente principal de fibras dietéticas naturales. Las frutas y verduras contienen una variedad de fibras con diferentes propiedades fisicoquímicas. La ingesta de frutas y verduras inhibe el crecimiento de clostridios patógenos (*Clostridium histolyticum / perfringens*) entre otros efectos positivos sobre el microbioma. Los cereales integrales contienen una gran variedad de fibras de hemicelulosa, como xilanos y β-glucanos, además de celulosa, almidones resistentes y oligosacáridos. Algunas como la celulosa, la hemicelulosa, la lignina o el salvado, son insolubles y no son fermentables, pero son beneficiosas por su capacidad para aumentar el volumen de las heces y acelerar el tránsito intestinal. Aumentar el consumo de cereales integrales (grano integral apenas y/o arroz integral) aumenta la diversidad microbiana, pero la respuesta es muy individualizada dependiendo de la composición de la microbiota. Responden mejor los que tienen una mayor proporción de *Prevotella/Bacteroides*.

En los últimos años, nuevos avances científicos y clínicos han expandido el concepto de prebiótico a: «sustrato que es selectivamente utilizado por microorganismos del hospedador y confiere un beneficio a la salud». De esta forma, se amplía el concepto de prebiótico a sustancias tales como los polifenoles, los ácidos grasos polinsaturados y los ácidos grasos conjugados (ácido linoleico conjugado).

Los **carbohidratos no digeribles**, como la fibra y el almidón resistente, no se degradan enzimáticamente en el intestino delgado y llegan intactos al intestino grueso, donde los microorganismos residentes los fermentan. La fibra es el componente de nuestra dieta que alimenta más eficazmente a nuestra microbiota intestinal. Las dietas ricas en fibra promueven la salud del epitelio intestinal y de la capa de mucus lo que conlleva una correcta permeabilidad intestinal. Por el contrario, las dietas deficientes en fibra tienen pocos nutrientes disponibles para el microbioma intestinal y pueden promover la degradación microbiana de la capa de mucus, lo que contribuye a la erosión de la barrera mucosa colónica y aumenta la susceptibilidad a los patógenos.

La microbiota sacarolítica primaria es la microbiota que degrada la fibra alimentaria; tiene la capacidad de romper las cadenas largas y complejas de los hidratos de carbono y apoya la actividad de la microbiota muconutritiva al descomponer la estructura de los carbohidratos complejos. Al mismo tiempo, estimula otras especies bacterianas para la degradación de la fibra. Tras la digestión de las fibras se producen numerosos metabolitos como los ácidos grasos de cadena corta (**AGCC**) con importantes funciones tanto locales como sistémicas, que impactan en la composición y función de la microbiota intestinal.

Trabajo en equipo

Bifidobacterium adolescentis actúa sobre las cadenas laterales cortas de los polisacáridos y forma ácido acético a partir de ellas. *Faecalibacterium prausnitzii* depende del ácido acético para descomponer los oligosacáridos y poder producir ácido butírico a partir de ellos.

Ruminococcus bromii (3-5% de la microbiota total). No solo puede usar el almidón resistente de manera efectiva, sino que también estimula su degradación por otras bacterias intestinales. Estas incluyen *B. adolescentis* y otras degradadoras de fibra menos eficaces como *Eubacterium rectale* y *Bacteroides thetaiotaomicron*.

MAC (carbohidratos accesibles a la microbiota)

Como no todas las fibras dietéticas pueden ser digeridas por los microbios intestinales, se ha propuesto el término «carbohidratos accesibles a la microbiota». Los MAC son los carbohidratos complejos que los humanos no pueden digerir, pero que están metabólicamente disponibles para los microbios intestinales. En su mayor parte se corresponden a las sustancias que se consideran como «fibra», pero no toda la fibra puede ser digerida por los microbios intestinales. En general, se corresponden a la fibra soluble y fermentable.

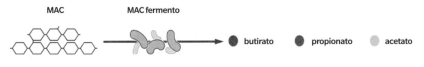

Obtención de AGCC a partir de la fermentación de los carbohidratos accesibles a la microbiota

- **Betaglucanos:** Están presentes en cereales como la avena y en otros alimentos como setas y algas. Tienen una interesante actividad inmunorreguladora.
- **GOS galactooligosacáridos:** frutas, verduras, legumbres, cereales, frutos secos, leche y miel. Son altamente fermentables y solubles y con efecto laxante débil. Son muy interesantes sus efectos de estimulación a nivel de la microbiota, bifidogénicos. Los galactooligosacáridos se encuentran naturalmente en la leche materna
- **FOS (fructo-oligosacáridos) e Inulina.** Altamente soluble y fermentable. Se encuentran en plátanos, espárragos, cebolla, ajo, alcachofa, tomate, puerro, trigo, centeno, cebada, diente de león y raíz de achicoria.
- **Mucílagos:** presentes en algas, semillas de chía, Plantago ovata y lino, tomate, higos, judías verdes y plantas como la caléndula, malva o malvavisco. Cuanto más madura es la planta menor presencia de mucílagos encontraremos en ella. Favorecen la microbiota de homeostasis.
- **Pectina:** es una de las fibras más solubles y fermentables y podemos encontrarla sobre todo en cítricos y en uvas, grosella, arándanos,

manzana y membrillo. Las manzanas son una fuente de pectina, su efecto prebiótico aumenta cuando se cuecen.

- **Almidón resistente.** El almidón resistente de algunos alimentos es una fibra que llega intacta al intestino grueso y es fermentado en el colon por la microbiota intestinal. Favorece el crecimiento y el rendimiento de la microbiota productora de ácidos grasos de cadena corta (SCFA), en especial de ácido butírico. Este tipo de fibra tiene como característica fundamental que su almidón no se digiere (o en muy poca cantidad); por lo tanto, no se convierte en azúcar. Podemos obtener almidón resistente en casa de manera muy sencilla. Una vez cocinados tubérculos, legumbres o arroz, poner en la nevera durante 24 horas antes de consumirlo; después, se pueden consumir en frío o recalentarlos sin someterlos a mucha temperatura (si se calienta a una temperatura alta, el almidón volverá a su forma original).

Polifenoles

Los polifenoles dietéticos (catequinas, flavonoles, flavonas, antocianinas, proantocianidinas y ácidos fenólicos) son conocidos por sus efectos sobre el estrés oxidativo, y por sus propiedades antiinflamatorias, antimicrobianas, antivirales, anticarcinogénicas, cardioprotectoras, citoprotectoras y neuroprotectoras.

Los alimentos comunes con un rico contenido de polifenoles incluyen frutas, semillas, verduras, té, productos de cacao y vino (los más comunes son frutos rojos, granada, nueces y uvas, entre otros). En general, poseen efecto bifidogénico en humanos. Las proantocianidinas (arándanos, semillas, manzanas, peras, aguacate, etc.) estimulan el crecimiento de *Bifidobacterium*, *Enterococus* y *Lactobacillus* y se han observado reducciones en las especies patógenas de *Clostridium* (C. *perfringens* y C. *histolyticum*). Algunos polifenoles favorecen el crecimiento de *Akkermansia*, como las antocianinas de arándanos rojos y azules. En un estudio con ratones, **las antocianinas no aciladas (no poseen un grupo acilo) del arroz negro incrementaron**

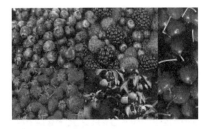

la abundancia de ciertas bacterias intestinales, incluyendo *Akkermansia muciniphila*. Las antocianinas son pigmentos naturales del reino vegetal, encargados de aportar variedad de colores como el naranja, rojo, azul y morado a diferentes frutas, verduras, flores y hasta cereales.

La asociación entre la ingesta de fibra y polifenoles procedentes de la dieta mejora la producción de AGCC por parte de la microbiota intestinal

Con una ingesta elevada de prebióticos, algunas personas experimentan molestias digestivas, podemos comenzar entonces con dosis bajas y aumentar gradualmente su consumo diario hasta un nivel que sea eficaz. Personalmente, comienzo con butirato, para después iniciar el aporte progresivo de prebióticos y es importante tener en cuenta que el almidón resistente es el mejor tolerado.

Alimentos fermentados (alimentación probiótica)

Probióticos

Los probióticos son microorganismos vivos que, cuando se administran en cantidades adecuadas, confieren un beneficio a la salud del huésped. Algunos alimentos fermentados como el yogur, el chucrut y el kimchi los contienen de manera natural; en ocasiones, son añadidos a productos comestibles o se encuentran en el mercado como complementos alimenticios.

Los probióticos son beneficiosos para la salud al ingerirlos en cantidades adecuadas:

- Mejora la salud digestiva.
- Fortalece el sistema inmunológico.
- Alivia algunos síntomas del síndrome de intestino irritable.

- Reduce la incidencia de infecciones urinarias, respiratorias, intestinales y vaginales.

- Equilibra la microbiota intestinal tras la toma de antibióticos, antiácidos, medicamentos antidiabéticos, antiinflamatorios no esteroides y antipsicóticos.

Los **alimentos fermentados** han sido consumidos a lo largo de la historia de la humanidad por diferentes culturas alrededor del mundo. La Asociación Científica Internacional de Probióticos y Prebióticos (ISAPP) ha definido los alimentos y bebidas fermentados como «alimentos elaborados a través del crecimiento microbiano deseable y conversiones enzimáticas de los componentes de los alimentos».

Son alimentos creados a través de la actividad deseada de microorganismos vivos y requieren un «sustrato» alimentario como una verdura, un producto lácteo, cereales o carne. Los procesos de fermentación se pueden clasificar según los microorganismos utilizados en su fabricación, por los metabolitos primarios que producen estos microbios o por el tipo de alimento utilizado. Entre los microbios más importantes se encuentran el grupo de bacterias del ácido láctico que se utilizan para la fermentación de lácteos (queso y yogur), vegetales (chucrut y kimchi), cereales (pan de masa fermentada) y carne (salami). Otras bacterias como las que producen ácido acético y ácido propiónico también son importantes en varios alimentos. El otro grupo principal de microorganismos de fermentación son los hongos, especialmente las levaduras utilizadas para hornear, elaborar cerveza y elaborar vino. También dentro de los hongos se encuentran los mohos que se utilizan en las carnes y quesos fermentados, pero también en la salsa de soja, el miso y el tempeh.

Los alimentos fermentados en los que están presentes organismos vivos incluyen yogur, crema agria, kéfir, la mayoría de los quesos, chucrut, kimchi, miso, natto, kombucha, algunas cervezas y salchichas fermentadas (crudas) sin tratar térmicamente (por ejemplo, salami). Si se sirven crudos, los alimentos fermentados suelen contener una gran cantidad de microbios vivos y tienen un largo historial de consumo seguro. La presencia de microbios vivos en los quesos varía. Algunos quesos blandos como el Chèvre contienen microbios vivos, pero otros, como el requesón, se calientan para detener el proceso de fermentación, de modo que los microbios se inactivan. Por el contrario, el queso cheddar y la mayoría de los demás quesos duros contienen microbios vivos. Pero los quesos añejos, como el parmesano, contienen menos bacterias vivas, ya que muchas de ellas mueren durante el almacenamiento.

Alimentos probióticos que se encuentran de forma natural en alimentos como:

Yogur natural	Chucrut	Kombucha	Miso*
Kimchi	Kéfir	Tempeh	Encurtidos**
Suero de mantequilla	Pan de masa madre	Queso crudo	

*o soja fermentada.
**pepinillos, cebolletas, rábanos o zanahorias.

Los alimentos fermentados siempre están elaborados con microorganismos, pero no todos los alimentos fermentados contienen cultivos vivos, muchos productos alimenticios se someten a un procesamiento adicional después de la fermentación: pasteurización, ahumado, horneado o filtrado, que pueden eliminar los microorganismos vivos. Entre los ejemplos de alimentos que se someten a fermentación pero que no contienen microorganismos vivos en el momento del consumo se incluyen las salsas de soja, la mayoría de las cervezas y los vinos, el pan y el chocolate. Es el caso de productos no perecederos almacenados a temperatura ambiente, como el chucrut y los encurtidos en frascos, que no contienen microorganismos vivos, pero existen versiones refrigeradas de chucrut y encurtidos que contienen microorganismos vivos. Otro ejemplo es el pan de masa madre: los cultivos vivos están presentes en la masa, pero no sobreviven al proceso de horneado. Además, si bien la mayoría de los productos de cerveza y vino no contienen microbios vivos, es posible encontrar cervezas que no se filtran ni calientan y aún contienen levaduras y bacterias vivas.

Los alimentos fermentados tienen beneficios nutricionales potenciales y otros beneficios para la salud. La transformación de los sustratos alimentarios originales a través de la fermentación conduce a la formación o al aumento de productos finales biodisponibles, como las vitaminas.

Es probable que los metabolitos producidos por los microorganismos, que se encuentran en altas concentraciones dentro de los alimentos fermentados, sean responsables de buena parte de los efectos benéficos. La fermentación también puede eliminar o reducir las toxinas de los alimentos y los propios microorganismos (ya sean vivos o muertos) pueden tener un impacto en la microbiota y el sistema inmunológico.

Simbióticos

Se pueden tomar prebióticos y probióticos al mismo tiempo; cuando un producto ofrece ambos, se denomina **simbiótico.** La combinación específica de prebióticos y probióticos debe investigarse cuidadosamente si el objetivo es consumir microorganismos vivos beneficiosos para la salud junto con el sustrato exacto que necesitan para crecer.

Los simbióticos son alimentos que incluyen probióticos y prebióticos en su composición. Pueden obtenerse comercialmente en forma de suplementos o de manera natural en ciertos alimentos como el yogur, los cereales integrales y el chucrut. La mezcla de prebióticos y probióticos que se encuentra en los simbióticos genera un efecto sinérgico que potencia los beneficios para la salud intestinal.

Ácidos grasos omega-3

Los **omega-3** de la dieta participan en la regulación de la inmunidad y el mantenimiento de la homeostasis intestinales. El efecto de los ácidos grasos poliinsaturados omega-3 en la microbiota intestinal puede ser uno de los principales contribuyentes a los beneficios para la salud de dichos ácidos grasos. Los omega-3 se absorben principalmente en el intestino, donde algunos microorganismos pueden utilizarlos directamente y producir numerosas moléculas. Los omega-3 interactúan con la microbiota intestinal, modulan la inmunidad intestinal y la relación entre ambos. La suplementación con omega-3 puede orientarse a la prevención y el tratamiento de las enfermedades intestinales por su potencial de producir cambios en la composición de la microbiota intestinal. A su vez, la microbiota intestinal también puede afectar el metabolismo y la absorción de los omega-3.

Los ácidos grasos omega-3 afectan el microbioma intestinal de tres formas:

- Modulando cuantitativa y cualitativamente la composición de la microbiota intestinal.
- Alterando los niveles de mediadores proinflamatorios, como LPS e IL17.
- Regulando los niveles de ácidos grasos de cadena corta.

> Diferentes estudios revelan que una dieta más rica en fibra, probióticos, prebióticos y omega-3, mejora la tolerancia inmunitaria y protege a los individuos del desarrollo de las alergias.

Micronutrientes

Los micronutrientes también afectan a la composición del microbioma intestinal y la microbiota intestinal regula tanto la síntesis como la producción metabólica de diversos micronutrientes. Las vitaminas B, por ejemplo, pueden ser sintetizadas por más de 100 especies bacterianas.

Se ha demostrado que algunas **vitaminas**, cuando se suministran en grandes dosis o cuando se administran directamente al intestino grueso, modulan beneficiosamente el microbioma intestinal:

- Aumentan la abundancia de comensales (vitaminas A, B_2, D, E y betacaroteno),
- Aumentan o mantienen la diversidad microbiana (vitaminas A, B_2, B_3, C, K).
- Aumentan o mantienen la riqueza microbiana (vitamina D).
- Aumentan la producción de ácidos grasos de cadena corta (vitamina C).
- Aumentan la abundancia de productores de ácidos grasos de cadena corta (vitamina B_2).
- Modulan la respuesta inmune intestinal o la función de barrera, influyendo así indirectamente en el microbioma (vitaminas A y D).

Al igual que las vitaminas, los **metales** son cofactores necesarios para numerosos procesos fisiológicos y pueden alterar drásticamente la microbiota. La deficiencia de **zinc** aumenta las poblaciones de bacterias patógenas, el **hierro** es un micronutriente esencial para el crecimiento de patógenos y restringir la ingesta de hierro es una forma eficaz contra el establecimiento de patógenos y la formación de biofilms patogénicos.

La leche materna humana transmite lactoferrina, una glicoproteína que se une al hierro, para proteger el intestino infantil no desarrollado de la colonización de patógenos, y la suplementación con hierro en los bebés puede aumentar el crecimiento de patógenos y la inflamación intestinal.

Evidentemente, es cuestión de equilibrio y de la demanda del sistema; a pesar de los efectos bacteriogénicos observados del hierro, recientemente se descubrió que la suplementación en ratones experimentales suprime la virulencia del patógeno entérico de roedores *Citrobacter rodentium*. Por lo tanto, no es solo cuestión de cantidad, hay que tener en cuenta la patogenicidad. Las interacciones entre la microbiota y los micronutrientes representan una vía muy importante de investigación.

PATRONES DIETÉTICOS

La dieta es el factor modificable más estudiado para dar forma a la composición y función de la microbiota intestinal. Como los nutrientes rara vez se consumen de forma aislada, es muy importante conocer la capacidad de los patrones dietéticos para modular la microbiota intestinal en condiciones tanto fisiológicas como patológicas. Son muchos los factores que determinan el efecto de la dieta en cada individuo, pero uno de los más relevantes es el impacto que esta tiene en la microbiota intestinal. La dieta es una poderosa herramienta terapéutica y más si tiene en cuenta el estado del ecosistema intestinal.

La dieta desempeña un papel muy importante en la composición y función del microbioma, y las modificaciones dietéticas pueden inducir grandes cambios en un plazo de 24 horas. Se han estudiado diferentes patrones dietéticos por su capacidad para modular la microbiota intestinal:

- Dieta mediterránea.
- Dieta occidental.
- Dieta paleolítica.
- Dietas veganas/vegetarianas.
- Dieta baja en FODMAP.
- Dieta de carbohidratos específicos.
- Dieta cetogénica.

La **dieta mediterránea** (DM) se caracteriza por una alta ingesta de alimentos de origen vegetal, una ingesta moderada de aceite de oliva, pescado y aves, y una baja ingesta de lácteos y carnes rojas. Numerosos estudios han demostrado que seguir una dieta mediterránea reduce el riesgo de mortalidad por todas las causas y la incidencia de múltiples enfermedades crónicas. La DM se asocia inversamente con un menor riesgo de cáncer y enfermedades cardiovasculares.

La dieta mediterránea genera perfiles de microbiota saludables y producción de metabolitos beneficiosos para la salud:

- Mayor diversidad microbiana: parece ser el patrón dietético más adecuado para preservar la diversidad de los microbios intestinales.
- Aumento de bacterias con potencial antiinflamatorio y disminución de bacterias con propiedades proinflamatorias.
- Aumento de *Lactobacillus, Bifidobacterium, Eubacteria, Bacteroides* y *Prevotella* junto con descensos de *Clostridium.*
- Mejor rendimiento metabólico con un aumento en la producción de ácidos grasos de cadena corta.

La clave parece estar en la inclusión suficiente y variada de alimentos de origen vegetal en lugar de excluir los alimentos de origen animal, lo que respalda la idea de que la diversidad de la dieta es un factor a favor de la estabilidad de la microbiota.

La **dieta occidental** (alta en proteínas y grasas animales, baja en MAC) conduce a una disminución de la riqueza y diversidad del microbioma, con una importante disminución en el número de especies beneficiosas de *Bifidobacterium*, *Lactobacillus* y *Eubacterium* y un aumento de *Bacteroides* y *Enterobacterias*, en comparación con una dieta basada en plantas. El consumo de una dieta occidental también se ha asociado con la producción de nitrosaminas que promueven el cáncer. Los alimentos procesados, que dominan las dietas occidentales, se fermentan fácilmente en el intestino delgado, promoviendo el sobrecrecimiento bacteriano en este (SIBO) y dejando sin nutrientes a los microbios colónicos. Este déficit de nutrientes, añadido a la restricción de MACs, obliga a los microbios intestinales a utilizar el moco intestinal como principal fuente de energía, lo que va a comprometer la integridad de la barrera intestinal y a reducir la producción de ácidos grasos de cadena corta (AGCC). Además, el alto contenido de grasas saturadas de estas dietas puede promover el crecimiento de *Bilophila wadsworthia* (productora de gas sulfhídrico), que se ha asociado con inflamación, disfunción de la barrera intestinal, alteración en el metabolismo de la glucosa y esteatosis hepática en ratones.

Las consecuencias de las dietas occidentales generalmente se atribuyen a la composición de macronutrientes, pero no podemos obviar los efectos perjudiciales de los **aditivos alimentarios**. Por ejemplo, el uso de dos emulsionantes dietéticos, polisorbato-80 y carboximetilcelulosa, se asocia a obesidad, inflamación intestinal y disfunción metabólica. Alteran la microbiota intestinal y aumentan la inflamación intestinal crónica en ratones al inducir la expresión de grupos de genes que median la E. coli adherente invasiva asociada a la enfermedad de Crohn. Estos emulsionantes se encuentran en productos sin gluten y bajos en grasa, helados, vino y encurtidos.

Además de los emulsionantes, los **edulcorantes no nutritivos** (ENN) se han relacionado con alteraciones metabólicas asociadas al intestino como la intolerancia a la glucosa dependiente de la microbiota. Representan una amplia clase de sustancias con una enorme diversidad estructural y funcional y se necesitan estudios adicionales de intervención humana que examinen el impacto de las ENN individuales.

Los *edulcorantes artificiales* como sacarina, sucralosa y aspartamo se comercializaron originalmente como una opción alimenticia sin calorías y saludable que podría usarse para reemplazar el azúcar. Evidencia reciente de Suez et al. sugiere que el consumo de todo tipo de edulcorantes artificiales en realidad tiene más probabilidades de inducir intolerancia a la glucosa que el consumo de glucosa y sacarosa puras. Es posible que los edulcorantes artificiales medien este efecto mediante la alteración de la microbiota intestinal. Por ejemplo, se observó que los ratones alimentados con sacarina tenían disbiosis intestinal con una mayor abundancia relativa de *Bacteroides* y una reducción de *Lactobacillus reuteri*. La evidencia parece sugerir que los edulcorantes artificiales en realidad pueden ser aún menos saludables que los azúcares comunes.

Los efectos combinados de las dietas occidentales influyen negativamente en la composición del microbioma intestinal y pueden debilitar las barreras mucosas, promoviendo una respuesta inflamatoria.

La **dieta paleolítica** busca imitar los patrones dietéticos de las sociedades preagrícolas. Esta dieta se basa consumo de carne, pescado, huevos, frutos secos, frutas y verduras y excluye los cereales integrales, legumbres, lácteos, aceites refinados y todo tipo de ultraprocesados. Los efectos específicos de la microbiota de estos patrones dietéticos se han estudiado mediante la comparación de sociedades de cazadores-recolectores y poblaciones industrializadas. Los Hadza, una tribu de cazadores-recolectores, experimentan pocas enfermedades metabólicas que afectan a las sociedades industrializadas y su microbiota se caracteriza por una mayor diversidad microbiana. Sin embargo, es difícil atribuir estos beneficios para la microbiota y la salud a una menor ingesta de carbohidratos por sí sola porque la dieta Hadza es rica en MAC de origen vegetal y su microbiota contiene una gran abundancia de bacterias metabolizadoras de carbohidratos. Tanto el estilo de vida como el alto consumo de MAC de origen vegetal que se encuentran en los tubérculos y las raíces de las plantas en las sociedades preagrícolas dificultan la traducción de los beneficios para la salud de este tipo de dieta cuando se sigue en las sociedades occidentales. **La dieta vegetariana** impacta positivamente en nuestra microbiota intestinal y en nuestra salud general. Los alimentos de origen vegetal constituyen la fuente principal de MAC en la dieta, y la microbiota de las personas que consumen dietas vegetarianas o predominantemente basadas en plantas exhibe una mayor capacidad de fermentación de MAC. El aumento de fibra dietética y antioxidantes como polifenoles favorecen el crecimiento de ciertas especies bacterianas con efectos protectores (*Bifidobacterium* y *Lactobacillus*) y el crecimiento de especies que convierten la fibra en ácidos grasos de cadena corta. El intestino de los vegetarianos y veganos tiene una microbiota más rica, más diversa y una mejor función de barrera y del sistema inmune asociado al intestino, y protege de las enfermedades inflamatorias y cardiovasculares y de la obesidad.

Además, los alimentos de origen vegetal (frutas, verduras, tubérculos, legumbres, semillas, frutos secos, granos integrales y aceites vírgenes extraídos en frío) proporcionan una fuente diversa de fitoquímicos (se han identificado más de 900 tipos de fitonutrientes). Son los compuestos bioactivos **encargados de asignar color, olor y sabor a los platos,** ejercen acción antioxidante, antiinflamatoria, anticancerígena y muchos de ellos han demostrado acción protectora frente a numerosas enfermedades crónicas.

En el reino vegetal podemos distinguir cuatro grandes grupos de compuestos fitoquímicos: sustancias fenólicas, sustancias terpénicas, sustancias azufradas y sustancias nitrogenadas (alcaloides). Los tres primeros son los que tienen mayor importancia en la alimentación humana.

Clasificación en función de su estructura molecular

Fenoles

- **Flavonoides:** antocianinas, catequinas, isoflavonas, taninos, rutina, quercetina, entre otros. **Fuentes:** frutos cítricos como la cereza, manzana, uva, acerola, té, cebolla y pimiento.
- **Ácidos fenólicos:** ácido fítico, ácido gálico, ácido clorogénico y vainilla entre otros. Algunas de sus fuentes más abundantes son las legumbres, los cereales integrales, el té y la alcachofa.
- **Polifenoles no flavonoides:** como el resveratrol o los lignanos presentes en el vino tinto, las semillas de lino, los cereales integrales, legumbres, frutas y hortalizas.

Terpenos

- **Carotenoides**: como los licopenos, alfa-caroteno, luteína, betacaroteno zeaxantina o capsaicina. **Fuentes:** zanahoria, calabaza, naranja, mango, espinaca, tomate, sandía, pomelo, pimiento rojo o papaya.
- **No carotenoides**: entre los que están los fitoesteroles, saponinas o limonoides. **Fuentes:** aceites vegetales como la soja, la yuca y la quinoa.

Tioles (componentes azufrados)

- **Indoles**: repollo, coles de Bruselas, coliflor, espinaca o brócoli.
- **Glucosinolatos**: crucíferas, como las coles de Bruselas, col lombarda, brócoli, coliflor o rábanos.
- **Compuestos organosulfurados**: presentes en el ajo.

Tocoferoles

- Este grupo de fitoquímicos **actúa como vitamina E. Fuentes:** aceites vegetales, frutos secos, vegetales de hoja verde y cereales integrales.

Los fitoquímicos son de muy difícil absorción, suelen llegar al tracto intestinal inferior y pueden tener efectos antimicrobianos y antiinflamatorios directos en el intestino. Parece ser que la microbiota intestinal juega un papel fundamental en mejorar su absorción, las bacterias intestinales aumentan su biodisponibilidad, las enzimas microbianas pueden modificar los fitoquímicos en metabolitos con mayor biodisponibilidad y bioactividad alterada. Las alteraciones mediadas por microbios en la biodisponibilidad fitoquímica pueden representar un mecanismo adicional subyacente a los efectos beneficiosos de las dietas basadas en plantas.

Para saber más, escanea este código QR

https://mejorconsalud.as.com/que-son-los-fitoquimicos/

- **La dieta baja en FODMAP** (oligosacáridos, disacáridos, monosacáridos y polioles fermentables) fue desarrollada por investigadores de la Universidad Monash en Melbourne, Australia, y se ha convertido en una herramienta de uso muy común. En pacientes con síndrome del intestino irritable (SII) o enfermedad inflamatoria intestinal (EII) reduce síntomas gastrointestinales funcionales como dolor abdominal, hinchazón, distensión, estreñimiento, diarrea y flatulencia. El acrónimo FODMAP agrupa tipos específicos de carbohidratos de cadena corta que se absorben lentamente o no se digieren en el intestino delgado. En el intestino grueso son fácilmente fermentados por bacterias, dando como resultado la producción de gas que distiende la pared del intestino, lo que justifica la aparición de síntomas. Está indicada en personas con **Sobrecrecimiento Bacteriano en el Intestino Delgado** (SIBO), que suele provocar una serie de **intolerancias alimentarias**, como intolerancia a la fructosa, al sorbitol, a la lactosa, o en general a los FODMAP.

Aunque suele ser eficaz en el control de síntomas, es importante tener en cuenta el impacto de este tipo de dieta restrictiva tiene sobre la microbiota, en la que se reduce específicamente la abundancia de géneros beneficiosos, como los principales productores de butirato: *Faecalibacterium*, *Roseburia* y los clostridiales del grupo XIVa y IV; los productores de lactato: *Bifidobacterium* y *Lactobacillus;* y los colonizadores habituales del moco del género *Akkermansia*. Por lo tanto, la restricción de FODMAP debe implementarse a corto plazo, seguida de su reintroducción y personalización.

Una alternativa a la dieta baja en FODMAP puede ser la ingesta de **prebióticos** para incrementar la abundancia de bifidobacterias que evitarían la producción excesiva de gas a nivel ileocecal. Las bifidobacterias no generan gases cuando fermentan azúcares, sino solo ácidos grasos de cadena corta, principalmente lactato, que posteriormente se convierten en butirato mediante el *Cross feeding* intermedio de las cadenas metabólicas integradas por especies de *Faecalibacterium*, *Roseburia* y otros.

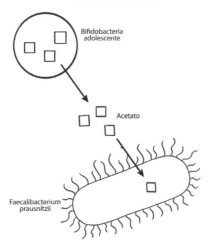

Bifidobacteria
adolescente

Acetato

Faecalibacterium
prausnitzii

Cross-feeding o alimentación cruzada entre *Bifidobacterium adolescentis* y *Faecalibacterium prausnitzii.*

La ingesta de prebióticos puede conducir a una mejora de los síntomas mantenida, y a diferencia de las restricciones dietéticas a largo plazo, seguir una dieta mediterránea habitual junto con un suplemento prebiótico puede ser una buena alternativa para mejorar el dolor y la hinchazón abdominal.

- También han surgido regímenes similares a la dieta baja en FODMAP como la **dieta de carbohidratos específicos (SCD)** (*Specific Carbohydrate Diet*), desarrollada por un pediatra en los años 20 para celiaquía. **SCD** reduce a su vez los carbohidratos poco fermentables pero insanos, como el azúcar de mesa, mermeladas, procesados sin gluten, aditivos y espesantes que suelen permitirse en una FODMAP. Elimina también otros que pueden causar reacciones adversas como el maíz y la soja, y otros por su alto contenido en almidón, como la patata y el arroz, de los que tanto se abusa en una dieta baja en FODMAP tradicional. También excluye lácteos sin lactosa, que pueden darte reacción y además suelen estar bastante procesados o llevar aditivos.

En cuanto a componentes dietéticos específicos, la **dieta sin gluten** (DSG) es una dieta especial que siguen no solo las personas con enfermedad celíaca (EC), sino también las personas con problemas gastrointestinales. A corto plazo, se ha demostrado que la dieta sin gluten afecta la composición y actividad de la microbiota intestinal en adultos sanos. Personalmente la utilizo en las fases iniciales de la intervención para recuperar la homeostasis intestinal.

En personas con enfermedad celíaca, la DSG durante dos años también puede provocar cambios en el perfil de la microbiota, con una disminución de *Bifidobacterium* y *Lactobacillus* y un aumento de patobiontes potenciales de la familia *Enterobacteriaceae*. Es importante comprender que la DSG no puede restaurar completamente los desequilibrios de la microbiota intestinal típicos de la EC, por ello la persistencia de los síntomas. En primer lugar, para cuando llega el diagnóstico ya tenemos un importante escenario disbiótico que no suele revertirse solo con la eliminación del gluten. En segundo lugar, es muy probable que se hayan generado alergias alimentarias secundarias a la hiperpermeabilidad intestinal. Es recomendable detectarlas y excluir temporalmente esos alimentos o implementar una dieta de rotación y con la mayor diversidad posible. Por último, esta dieta debe manejarla un nutricionista para elaborar una dieta sin gluten pero equilibrada, ya que, en ocasiones, se limita a sustituir los cereales con gluten por productos procesados con gran cantidad de azúcar muy poco saludables.

- **La dieta cetogénica** (KD) restringe la ingesta de carbohidratos (consumo inferior al 10% de la ingesta calórica total) y proporciona altos niveles de grasa y proteínas adecuadas. Está siendo estudiada para trastornos neurológicos, pérdida de peso, cáncer y longevidad. Las KD se han asociado con una incidencia reducida de convulsiones en niños con epilepsia resistente a la terapia cuyos efectos pueden estar mediados por el microbioma intestinal. La evidencia destaca los efectos beneficiosos a corto plazo de la dieta cetogénica en ciertos grupos de población; a largo plazo la restricción de fibras fermentables y el alto aporte de grasa pueden afectar negativamente el microbioma intestinal y a la respuesta inmunitaria.

En líneas generales, la clave para dar forma a una alta diversidad de microbiota es la inclusión suficiente de una variedad de alimentos de origen vegetal, en lugar de dietas restrictivas que excluyan grupos enteros de alimentos. Una dieta basada en plantas permite una mayor disponibilidad de sustratos MAC para la microbiota intestinal, al tiempo que proporciona una alta biodisponibilidad de fitoquímicos que pueden beneficiar al intestino.

Cómo alimentar a tus microorganismos

Por Alejandro Luque

Por qué y para qué

Efectos de la alimentación en la microbiota

Capítulo 11

ENTENDER LA NATURALEZA Y LA SALUD COMO UNA ORQUESTA

En el planeta Tierra todo tiene un orden y un sentido. En el vasto escenario de la vida, la naturaleza y la salud se entrelazan de manera intrincada, como los músicos de una orquesta que afinan sus instrumentos antes de una gran actuación. Cada elemento, cada ser vivo, contribuye con su propia melodía al concierto de la existencia, creando una sinfonía única y armoniosa. «Entender la naturaleza y la salud como una orquesta» es un viaje hacia la comprensión de esta compleja sinergia, donde cada nota, cada ritmo y cada acorde desempeñan un papel fundamental en la melodía de la vida. Las personas que se dedican a la salud (me incluyo) intentan hipotetizar qué ocurre en momentos de enfermedad, sin embargo, la complejidad es tan alta que hasta los cerebros más avanzados creen saber menos mientras más profundizan en el conocimiento de la biología humana.

SISTEMAS DE TRANSFERENCIA DE NUTRIENTES EN EL PLANETA TIERRA

Lo más básico de los seres vivos es que nacen, crecen, se reproducen y mueren. El ciclo de la vida afecta a todos los animales, plantas y microorganismos por igual. En este recorrido vital, la nutrición es un proceso fundamental para todo aquel que pretenda disfrutar de la vida. Aquí es donde la palabra 'nutriente' adquiere un significado especial. Minerales, vitaminas, fibra, polifenoles y otras moléculas son necesarias para que las funciones vitales se lleven a cabo. Para facilitar el eficiente intercambio de bioelementos, aquellos que se encuentran en la tabla periódica, es crucial que en los ecosistemas se den ciclos de amplia relevancia:

- En el ciclo del carbono, las plantas desempeñan un papel esencial al convertir el dióxido de carbono (CO_2) en carbohidratos. Estos carbohidratos son consumidos por los animales, que a su vez liberan CO_2 en la atmósfera a través de la respiración. Además, los restos orgánicos de plantas y animales enriquecen el suelo, proporcionando los nutrientes necesarios para el crecimiento de nuevas plantas.

- En el ciclo del oxígeno, las plantas, las algas y algunas bacterias generan oxígeno (O_2) utilizando la luz solar, el agua, la glucosa y el CO_2. Este oxígeno es vital para la respiración de los animales, quienes, al exhalar, producen CO_2, completando así el ciclo. La fotosíntesis realizada por las plantas vuelve a convertir el CO_2 en O_2.

- Por último, el ciclo del nitrógeno involucra la conversión del nitrógeno atmosférico (N_2) en el suelo, llevada a cabo por ciertas bacterias. Estas bacterias transforman el nitrógeno en amoníaco o nitratos, que las plantas pueden absorber y utilizar para su crecimiento. Los animales consumen las plantas, almacenando el nitrógeno en sus tejidos en forma de proteínas. Cuando tanto plantas como animales mueren, los microorganismos descomponen sus cuerpos, liberando el nitrógeno de nuevo al suelo. Este nitrógeno puede permanecer en el suelo o volver a la atmósfera en forma gaseosa, gracias a la acción de otros microorganismos.

Los humanos, por tanto, son una pieza de algo más grande. Por desgracia, la modernización rompe los ciclos biogeoquímicos que se dan en el planeta perjudicando el orden correcto de la naturaleza.

A continuación, se describirá el sistema nutricional de microorganismos que eligen al ser humano como compañero temporal de vida.

Para saber más, escanea este código QR

Alimentación microbiológica avanzada
«Cómo alimentar a tus microorganismos»
https://www.youtube.com/live/uCpOOR_f1aU?si=CSYdSxgW0NKxDJ_G

Efectos de la alimentación en la microbiota

Al igual que las células humanas necesitan de nutrientes esenciales (moléculas de las que no se obtiene información genética para crearlas de forma endógena), los microorganismos también necesitan diferentes elementos para sobrevivir y desarrollarse.

Cuando coexisten en simbiosis con los tejidos animales, se benefician de los metabolitos celulares e intercambian pequeñas moléculas entre las células y los microorganismos. Esta interacción dinámica permite una sinergia funcional que mantiene la salud del huésped.

Aunque los microorganismos más famosos (o la microbiota) son los intestinales, se debe reconocer que la alimentación microbiológica es diferente dependiendo de la región anatómica donde se encuentren. La microbiota colónica tiene una nutrición diferente a la microbiota estomacal. De igual manera ocurre con la microbiota pulmonar, cardíaca o dermatológica.

¿Cómo influye la alimentación en la microbiota? Principalmente, lo hace de dos maneras:

1. Contribuyendo con elementos que son directamente consumidos con la nutrición microbiológica.
2. Manteniendo un estado nutricional óptimo en las células. La insuficiencia o deficiencia de nutrientes puede causar daño en los tejidos y, en consecuencia, enfermedades, lo cual afecta negativamente a los microorganismos.

A continuación, se describirá el papel de los microorganismos en relación con las moléculas nutricionales más importantes para el ser humano.

CALORÍAS

Las ciencias de la salud en la actualidad sorprenden por la falta de actualización que muchas veces reflejan. Ahora la población cree que lo que ocurre en una bomba calorimétrica ocurre dentro del organismo humano.

Esta interiorización hace que miles de estudios sean erróneos desde el principio. Los microorganismos son grandes responsables de que la cantidad de energía que pueda dar un alimento dentro de este artilugio sea totalmente diferente a cuando circula por el tubo digestivo de cualquier animal.

Es por ello que existe evidencia clínica de personas que ingieren 5000 kilocalorías al día y no ganan peso y personas que consumen 1000 kilocalorías al día y sí ganan peso.

Las kilocalorías son el método común que tienen los profesionales para definir erróneamente cuánta energía obtiene el organismo humano de la ingesta de diferentes alimentos.

Ejemplo: manzana 200 g = 140 kilocalorías.

Este número se obtiene de introducir una manzana en una bomba calorimétrica y sometiéndola a combustión.

Aquí se interpreta que todas las moléculas que lleva este alimento van a ser utilizadas como energía, sin ser así en absoluto.

¿Qué dice la ciencia?

- Que dependiendo del perfil de microorganismos del que se disponga habrá mayor almacenamiento de grasa en el huésped.

Para saber más, escanea estos códigos QR

Estudios:
https://pubmed.ncbi.nlm.nih.gov/17183312/
https://pubmed.ncbi.nlm.nih.gov/18931303/

- Que la microbiota intestinal puede desempeñar un papel en el desarrollo del epitelio intestinal al aumentar la densidad de los capilares de las vellosidades del intestino delgado e influir en la fisiología y la motilidad intestinal, promoviendo así la extracción calórica de la dieta.

Para saber más, escanea estos códigos QR

Estudios:
https://pubmed.ncbi.nlm.nih.gov/6066182/
https://pubmed.ncbi.nlm.nih.gov/21226616/

- Que la microbiota intestinal, a través de su capacidad para convertir la colina en trimetilamina, regula la biodisponibilidad de la colina y afecta indirectamente el almacenamiento de triglicéridos en el hígado.

Para saber más, escanea este código QR

Estudio:
https://pubmed.ncbi.nlm.nih.gov/23828891/

- Por tanto, los microorganismos son un factor más importante que el número de calorías que se ingieran.

CARBOHIDRATOS

Los carbohidratos son otros elementos de los que están compuestos lo alimentos. Se denomina nutriente, porque tiene la capacidad de aportar energía en la célula en su forma más pequeña, glucosa. También se utiliza para formar glucoproteínas como la hemoglobina o glucolípidos.

Sin embargo, no es un nutriente esencial, ya que las células humanas pueden crear glucosa a través de las grasas o las proteínas.

Pero ¿qué implican los carbohidratos para los microorganismos?

Implican aspectos muy diferentes, dependiendo del tipo de alimento y carbohidrato que incluyan.

Los carbohidratos en los alimentos se pueden encontrar como:

1. **Simples**: el poder digestivo humano (sin microorganismos) puede digerirlos de forma eficiente por sí solo ya que están unidos por enlaces alpha.
   - Monosacáridos (fructosa, glucosa, galactosa).
   - Disacáridos (Lactosa, maltosa).
2. **Complejos**: el poder digestivo humano (sin microorganismos). NO puede digerirlos de forma eficiente por sí solo, ya que están unidos por enlaces beta.
   - Polisacáridos (Celulosa, lignina, amilopectina, B-glucanos).
3. **Oligosacáridos**: el poder digestivo humano (sin microorganismos) NO puede digerirlos de forma eficiente por sí solo, ya que están unidos por enlaces beta.
   - Cadenas cortas de monosacáridos (Inulina, oligofrutanos).

Dependiendo de qué tipo de carbohidrato sea ingerido, la respuesta funcional en la microbiota será diferente. Esto es actualmente lo que se conoce:

Para saber más, escanea este código QR

Estudio:
https://www.mdpi.com/2076-2607/11/7/1728

Respuesta funcional según carbohidrato ingerido.

Variable	Respuesta a variable	Enlace a estudio
Polisacáridos sulfatados	Reducción *de lactobacilos*	
Almidón gelatinizado	Aumento *de prevotella*	
Fructanos	Aumento *de Faecalibacterium*	
Polisacáridos sulfatados	Aumento *de desulfovibrio*	
Polisacáridos fúngicos	Disminución *de proteobacterias*	
Almidón gelatinizado	Disminución *de proteobacterias*	
Polisacáridos sulfatados	Aumento *de turicibacter*	
Polisacáridos sulfatados	Aumento *de Odoribacter*	
Fructano	Aumento *de coprococos*	
Inulina	Aumento *de Faecalibacterium*	
Oligosacáridos	Aumento *de lactobacilos*	

Fibra insoluble	Aumento *de actinobacterias*	
Almidón	Disminución *de Blautia*	
Almidón resistente	Disminución *de Blautia*	
Oligosacáridos	Reducción *de enterococos*	
Almidón resistente	*Los firmicutes* aumentan	
Almidón	*Los firmicutes* aumentan	
Carbohidratos utilizados como aditivos alimentarios.	Disminución *de Blautia*	
Carbohidratos que se encuentran naturalmente en los alimentos.	Aumento *de bacteroides*	
Fibra insoluble	Aumento *de bacteroides*	
Fibra insoluble	Reducción *de firmicutes*	
Fibra soluble	Aumento *de bacteroides*	
Polisacáridos sulfatados	Aumento *de roseburia*	

Polisacáridos sulfatados	Reducción de enterococos	
Inulina	Aumento de bifidobacterias	
Fructanos	Reducción de enterococos	
Fibra soluble	Aumento de actinobacterias	

Ingerir carbohidratos modula el ecosistema intestinal a favor o en contra de la salud dependiendo de las fuentes de alimentos y de la cantidad que se ingiera. Conociendo cómo los tipos de carbohidratos actúan en el entorno microbiológico se pueden aplicar pautas terapéuticas que mejoren la tolerancia a los alimentos, la capacidad de barrera intestinal, la creación de capa de moco, el entrenamiento inmunitario, etc.

PROTEÍNAS

Las proteínas son macronutrientes esenciales para la fisiología humana y están compuestos por pequeñas partes denominadas aminoácidos.

Aunque la capacidad genética humana puede sintetizar todos los aminoácidos no esenciales (alanina, arginina, asparagina, ácido aspártico, cisteína, ácido glutámico, glutamina, glicina, prolina, serina y tirosina), les hacen falta nueve más, los esenciales (fenilalanina, histidina, isoleucina, leucina, lisina, metionina, treonina, triptófano, valina) para componer todas las proteínas que el organismo demanda. Sin embargo, hasta ahora nunca se habían tenido en cuenta a los microorganismos en el equilibrio dinámico de aminoácidos. ¿Cómo influyen las bacterias, virus, hongos y otras especies microscópicas en la alimentación y metabolismo proteico?

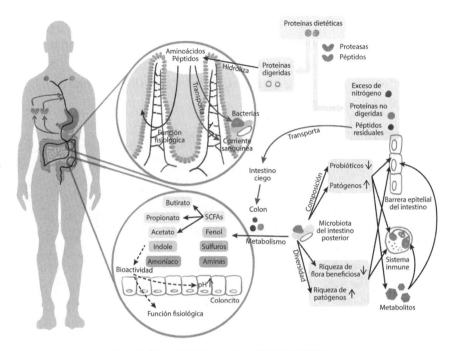

Gráfico visual del metabolismo proteico celular y microbiológico.

La proteína dietética es el sustrato principal de importantes ácidos grasos de cadena corta (AGCC) beneficiosos y de metabolitos putrefactos nocivos (como amoníaco, aminas, sulfuros de hidrógeno, fenoles e indoles) que puede ser producido por la microbiota intestinal a través de la fermentación proteolítica y puede influir en la salud del huésped y contribuir al riesgo de enfermedades. Se ha descubierto que la ingesta elevada de proteínas se asocia con un mayor riesgo de enfermedades inflamatorias intestinales y, al mismo tiempo, puede inducir saciedad mediante una mayor producción del péptido hormonal anoréxico YY.

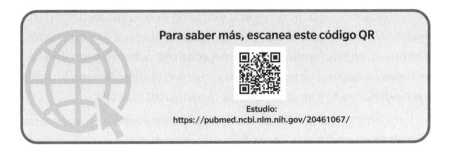

Para saber más, escanea este código QR

Estudio:
https://pubmed.ncbi.nlm.nih.gov/20461067/

Además, se conoce que el consumo de proteínas puede cambiar tanto la diversidad como la composición de la microbiota intestinal. Aquí depende en gran medida la capacidad digestiva del huésped, ya que los péptidos resultantes de la digestión también tienen la capacidad de modificar el ecosistema intestinal.

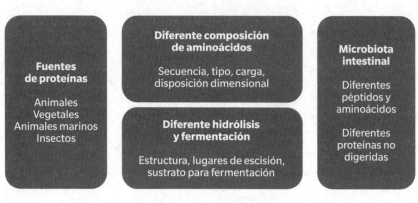

El efecto de diferentes fuentes de proteínas sobre la microbiota intestinal.

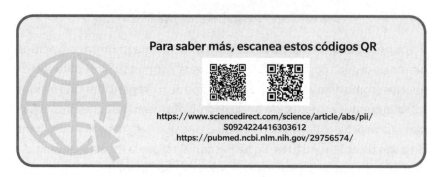

Para saber más, escanea estos códigos QR

https://www.sciencedirect.com/science/article/abs/pii/
S0924224416303612
https://pubmed.ncbi.nlm.nih.gov/29756574/

El efecto de diferentes fuentes de proteínas sobre la microbiota intestinal. Los alimentos también pueden volverse indigeribles como resultado de modificaciones químicas como la oxidación y no verse afectados por la digestión gástrica debido a su configuración estructural y llegar al intestino grueso en una forma compleja que contiene varias macromoléculas, incluidas proteínas. Por tanto, importa mucho el tipo de alimento proteico y el rendimiento funcional del sistema digestivo del huésped.

Por ejemplo, la abundancia relativa de *Akkermansia* aumentó en ratas alimentadas con clara de huevo de gallina, mientras que en ratas alimentadas con clara de huevo de pato se encontró una mayor abundancia relativa de *Proteobacterias* y *Peptostreptococcaceae* y una menor abundancia relativa de *Lachnospiraceae*.

Para saber más, escanea este código QR

Estudio:
https://pubmed.ncbi.nlm.nih.gov/32198763/

Se informó que esta diferencia se daba a causa de las diferencias entre los perfiles de péptidos de ambos alimentos.

¿Cuáles son las especies microbianas que más se ven afectadas por la proteína dietética?

- Bacteroidetes.
- Actinobacteria.
- Firmicutes.
- Proteobacteria.

- Roseburia.
- *Lactobacillus.*
- Verrucomicrobia.

¿Cómo les afectan?

Pueden ver modificada su composición, diversidad, estructura y funcionalidad en el tracto digestivo. Aunque, sin duda, lo más interesante es el estudio sobre cómo estos microorganismos utilizan los péptidos para dar diferentes metabolitos que apoyan o deterioran la salud humana.

Los aminoácidos pueden ser metabolizados por la microbiota intestinal, como AGCCs, poliaminas, sulfatos de hidrógeno, fenoles e indoles, y derivados. Estos son los que realmente pueden participar en diversas funciones fisiológicas relacionadas con la salud y las enfermedades del huésped.

Por ejemplo, se encontró un aumento en la abundancia de *Escherichia-Shigella, Aquabacterium* y *Candidatus Methylomirabilis* y una disminución en la abundancia de *Bacteroides, Bacillus, Pasteurella, Clostridium sensu estricto, Faecalibacterium, Paucisalibacillus* y *Lachnoclostridium* en cerdos con restricción de lisina en la dieta (30%), lo que resultó en un metabolismo restringido de aminoácidos.

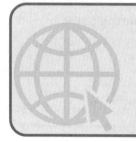

Para saber más, escanea este código QR

Estudio:
https://pubmed.ncbi.nlm.nih.gov/30058657/

¿Qué implica este hecho?

Que la salud no se deteriora únicamente por déficits o insuficiencias nutricionales que impactan duramente en la función celular, sino también en la labor coordinada de microorganismos que habitan en el ser humano.

Se ha comprobado que una baja digestibilidad proteica afecta directamente a la abundancia de bacterias patógenas, como por ejemplo *Escherichia*, en comparación con bacterias beneficiosas como *Lactobacillus*, que aumentan con alimentos con mayor digestibilidad.

¿Qué fuente proteica es mejor?

La discusión de si la proteína vegetal o animal es más o menos favorable para la microbiota intestinal es motivo de debate en la actualidad. Se sabe que algunos alimentos concretos ricos en proteínas pueden mejorar el perfil microbiano, pero es difícil discernir si es gracias a la proteína o a la fibra dietética que llevan también en su matriz nutricional. Tanto la proteína vegetal como la animal pueden tener aspectos positivos para el ecosistema microbiológico:

- Fuentes de proteína animal parecen mejorar el microbioma por su alta digestibilidad (por encima de fuentes vegetales).

- Fuentes de proteína vegetal parecen mejorar el microbioma por sus otros componentes que las acompañan (fibra, sobre todo).
- ¿Qué ocurre cuando solo se analiza la ingesta de proteína de soja frente a láctea y cárnica?

Pues que gana la digestibilidad. La ingesta de proteínas lácteas y cárnicas en el nivel recomendado parece aumentar la abundancia del género *Lactobacillus* y mantuvo una composición más equilibrada de la microbiota intestinal en comparación con la proteína de soja, lo que es beneficioso para el huésped.

Para saber más, escanea este código QR

Estudio:
https://pubmed.ncbi.nlm.nih.gov/26463271/

Sin embargo, algo que es interesante destacar es que la cantidad y la capacidad digestiva del huesped harán que una mayor cantidad de péptidos ineficientemente digeridos lleguen al final del tubo digestivo. Este hecho provoca que sobrecrezcan microorganismos potencialmente patógenos, indiferentemente de los tipos de alimentos proteicos que se elijan.

Cuando las proteínas insuficientemente digeridas llegan al final del tracto intestinal, propician el crecimiento de microorganismos proteolíticos que generan metabolitos secundarios adversos para el rendimiento óptimo intestinal como:

- Fenoles.
- Aminas.
- Amoníaco.
- Indoles.
- Sulfuros.

Una alimentación con excesivas proteínas provoca

- Una reducción de las bacterias productoras de propionato y butirato y, por tanto, de la producción de propionato y butirato, ácidos grasos de cadena corta necesarios para una correcta función intestinal.

- Un aumento de algunas bacterias asociadas a enfermedades (como *Escherichia/Shigella, Enterococcus* y *Streptococcus*) y una disminución de bacterias beneficiosas (como *Ruminococcus, Akkermansia* y *Faecalibacterium prausnitzii*) en ratas alimentadas con una dieta alta en proteínas.

Para saber más, escanea este código QR

Estudio:
https://pubmed.ncbi.nlm.nih.gov/26843585/

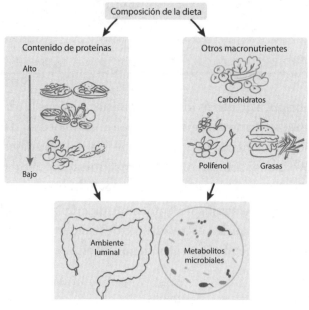

El efecto de la composición de la dieta sobre la microbiota intestinal.

Estos datos elevan la importancia de ajustar muy bien la cantidades proteicas en cada persona puesto que su estilo de vida impactará significativamente en el volumen de proteínas que tendrá que ingerir, digerir, metabolizar, absorber y transportar diariamente.

GRASA

Cómo la grasa dietética afecta a los microorganismos es un tema complejo de tratar. Actualmente hay cientos de estudios *in vivo* e *in vitro* que demuestran resultados totalmente diferentes. Además, se debe tener en cuenta que normalmente la gran mayoría de estudios se hacen en animales y con fuentes grasas de mala calidad, pero que son baratas y accesibles para la realización de la investigación. ¿Qué ocurre cuando se utilizan alimentos ricos en grasa mínimamente procesados?

Que los ácidos grasos de cadena ramificada procedente del Yak Ghee reducen la grasa corporal de los ratones que lo consumen al modular la microbiota intestinal y optimizando el metabolismo de los lípidos. Además, influyendo positivamente en la gestión de las grasas de células altamente dañadas como las de cáncer de mama. Y no solo eso, sino que aumentaron grupos de bacterias tan relevantes como: *Akkermansia, Clostridium, Lachnospiraceae, Lactobacillus, Anaerotaenia y Prevotella.*

Para saber más, escanea este código QR

Estudio:
https://www.ncbi.nlm.nih.gov/pmc/articles/PMC10609089/

Por tanto, es frecuente que se tienda a la confusión cuando decenas de profesionales hablan sobre la «dieta alta en grasa» y su rol negativo hacia los microorganismos intestinales. En este estudio (ver QR) se concluye

Para saber más, escanea este código QR

Estudio:
https://www.ncbi.nlm.nih.gov/pmc/articles/PMC10539701/

que una dieta alta en grasa promueve la tumorigénesis intestinal, pero si lees detenidamente el estudio te das cuenta de que a los animales de experimentación le inocularon diferentes fármacos, eran ratones libres de gérmenes («sin microorganismos» = enfermos) y modificaron el agua con sodio y azufre. Una auténtica aberración para el bienestar de los sujetos experimentales. Para colmo, no dicen de qué estaba compuesta la dieta alta en grasa, qué alimentos utilizaron o si fueron alimentados directamente con aceites refinados (que no sería extraño).

Durante la evolución del ser humano se ha consumido un volumen de grasas bastante grande; el sistema digestivo tiene adaptaciones grandes, en comparación con otros animales, para digerir la grasa dietética de forma eficiente (siempre que sea procedente de alimentos no procesado o mínimamente procesados y, normalmente, de origen animal).

Un último ejemplo: en este estudio (ver QR más adelante) se utilizaron de nuevo ratones libres de gérmenes alimentados con alimentos ricos en grasa esterilizados por irradiación. Para conseguir esto aplican rayos X o gamma a los alimentos para que no tengan ningún microorganismo libre y no puedan «contaminar» el intestino de los animales de experimentación. Literalmente, los alimentan con comida dañada electroquímicamente. Otra aberración.

Con estos procedimientos se sacan cientos de conclusiones que engañan a los profesionales menos experimentados en la lectura de bibliografía científica, después, estas mismas personas dan información errónea que se expande, siendo un perjuicio para todos.

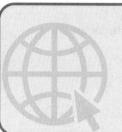

Para saber más, escanea este código QR

Estudio:
https://www.ncbi.nlm.nih.gov/pmc/articles/PMC10489946/

Tras todo esto solo se puede afirmar una cosa: la problemática de una alimentación alta en grasa proviene de una mala digestión de esos lípidos introducidos a partir de los alimentos o de una incorrecta elección de alimentos ricos en grasas poco saludables. De hecho, una incorrecta gestión metabólica de la grasa suele implicar un aumento de ácidos biliares (moléculas fabricadas en el hígado como mecanismo digestivo para los lípidos) y estos están frecuentemente asociados con enfermedades tan graves como el cáncer.

Para saber más, escanea este código QR

Estudio:
https://pubmed.ncbi.nlm.nih.gov/29080344/

Pero... ¿hay algo peor que una dieta rica en grasas mal formulada? Sí que lo hay, una dieta que además contenga harinas refinadas. En este punto, se puede tener claro que las dietas ricas en grasas y calorías (energía dietética ≥ 35% proveniente de grasas) mal formuladas, con alimentos alterados y en animales de experimentación medicalizados, pueden causar obesidad y acumulación de lípidos séricos y hepáticos en ratones, los cuales están estrechamente relacionados con el cambio de la microbiota intestinal. Pero también se sabe que el consumo de una dieta rica en carbohidratos genera un depósito de colesterol en el hígado más grave que una dieta rica en grasas y calorías en ratones.

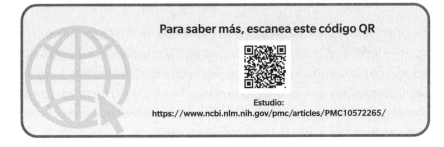

Para saber más, escanea este código QR

Estudio:
https://www.ncbi.nlm.nih.gov/pmc/articles/PMC10572265/

Mezclar harinas refinadas y grasas de mala calidad estresa el tubo digestivo y altera a los microorganismos intestinales.

Además, en este otro estudio (ver QR) donde se maltrató nuevamente a ratas de experimentación (que, además, estaban obesas) con una alimentación alta en grasa más cuatro harinas vegetales diferentes durante 12 semanas, «descubrieron» lo siguiente: estas harinas eran avena, salvado de trigo, amilosa de maíz y harina de cebada. Al terminar el estudio explicaron (qué sorpresa) que las harinas más ricas en fibra aportaban una mejora metabólica, ya que aumentaban los niveles de butirato y ácido taurodesoxicólico portal (ácido biliar conjugado esencial para la digestión de las grasas).

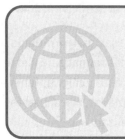

Para saber más, escanea este código QR

Estudio:
https://www.ncbi.nlm.nih.gov/pmc/articles/PMC10585811/

A estas alturas seguro que no te sorprende el rol positivo de la fibra en la estabilidad de la microbiota.

Realmente no se conoce a ciencia cierta qué rol tienen los diferentes tipos de lípidos en la microbiota, puesto que la metodología del 90% del estudio no realiza intervenciones correctas que den información de valor. Sin embargo, hay que recordar que el intestino humano trabaja forzosamente con ácidos grasos, a diferencia de otros órganos como el corazón que pueden sacar energía de los carbohidratos.

¿Cómo afecta la grasa saturada, poliinsaturada y monoinsaturada a la microbiota?

Mi opinión, tras atender a decenas de pacientes con diferentes tipos de «dietas» junto a enfermedades intestinales, es la siguiente:

Afectan de forma positiva siempre y cuando haya una buena gestión digestiva de las grasas, y afectan de forma negativa cuando no hay suficientes secreciones de enzimas lipasa o cuando no haya vesícula biliar por extracción quirúrgica (y, obviamente, cuando los alimentos altos en grasas no sean de calidad). Se aporta a continuación un listado de alimentos ricos en grasas con alto valor nutricional:

Aguacates.	Mantequilla clarificada (ghee).
Aceite de oliva extra virgen.	Huevos.
Nueces.	Queso feta y queso de cabra.
Semillas de chía y lino machacadas e hidratadas.	Chocolate negro.
	Yogur griego entero.
Aceite de coco.	Aceitunas.
Salmón y otros pescados grasos.	Órganos (casquería).

Consideraciones importantes:

- Que no contengan aditivos.
- Que no contengan aceites vegetales como medio de conservación (a excepción del aceite de oliva virgen extra).

VITAMINAS

Las vitaminas se definen como compuestos orgánicos esenciales para el crecimiento y la nutrición normales, que se requieren en pequeñas cantidades en la dieta porque no pueden ser sintetizadas por el cuerpo. Según su naturaleza química, se pueden dividir en dos grupos: vitaminas solubles en agua y vitaminas solubles en grasa. Estas vitaminas se sintetizan naturalmente en microorganismos y plantas, y son esenciales para el metabolismo de todos los organismos vivos.

La ausencia de cantidades suficientes de estos compuestos en la dieta conduce a diferentes problemas de salud, lo cual es especialmente importante en culturas donde falta una dieta variada, afectando no solo a los humanos sino también a los animales de granja, con un gran impacto económico. En las últimas décadas se ha desarrollado con éxito una vasta industria relacionada con la producción de vitaminas en todo el mundo, y hoy en día las vitaminas se producen industrialmente y se utilizan ampliamente no solo como aditivos alimentarios y para piensos, sino también como cosméticos, agentes terapéuticos y ayudas técnicas y de salud.

Vitamina A

La vitamina A es un grupo formado por diferentes retinoides, como el retinol, retinal, ácido retinoico y ésteres de retinilo. La provitamina A está compuesta por varios carotenoides, siendo el más importante el beta-caroteno, mientras que otros son alfa-caroteno y beta-criptoxantina. En nuestros cuerpos, estas provitaminas pueden convertirse en retinal y ácido retinoico, que son las formas activas de la vitamina A.

Estructura química del retinol (a) y del ácido retinoico (b).

En la dieta, tanto la vitamina A como la provitamina A se pueden obtener de los alimentos. Dos formas preformadas de vitamina A están actualmente disponibles en productos de consumo diario: retinol y éster de retinilo, y se pueden encontrar en pescado, carne, leche y huevos, con concentraciones más altas en aceite de pescado e hígado. Las provitaminas son generalmente pigmentos vegetales que se encuentran en vegetales de hojas verdes y en vegetales de color naranja y amarillo. Tanto la provitamina A como la vitamina A deben metabolizarse a retinal y ácidos retinoicos.

En los últimos años se ha verificado que existen algunos microorganismos con la capacidad intrínseca de sintetizar vitamina A:

- *Candida utilis.*
- *Saccharomyces cerevisiae.*
- *Escherichia coli.*
- *Enterococcus faecalis.*

- *Streptococcus pneumoniae.*
- *Xanthophyllomyces dendrororhous.*

Aunque esto ha ocurrido en un laboratorio biotecnológico, se hipotetiza que también pueda ocurrir en el tubo digestivo de diferentes animales.

Para saber más, escanea este código QR

Estudio:
https://www.researchgate.net/publication/265601726_
Microbial_Production_of_Vitamins

Vitamina D

La vitamina D es un compuesto liposoluble derivado del colesterol y ergosterol. Por un lado, el colesterol se modifica metabólicamente para producir 7-dehidrocolesterol, que puede ser escindido por radiación ultravioleta para formar colecalciferol (vitamina D_3).

(a)   (b)

Estructura química de la vitamina D_2 (a) y D_3 (b).

Por otro lado, el ergosterol se puede transformar en ergocalciferol (vitamina D_2). Ni la forma D_2 ni la forma D_3 son activas y en los seres humanos deben someterse a dos hidroxilaciones. Primero, el hígado convierte la vitamina D en 25-hidroxivitamina D (calcidiol) y luego el riñón la transforma en 1,25-dihidroxivitamina D (calcitriol). Normalmente, se utilizan las formas D_2 y D_3 en alimentos y piensos. Esta vitamina es esencial, ya que permite la absorción de calcio y facilita la mineralización normal de los huesos. También modula el crecimiento celular y tiene funciones neuromusculares, inmunológicas e inflamatorias.

Esta vitamina se encuentra naturalmente en mayor medida en la carne de pescado graso y en los aceites de hígado de pescado, pero también en pequeñas cantidades en el hígado de res, queso, yemas de huevo (D_2) y algunos hongos (D_3).

Hongos como *Trichoderma*, *Cephalosporium* y *Fusarium* también se han investigado en cuanto a su capacidad para acumular ergosterol, pero ofrecen títulos de producción más bajos que *S. cerevisiae*.

Para saber más, escanea este código QR

Estudio:
https://www.researchgate.net/publication/265601726_
Microbial_Production_of_Vitamins

Vitamina E

El grupo de la vitamina E está formado por diferentes moléculas con actividades antioxidantes. Hay ocho formas químicas, cuatro de tocoferol y cuatro de tocotrienol. Sin embargo, la única capaz de satisfacer los requisitos humanos es el alfa-tocoferol.

El tocoferol es un antioxidante liposoluble involucrado en la regulación de especies reactivas de oxígeno (ROS) producidas durante la oxidación de grasas. Por lo tanto, su actividad disminuye el daño causado por los

(a)

(b)

Estructura química del alpha-tocoferol
(a) y tocotrienol (b).

radicales libres a las células, siendo estos capaces de llevar al desarrollo de enfermedades cardiovasculares o cáncer. Además de esta actividad, la vitamina E también tiene funciones en el sistema inmunológico, la señalización celular y la regulación de la expresión génica.

La vitamina E se puede encontrar naturalmente en muchos alimentos comunes y las cantidades más altas están presentes en nueces, semillas y aceites vegetales.

Se sabe que los microorganismos fotosintéticos (algas) acumulan tocoferoles y se ha observado que *Euglena gracilis* es el mejor organismo productor, alcanzando 7.35 mg g−1 de células secas, donde el 97 % de los tocoferoles está en la isoforma alfa. Su principal limitación es que en condiciones de cultivo se contamina fácilmente; las alternativas propuestas son *Dunaliella* y *Spirulina*. Algunas cianobacterias como *Synechocystis sp* también parecen tener la capacidad de sintetizar vitamina E.

Para saber más, escanea este código QR

Estudio:
https://www.researchgate.net/publication/265601726_
Microbial_Production_of_Vitamins

Vitamina K

La vitamina K es una familia de compuestos químicamente relacionados: naftoquinonas. Hay dos tipos de naftoquinonas: filoquinonas, producidas por plantas y cianobacterias, y menaquinonas producidas por bacterias.

(a)

(b)

Estructura química de filoquinona (a) y menaquinona (b).

La letra K en el nombre de esta vitamina proviene de la palabra *koagulation*, haciendo referencia a su papel principal en la coagulación sanguínea saludable. Aparte de esta actividad bien conocida, también está involucrada en la salud ósea, en la prevención de la calcificación de los vasos sanguíneos y las válvulas cardíacas, y también en la protección de los organismos contra el daño oxidativo, las respuestas inflamatorias y en la protección del sistema nervioso. Todas estas características la convierten en un agente efectivo para la prevención y tratamiento de diversas condiciones de salud, como fibrosis quística, cáncer de hígado y páncreas, osteoporosis, entre otras.

Más del 90 % de nuestra vitamina K dietética proviene de alimentos vegetales (especialmente verduras), pero también hay una contribución de nuestras bacterias intestinales. Algunos alimentos fermentados están enriquecidos con esta vitamina, ya que algunos de los microorganismos involucrados en el proceso de fermentación pueden producir y acumular menaquinonas. Por ejemplo, *Propionibacterium* puede producir queso con un alto contenido de la vitamina, mientras que *Bacillus subtilis* puede producir alimentos de soja fermentados enriquecidos.

Para saber más, escanea este código QR

Estudio:
https://www.researchgate.net/publication/265601726_
Microbial_Production_of_Vitamins

Los microorganismos conocidos con alta producción de vitamina K son:

- *B. subtilis.*
- *Propionibacterium freudenreichii.*
- *E. coli.*
- *Flavobacterium sp.*

Vitamina B₁

La vitamina B_1, también llamada tiamina, es un compuesto soluble en agua y tiene cinco derivados fosfatados, que incluyen monofosfato de tiamina (ThMP), difosfato de tiamina (ThDP), trifosfato de tiamina (ThTP), trifosfato de tiamina de adenosina (AThTP) y difosfato de tiamina de adenosina (AThDP). Se piensa que las formas fosforiladas son las formas activas de la vitamina, mientras que la tiamina es principalmente la forma de transporte.

Estructura química de la tiamina.

La tiamina tiene funciones metabólicas esenciales y las deficiencias de este compuesto se asocian con desequilibrios en la metabolización de los carbohidratos, porque está involucrada en reacciones de descarboxilación oxidativa y transcetolasa. También es una molécula activa en el sistema nervioso. Se puede encontrar en la dieta, especialmente en el germen de trigo, la soja, los frijoles secos y los guisantes. Aunque está presente en muchos alimentos, su concentración a menudo es baja, porque se destruye durante la cocción de los alimentos. Por lo tanto, en los países desarrollados, el arroz y la harina suelen estar fortificados con esta vitamina.

Existen diversos microorganismos conocidos con la capacidad de sintetizar interesantes cantidades de esta vitamina:

Para saber más, escanea este código QR

Estudio:
https://www.researchgate.net/publication/265601726_Microbial_Production_of_Vitamins

- *B. subtilis.*
- *Bacillaceae.*
- *Lactobacillaceae.*
- *Streptococcaceae.*
- *Corynebacteriaceae.*
- *Brevibacteriaceae.*

Vitamina B$_2$

La vitamina B$_2$ también se llama riboflavina, que toma su nombre de su color amarillo (flavus). Es esencial para el funcionamiento adecuado de todas las flavoproteínas, ya que la riboflavina es el componente central de los cofactores FAD y FMN. Estos están involucrados en reacciones de oxidación-reducción, que son actividades clave en el metabolismo energético de carbohidratos, grasas, cuerpos cetónicos y proteínas. La vitamina B$_2$ también participa en el metabolismo de otras vitaminas como B$_6$, B$_3$ y A, en el reciclaje de glutatión y en el metabolismo de la homocisteína. Las mayores cantidades de riboflavina en los alimentos se encuentran en los champiñones crimini y las espinacas, pero también en espárragos, judías verdes, yogur y leche de vaca. Algunos microorganismos con capacidad de expresar por si solos esta vitamina son:

- *Ashbya gossypii.*
- *Eremothecium ashbyii.*
- *Candida flaeri.*

- *Candida famata.*
- *B. subtilis.*
- *Corynebacterium ammoniagenes.*

Vitamina B$_3$

La vitamina B$_3$ es un grupo formado por ácido nicotínico, nicotinamida y otros compuestos como el hexanicotinato de inositol, que exhiben una actividad biológica relacionada. Estos compuestos pueden agruparse bajo el término niacina (que a veces se utiliza solo para referirse al ácido nicotínico).

Al igual que todas las vitaminas del grupo B, la niacina está involucrada en el metabolismo energético, en el uso de carbohidratos, grasas y proteínas, y por lo tanto, es necesaria para una piel, cabello, ojos, hígado y sistema nervioso saludables. La niacina también ayuda en las hormonas relacionadas con el estrés y el sexo del cuerpo. Se utiliza, o actualmente se encuentra en investigación para su uso, en terapias contra el colesterol alto, la aterosclerosis y las enfermedades cardíacas, la diabetes y la osteoartritis.

a)   (b)

Estructura química del ácido nicotínico (a) y la nicotinamida (b).

Esta vitamina se puede encontrar en diferentes alimentos, pero también se puede producir a partir del aminoácido esencial triptófano, que se puede obtener de la mayoría de las fuentes de proteínas. Por citar solo algunos ejemplos, la niacina está presente en el hígado, pollo y carne de res, semillas, champiñones y levadura, y también en algunas especies de pescado.

El único microorganismo conocido que parece capaz de generar nicotinamida es *Rhodococcus rhodochrous* (ver código QR de la página XXX).

Vitamina B$_5$

La vitamina B$_5$ también se llama ácido pantoténico. Comercialmente está disponible como ácido d-pantoténico, así como dexpanthenol y calcio pantotenato, que son productos químicos fabricados en el laboratorio a partir del ácido d-pantoténico.

Estructura química del ácido pantoténico.

La vitamina B$_5$ tiene funciones en la descomposición de carbohidratos y grasas para obtener energía, y también está involucrada en la producción de glóbulos rojos, en hormonas relacionadas con el estrés y el sexo, y en el mantenimiento de un tracto digestivo saludable, ayudando a obtener otras vitaminas. También es esencial para la síntesis de colesterol y regula las grasas en la sangre. Se ha sugerido que ayuda en la cicatrización de heridas y la artritis reumatoide.

El ácido pantoténico se puede encontrar en una amplia gama de alimentos, especialmente alimentos no procesados, ya que la mayoría de la vitamina se pierde después del refinamiento o congelación. Para citar algunos ejemplos, está presente en levadura de cerveza, maíz, tomates, carne de res (especialmente hígado y riñones) y salmón.

Los microorganismos capaces de crear vitamina B$_5$ son:

- *Gibberella.*
- *Cylindocarpon.*
- *Fusarium oxysporum.*
- *Candida parapsilosis.*
- *Corynebacterium glutamicum.*
- *E. coli.*

Vitamina B_6

La vitamina B_6 es una vitamina soluble en agua formada por diferentes compuestos: piridoxina, piridoxina 5'-fosfato, piridoxal, piridoxal 5'-fosfato (PLP), piridoxamina y piridoxamina 5'-fosfato (PMP). PLP y PMP son las dos formas activas de coenzima de la vitamina.

Estas coenzimas tienen una amplia variedad de funciones y están involucradas en más de 100 reacciones enzimáticas. Esta vitamina afecta el metabolismo de las proteínas, el metabolismo de los aminoácidos y mantiene los niveles de homocisteína en la sangre. También está involucrada en el metabolismo de unidades de carbono, carbohidratos y lípidos. Es esencial para la síntesis de neurotransmisores y también está involucrada en la gluconeogénesis, la gliconeogénesis, la función inmunológica y la formación de hemoglobina.

Estructura química de la piridoxina (a), el fosfato de piridoxal, PLP (b) y el fosfato de piridoxamina, PMP (c).

Esta vitamina se puede obtener del consumo de muchos alimentos diferentes en la dieta. Se encuentra especialmente en el hígado y los riñones, pescado, verduras almidonadas y frutas. Después de la desfosforilación en el yeyuno, la vitamina B_6 se absorbe por difusión pasiva.

Algunos microorganismos han sido evaluados para la producción de vitamina B_6 y estos son los identificados como los mejores productores:

- *Flavobacterium sp.*
- *Rhizobium meliloti (ahora Sinorhizobium meliloti).*

Vitamina B₇

La vitamina B_7 también se conoce como biotina y es una molécula formada por un anillo de tetrahidroimidazolona fusionado con un anillo de tetrahidrotiofeno. Se sintetiza mediante tres enzimas a partir de dos precursores: alanina y pimeloyl-CoA.

Estructura química de la biotina.

La biotina participa en una amplia gama de procesos celulares importantes. Su función es crucial para la producción de ácidos grasos, el metabolismo de aminoácidos y grasas, y el ciclo del ácido cítrico. También ayuda en la transferencia de dióxido de carbono y en la regulación de los niveles de azúcar en la sangre.

La biotina se puede obtener fácilmente de la dieta, ya que está presente en una amplia variedad de alimentos como huevos, hígado, soja, nueces, acelgas suizas o trigo integral. Su deficiencia no es frecuente y la mayoría de las personas pueden satisfacer sus necesidades de esta vitamina mediante su síntesis por parte de sus propias bacterias intestinales.

La vía sintética de la biotina se ha elucidado en varios organismos como:

- *E. coli.*
- *B. sphaericus.*
- *B. subtilis.*

Vitamina B₉

La vitamina B_9 también se conoce como folato, un nombre genérico que incluye un amplio conjunto de moléculas diferentes. El ácido fólico es la forma sintética del folato y se encuentra en suplementos y alimentos fortificados. Es importante en períodos de rápido crecimiento y división celular, como el embarazo y la infancia, ya que es esencial para mantener nuevas células y para la síntesis de ADN y ARN.

También es crucial para la producción de glóbulos rojos y la prevención de la anemia, así como para mantener niveles normales de homocisteína.

El folato recibe su nombre de la palabra latina *folium*, que significa hoja, debido a que una de las principales fuentes de folato en la dieta son las verduras de hojas verdes, aunque también se puede encontrar en frutas, legumbres, entre otros alimentos.

B. subtilis, Lactococcus lactis y *Ketogulonigenium vulgare* se han propuesto como los principales productores de vitamina B_9.

Vitamina B_{12}

La vitamina B_{12} es un grupo de compuestos solubles en agua que contienen el elemento cobalto, lo que lleva a que se les llame «cobalaminas». Hay dos formas activas: metilcobalamina y 5-desoxiadenosilcobalamina.

Estructura química de la metilcobalamina.

Esta vitamina está involucrada en la síntesis de ADN, la función neurológica y la formación de glóbulos rojos. Es un cofactor directamente involucrado en la metilación de ADN, ARN, hormonas, lípidos y proteínas, y también en el metabolismo de proteínas y grasas.

En la dieta se encuentra unida a proteínas y debe liberarse en el estómago para ser absorbida. Está presente principalmente en productos de origen animal, como carne, pescado, aves, leche y huevos, y debido a esto, los vegetarianos es posible que deban obtener esta vitamina de alimentos fortificados.

Al ser una vitamina de origen bacteriano, la fermentación de *pseudomonas*, *propionibacterium shermanii* y *pseudomonas denitrificans* consiguen la síntesis de vitamina B_{12}.

Para saber más, escanea este código QR

Estudio:
https://www.researchgate.net/publication/265601726_
Microbial_Production_of_Vitamins

Vitamina C

La vitamina C es un componente dietético esencial que los humanos no pueden sintetizar. También se conoce como ácido L-ascórbico.

Estructura química del ácido ascórbico.

Es un antioxidante importante que puede prevenir o retrasar ciertos tipos de cáncer, enfermedades cardiovasculares y otras enfermedades en las que el estrés oxidativo es un factor crucial. También está involucrado en la biosíntesis de colágeno, L-carnitina y ciertos neurotransmisores, así como en el metabolismo de proteínas. Además, juega un papel importante en la función inmunológica y mejora la absorción de hierro no hemínico.

Se absorbe en el intestino a través de un transportador activo y se encuentra en diferentes fuentes alimenticias, principalmente en frutas y verduras. Los cítricos, tomates y papas son grandes contribuyentes de vitamina C.

Algunos microorganismos tienen la capacidad de descomponer polialcoholes para sintetizar ácido ascórbico como:

- *Gluconobacter.*
- *Acetobacter.*
- *Ketogulonicigenium.*
- *Pseudomonas.*
- *Erwinia.*
- *Corynebacterium.*
- *Pseudomonas striata.*
- *G. oxydans.*
- *B. megaterium.*
- *S. cerevisiae.*
- *A. thaliana.*
- *Prototheca moriformis.*
- *Chlorella pyrenoidosa.*

MINERALES

La microbiota intestinal afecta el metabolismo mineral al influir directamente en la absorción de minerales en el tracto gastrointestinal (GI) durante la digestión y al producir una serie de enzimas que son exclusivas de los microbios del colon y que ayudan a liberar minerales de los alimentos. Estas son las fitasas bacterianas, que catalizan la hidrólisis del ácido fítico que se encuentra en muchos tejidos vegetales, liberando formas utilizables de minerales como calcio, magnesio y fosfato.

Los microorganismos utilizan micronutrientes para su crecimiento y funcionamiento biológico. Por tanto, no sorprende que la ingesta de micronutrientes pueda influir en la estructura composicional y funcional del microbioma intestinal.

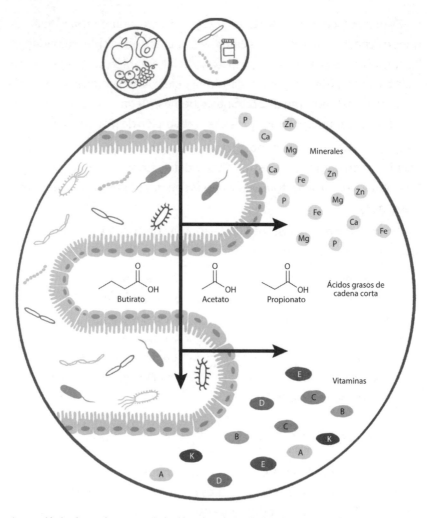

Intercambio de micronutrientes entre el microbioma intestinal y el huésped. Los micronutrientes y el microbioma intestinal interactúan a lo largo de un eje bidireccional.

Hierro

Por ejemplo, en las mujeres con deficiencia de hierro, el microbioma intestinal está relativamente agotado en cuanto al género *Lactobacilli* en comparación con los controles. Estudios adicionales en humanos demostraron que *Lactobacillus plantarum* aumenta la cantidad de hierro férrico hidratado Fe (III) a través de la fermentación láctica, lo que conduce a una mayor absorción de hierro.

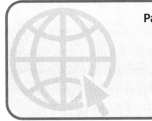

Para saber más, escanea este código QR

Estudio:
https://pubmed.ncbi.nlm.nih.gov/28991359/

Calcio

Los datos epidemiológicos sugieren que una ingesta elevada de calcio se asocia con una menor prevalencia de obesidad. Se sugiere que una ingesta elevada de calcio provoca cambios en la microbiota intestinal, que se asocian con un fenotipo magro. En un estudio de intervención en humanos sanos, la ingesta dietética de 1000 mg de calcio por día durante ocho semanas resultó en una mayor *Clostridium* XVIII en las muestras fecales de los hombres.

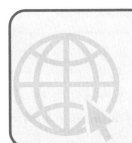

Para saber más, escanea estos códigos QR

Estudios:
https://www.ncbi.nlm.nih.gov/pmc/articles/PMC6627166/
https://www.ncbi.nlm.nih.gov/pmc/articles/PMC5815223/

En un estudio de 18 meses con ratones alimentados con alto contenido de grasas, la suplementación con calcio (5,25 g/kg de calcio) aumentó la diversidad microbiana y el número de *Ruminococcaceae* y *Akkermansia* en el microbioma fecal de estos animales.

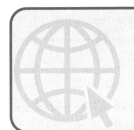

Para saber más, escanea este código QR

Estudio:
https://www.ncbi.nlm.nih.gov/pmc/articles/PMC5113033/

Fósforo

Es el segundo elemento inorgánico más abundante en el cuerpo y juega un papel importante en el mantenimiento del equilibrio ácido sistémico de la sangre. Un estudio en pollos de engorde demostró que la suplementación con fósforo aumentaba la abundancia de las bacterias productoras de butirato *Fecalibacterium* y *Pseudoflavonifractor*. Un estudio de intervención dietética en humanos con suplementación de fósforo (1000 mg/día) mostró que la diversidad microbiana fecal mejoró y la concentración de SCFA aumentó.

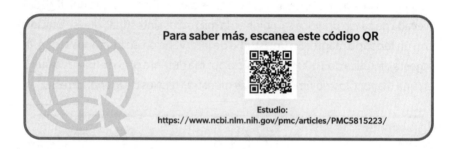

Para saber más, escanea este código QR

Estudio:
https://www.ncbi.nlm.nih.gov/pmc/articles/PMC5815223/

Magnesio

Se informó que seis semanas de deficiencia de magnesio podrían alterar significativamente la microbiota intestinal a través de una disminución en la diversidad microbiana intestinal.

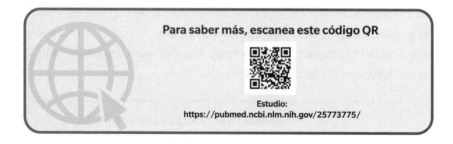

Para saber más, escanea este código QR

Estudio:
https://pubmed.ncbi.nlm.nih.gov/25773775/

Zinc

El zinc es un micronutriente esencial para mantener la integridad epitelial, posiblemente modulando la microbiota intestinal beneficiosa. La deficiencia crónica de zinc en pollos de engorde remodela el microbioma intestinal, con un aumento significativo en la abundancia de *Proteobacterias* y una disminución en la abundancia de *Firmicutes*.

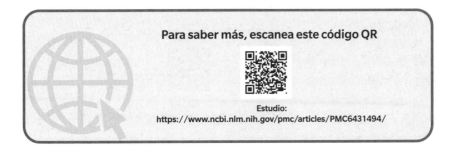

La experimentación con animales ha sugerido que la suplementación con zinc (120 mg/kg) en un modelo de «pollo de engorde desafiado por *Salmonella typhimurium*» aumentó la cantidad de bacterias beneficiosas, como *Lactobacillus sp.*, al tiempo que redujo la cantidad de bacterias perjudiciales, incluida *Salmonella sp.* Sin embargo, en ratones, el exceso de zinc en la dieta altera la diversidad y estructura de la microbiota intestinal.

Selenio

La deficiencia y el exceso de selenio están relacionados con condiciones de salud, como aumento de la mortalidad, diabetes tipo 2 y riesgo de cáncer, sin embargo, existe información limitada sobre los efectos sobre la microbiota intestinal.

Se demostró que la suplementación dietética con selenio en un rango de dosis de 0,1 ug/g a 2,25 ug/g en ratones aumenta la diversidad microbiana.

En otro estudio con ratones, la suplementación de selenio en una concentración de 0,4 mg/kg provocó un aumento en la abundancia de *Akkermansia* y *Turicibacter*, y una disminución en la abundancia de *Dorea* y *Mucispirillum*.

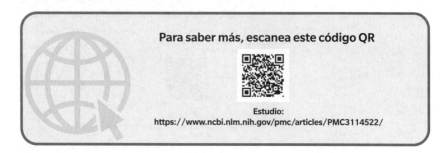

Para saber más, escanea este código QR

Estudio:
https://www.ncbi.nlm.nih.gov/pmc/articles/PMC3114522/

Yodo

Aunque la evidencia se limita a un solo estudio en animales, sugiere que la suplementación con yodo depende de los niveles de grasa en la dieta y produce efectos diferenciales en el microbioma intestinal. La suplementación con yodo en un modelo de ratón con HFD mejoró el estado de la hormona tiroidea, pero resultó en una disbiosis intestinal caracterizada por una mayor abundancia de microbios patógenos y un agotamiento de microbios beneficiosos, como *Fecalibacterium prausnizii*.

Para saber más, escanea este código QR

Estudio:
https://pubmed.ncbi.nlm.nih.gov/30850874/

PREBIÓTICOS

El concepto de *prebióticos* hace referencia a la estrategia nutricional que tiene como objetivo afinar la composición y función de la microbiota intestinal para favorecer la salud y el bienestar. Este concepto se introdujo por primera vez en 1995 y desde entonces ha evolucionado, junto con los avances en nuestra comprensión de la microbiota intestinal. Derivados de

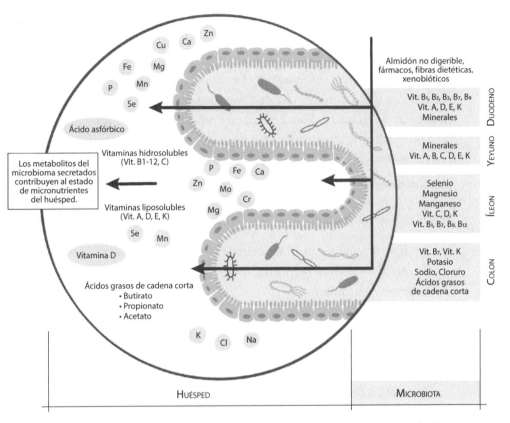

Intercambio de micronutrientes entre el microbiota intestinal y el huésped. Las diferencias en las propiedades fisicoquímicas de varias secciones del tracto gastrointestinal, junto con la presencia de receptores específicos de sitio, permiten la absorción de diferentes vitaminas y minerales a lo largo del tracto. La colonización de cada sección diferente por diferentes microorganismos puede impactar el ambiente local y, por lo tanto, influir positiva o negativamente en la biodisponibilidad de los micronutrientes.

plantas, los polímeros a base de carbohidratos no digeribles son fuentes importantes de prebióticos, aunque han comenzado a surgir sustancias no carbohidratos por su potencial prebiótico, incluidos los ácidos grasos poliinsaturados y los polifenoles.

Al igual que los carbohidratos, algunos de estos fitoquímicos tienen una baja biodisponibilidad, lo que indica que pueden escapar de la absorción en el intestino delgado. Se estimó que entre el 5 y el 10% de la ingesta total de polifenoles vegetales llega al colon, donde la microbiota intestinal puede metabolizarlos en diversos grados.

Los carbohidratos dietéticos no digeribles, principalmente fibras dietéticas y almidones resistentes, escapan de la digestión del huésped y llegan a la parte inferior del tracto gastrointestinal, donde pueden suministrar la microbiota intestinal. Existe un conjunto de pruebas que demuestran que las dietas, especialmente en los países occidentales, carecen de sustratos no digeribles, lo que reduce la fermentación bacteriana en el entorno intestinal. La tendencia es hacia una reducción en la ingesta de fibra dietética, siendo el consumo actual el más bajo registrado en la historia de la humanidad. La ingesta de fibra dietética se estimó en 15 a 20 g/día, lo que está por debajo de las recomendaciones diarias de 25 a 35 g/día. Los prebióticos más comunes son:

- **Inulina:** la inulina es un tipo de fibra dietética soluble que se encuentra en una variedad de plantas, como la achicoria, la alcachofa, los plátanos y los puerros.
- **FOS (Fructooligosacáridos):** son cadenas cortas de fructosa que se encuentran en alimentos como plátanos, cebollas, ajos, espárragos y trigo.
- **GOS (Galactooligosacáridos):** similar a los FOS, los GOS son cadenas cortas de galactosa. Se encuentran en alimentos como legumbres, leche y productos lácteos.
- **Lactulosa:** Es un azúcar sintético que se utiliza como laxante y también actúa como prebiótico.
- **Pectina:** Se encuentra en frutas como manzanas, peras y cítricos. La pectina es una fibra soluble que puede actuar como prebiótico.
- **Resistente almidón:** Es un tipo de almidón que resiste la digestión en el intestino delgado y llega al colon, donde puede ser fermentado por las bacterias beneficiosas. Se encuentra en alimentos como plátanos verdes, legumbres y algunos granos enteros.
- **Xilooligosacáridos (XOS):** Se encuentran en pequeñas cantidades en algunas frutas y verduras y también se pueden producir a partir de la xilosa (un tipo de azúcar).
- **Mananooligosacáridos (MOS):** Se encuentran en las paredes celulares de algunas levaduras y hongos, y se utilizan a menudo en la alimentación animal para mejorar la salud intestinal.

- **Arabinogalactanos:** Presentes en algunas plantas, como la acacia y la larch (alerce).
- **Beta-glucanos:** Se encuentran en alimentos como la avena y algunos tipos de hongos.

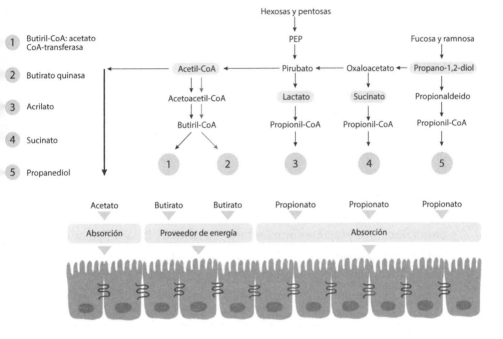

Vías de biosíntesis de ácidos grasos de cadena corta (AGCC) por la microbiota intestinal.

Además, es ampliamente conocido que los microorganismos tienen la capacidad de crear ácidos grasos de cadena corta a partir de la metabolización luminal de los prebióticos. El acetato se produce principalmente en el intestino a partir del piruvato mediante acetilcoenzima A (CoA). Se han descrito tres vías para la síntesis de propionato: acrilato, succinato y propanodiol. Los dos primeros parten del fosfoenolpiruvato (PEP) y el último utiliza desoxiazúcares, como la fucosa y la ramnosa. El butirato se produce a través de dos vías: la butiril-CoA: acetato CoA-transferasa y la butirato quinasa. Entre los metabolitos bacterianos producidos por la fermentación anaeróbica de carbohidratos, se ha demostrado que los SCFA ejercen múltiples efectos beneficiosos sobre la fisiología del huésped.

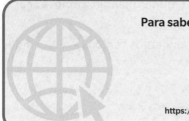

Para saber más, escanea este código QR

Estudio
https://pubmed.ncbi.nlm.nih.gov/6320630/

POLIFENOLES

Los polifenoles se describen como metabolitos secundarios de las plantas, que generalmente se encuentran en alimentos como cereales, frutas, verduras, vino, café, té y muchos otros alimentos derivados. Uno de los problemas más comunes con respecto a las propiedades de los polifenoles está relacionado con su biodisponibilidad, un parámetro influenciado por múltiples factores, como el procesamiento de los alimentos, la interacción de los alimentos, la ingesta dietética, la distribución, el contenido de los alimentos y factores ambientales. La calidad y la cantidad de beneficios que ofrecen los polifenoles a la salud del huésped tienen un impacto significativo, mejorando la calidad de vida a través de su capacidad para influir en la modulación de la microbiota intestinal.

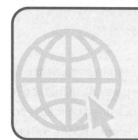

Para saber más, escanea este código QR

Estudio
https://www.ncbi.nlm.nih.gov/pmc/articles/PMC4772042/

La interrelación recíproca entre la microbiota intestinal y los polifenoles es un tema de interés bien conocido, ya que puede modular la salud del huésped. Los factores clave de esta interrelación son los metabolitos bioactivos. El efecto de los polifenoles sobre la microbiota intestinal se consigue influyendo en el crecimiento y el metabolismo de las bacterias e interfiriendo con la función celular de la membrana celular. La mayoría de los polifenoles pueden impedir la formación de biopelículas y provocar efectos significativos al impedir la detección del quórum bacteriano.

Los polifenoles ejercen sus efectos beneficiosos como sustrato prebiótico, por un lado, aumentando el crecimiento y asentamiento de las familias de bacterias probióticas como *Bifidobacteriaceae* y *Lactobacillaceae* y, por otro lado, reduciendo el número de bacterias patógenas como *Escherichia coli*, *Clostridium perfringens* y *Helicobacter pylori*, un mecanismo asociado con la modificación de la permeabilidad y la rigidez de la membrana bacteriana; a través de modificaciones de la proporción de bacterias beneficiosas y patológicas, se observó un cambio en la composición de los ácidos grasos de cadena corta (SCFA) observado, junto con una disminución de la inflamación y la incidencia de obesidad.

Estudios recientes demostraron el efecto beneficioso de los polifenoles al estimular bacterias como *Akkermansia muciniphila* y *F. prausnitzii*, observados en ensayos con ratones que tenían uvas rojas en su dieta. Además, después de la secuenciación del gen 16S ARNr y la PCR cuantitativa en muestras fecales y cecales, se observó un aumento de *A. muciniphilla*, junto con una disminución de la proporción de *Firmicutes* a *Bacteroidetes phylum*. Además, después de consumir polifenoles del té, se observaron resultados similares.

Para saber más, escanea este código QR

Estudio
https://pubmed.ncbi.nlm.nih.gov/31808762/

Las principales fuentes de polifenoles son las zanahorias, el brócoli, la remolacha, la coliflor y la cáscara de patata. Sin embargo, la cantidad de polifenoles se compara con el grupo de frutas. Por ejemplo, los polifenoles de las zanahorias son mucho más beneficiosos para la salud humana cuando las zanahorias se consumen enteras, no solo como extracto de zanahoria. Los polifenoles de las zanahorias pueden aumentar el creci-

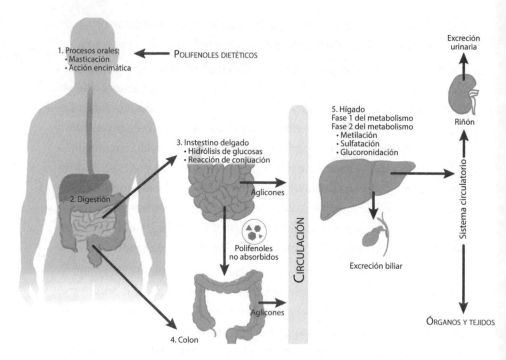

Metabolismo de polifenoles por la microbiota intestinal humana.

miento de *Lactobacillus rhamnosus*, *Bacteroides* y disminuir *Clostridiales*, *Ruminococcus*, *Coprococcus*, *Oscillospira*. En la familia de las crucíferas, se pueden encontrar polifenoles como kaempferol, quercetina, ácido sinápico, ácido clorogénico y ácido ferúlico.

PROBIÓTICOS

Los probióticos pueden restaurar la composición del microbioma intestinal e introducir funciones beneficiosas para las comunidades microbianas intestinales, lo que resulta en una mejora o prevención de la inflamación intestinal y otros fenotipos de enfermedades intestinales o sistémicas. Según la Organización de las Naciones Unidas para la Alimentación y la Agricultura y la Organización Mundial de la Salud, los probióticos se definen como «microorganismos vivos que, cuando se administran en cantidades adecuadas, confieren beneficios para la salud del huésped».

El premio Nobel Elie Metchnikoff introdujo el concepto de probióticos a la comunidad científica. Publicó un informe fundamental que vincula la longevidad de los búlgaros con el consumo de productos lácteos fermentados que contienen lactobacilos viables. Esta observación sugirió que ciertos microbios, cuando se ingieren, podrían ser beneficiosos para la salud humana.

Desde entonces, los probióticos se comercializaron y consumieron ampliamente, principalmente como suplementos dietéticos o alimentos funcionales. Los mecanismos de la probiosis incluyen la manipulación de comunidades microbianas intestinales, la supresión de patógenos, la inmunomodulación, la estimulación de la proliferación y diferenciación de células epiteliales y el fortalecimiento de la barrera intestinal.

Para saber más, escanea este código QR

Estudio:
https://pubmed.ncbi.nlm.nih.gov/20672012/

Existen numerosas cepas de probióticos, y cada una puede tener beneficios específicos para la salud. Aquí se exponen algunas cepas de probióticos comunes y sus principales **fuentes:**

1. *Lactobacillus acidophilus*
- **Beneficios:** ayuda a la digestión de la lactosa, puede mejorar la salud vaginal y apoyar el sistema inmunológico.
- **Fuentes:** yogur, leche fermentada, suplementos probióticos.

2. *Bifidobacterium bifidum*
- **Beneficios:** contribuye al equilibrio de la microbiota intestinal y puede ayudar en la digestión de ciertos carbohidratos.
- **Fuentes:** productos lácteos fermentados, suplementos probióticos.

3. *Lactobacillus rhamnosus*
- **Beneficios:** puede ayudar en la prevención y tratamiento de infecciones intestinales y urinarias, así como en alergias.
- **Fuentes:** yogur, leche fermentada, suplementos probióticos.

4. *Bifidobacterium longum*
- **Beneficios:** contribuye a la salud digestiva, apoya el sistema inmunológico y puede ayudar a reducir la inflamación.
- **Fuentes:** productos lácteos fermentados, suplementos probióticos.

314

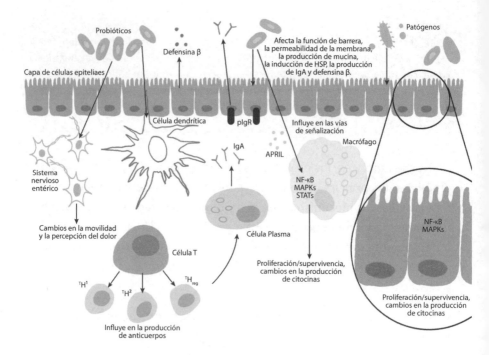

Mecanismos probióticos en el tracto gastrointestinal humano.

5. *Lactobacillus casei*
 • **Beneficios:** se cree que puede ayudar en la digestión y mejorar la salud intestinal.
 • **Fuentes:** yogur, leche fermentada, suplementos probióticos.

6. *Saccharomyces boulardii*
 • **Beneficios:** es una levadura probiótica que puede ayudar en la prevención y tratamiento de la diarrea, especialmente la asociada con el uso de antibióticos.
 • **Fuentes:** suplementos probióticos.

7. *Lactobacillus plantarum*
 • **Beneficios:** contribuye a la salud digestiva y puede tener propiedades antiinflamatorias.
 • **Fuentes:** alimentos fermentados como chucrut, suplementos probióticos.

8. *Bifidobacterium breve*
 • **Beneficios:** puede ayudar en la digestión y fortalecer el sistema inmunológico.
 • **Fuentes:** productos lácteos fermentados, suplementos probióticos.

9. *Lactobacillus salivarius*
 • **Beneficios:** se ha asociado con la salud bucal y la prevención de infecciones en la cavidad oral.
 • **Fuentes:** productos lácteos fermentados, suplementos probióticos.

10. *Enterococcus faecium*
 • **Beneficios:** puede contribuir al equilibrio de la microbiota intestinal.
 • **Fuentes:** productos lácteos fermentados, suplementos probióticos.

Los datos expuestos en el capítulo dejan la puerta abierta a infinidad de nuevos abordajes y tratamientos para optimizar la salud de la mano de microorganismos con capacidades metabólicas infravaloradas a nivel histórico.

Hidroterapia de colon

Por María Luisa Urchegui Egozcue

Todo lo que debemos saber el día de hoy

¿Qué es la hidroterapia de colon? ¿En qué consiste?

Capítulo 12

La hidroterapia de colon es la gran «desconocida» todavía para muchos. A mí, en cambio, me gusta definirla como **un viejo tratamiento actualizado.** Al día de hoy, cuántas veces tenemos que oír:

- Yo voy bien al WC, no necesito hacerme una HTC.
- Eso es como una lavativa a lo bestia.
- Eso te lo puedes hacer tú en tu casa, etc.
- ¡Te puede reventar el intestino!
- Cuidado, que te barre la flora.
- Para qué limpiar el colon; el cuerpo es lo suficientemente sabio y cada vez que defecas, el intestino se limpia solo.

A diario nos lavamos los dientes varias veces, nos duchamos... ¿Hay alguna razón para que el colon, ya considerado como un «pozo séptico» o «alcantarilla», no se limpie regularmente? Claro que habrá personas que piensen que existen laxantes, purgas, etc., para ello, pero en ocasiones resultan agresivos, antinaturales, incompletos y además crean dependencias. Cómo nos gusta hablar sin tener conocimiento al respecto, o guiarnos en muchas ocasiones por lo que oímos o vemos en las redes sociales, en lugar de consultarlo con un profesional.

¿No será que todavía hay muchos prejuicios y tabús para limpiar el colon? Voy a intentar resumir y aclarar dudas que todavía surgen. Mucha gente, me pregunta cómo he llegado a dedicarme profesionalmente a esto. La verdad es que no hay mejor manera que sufrirlo uno mismo, para después poder entender perfectamente a la persona que debes tratar. Hace ya muchos años yo padecía de trastornos intestinales, hasta el punto de pensar que tenía algo grave. Gracias a mi hermano, que ya conocía la técnica, me derivó a la consulta del Dr. Michel Stephan, quien ha sido el que me trató y con el que posteriormente me formé, y a partir de ahí comenzó mi andadura profesional en este campo. Ya son aproximadamente treinta los años que llevo ejerciendo, y espero poder seguir ayudando y avanzando muchos más. Dicho esto, retrocedemos un poco en la historia para ver cómo las limpiezas de colon han estado siempre presentes, de una manera o de otra:

- **Se sabe que los indios hurones** se administraban medicamentos mediante lavativas y tomaban purgas orales mensualmente. Probablemente el uso del enema se originó en la India, una interesante cronología que empieza en los primeros *Vedas* hindúes, entre mil y dos mil años a. C. La higiene intestinal está ligada a la «gran limpieza», o *Shank Prakshalana*, y a la «pequeña limpieza», o *Lagoo Shank Prakshalana*, que consisten en tomar, según el caso, de 6 a 12 vasos grandes de agua salada y practicar ejercicios específicos para evacuar.
- **Hipócrates**, el Padre de la Medicina (460-377 a. C.), hizo referencia en sus escritos a diversas formas de practicar lavados de colon, utilizando vejigas de cerdo, cuerno de buey perforado en la extremidad, caña de sauco...
- El **Papyrus Ebers** (1500 a. C.). Como resultado de unas excavaciones, Ebers descubrió un manual terapéutico en el que se habla del lavado rectal. Los egipcios practicaban el lavado, imitando a Ibis, que introducía su largo pico lleno de agua en el ano para purgarse y se dice que fue el ave que enseñó al hombre cómo purgar el intestino.
- **Galeno**, célebre médico griego (130-201), preparó el lavado de colon para tratar casos de fiebre.
- **Asclepíades** (h. 124-40 a. C.) prefería las lavativas a los purgantes.
- El **Talmud**. En la tradición hebraica recomendaban una buena higiene intestinal para mantener la pureza física, mental y espiritual.
- **Chang Chung-Chin.** El padre de la medicina china utilizaba los lavados intestinales con plantas para eliminar parásitos.
- **El Corán.** Numerosos preceptos higiénicos de Mahoma recomendaban el uso de lavativas, a pesar de que algunos integristas las rechazaban porque las consideraban una ruptura del ayuno.
- **Avicena.** Desarrolló el uso de los purgantes y da la primera descripción de la jeringa clister, mejorando la jeringa de pistón de Albucasi.
- En la **Edad Media.** Ambroise Paré, cirujano de los reyes de Francia en el siglo XVI, fue el precursor de la irrigación colónica y la recomendaba antes de una operación, antes del parto y después del embarazo.

- En **Alemania**. Hace ya muchos años se vuelve a retomar este sistema de limpieza intestinal que los americanos recuperan y mejoran para especializarse en la detoxicación. La práctica de la irrigación colónica ya tuvo anteriormente un gran éxito en este país, así como en Canadá.
- En **Francia**. Hay indicios de la irrigación colónica en un libro que actualmente no se encuentra, *Médecine de l'homme*. Al Dr. Lagroua, especialista en enfermedades intestinales, en el trascurso de un viaje a Alemania, hacia 1910, le presentaron duchas intestinales creadas por los profesores Brosch y Aufshnaiter. Las perfeccionó y hacia 1939 se abrió un centro oficial de hidroterapia de colon en el hospital Beaujon, en Clichy, cerca de París.
- **Irons**. Especialista americano de problemas intestinales, contribuyó a desarrollar esta técnica en los EE.UU. Durante años, en conferencias y seminarios que impartía, explicó la importancia de la higiene intestinal y la manera de aliviar y eliminar las alteraciones digestivas, gracias a numerosas sesiones de irrigaciones colónicas seguidas y repetidas frecuentemente.
- El **Dr. Carton**. Insistía en la importancia de la eliminación y especialmente en el emuntorio intestinal, ya que por su longitud y diámetro se podría considerar el centro de una gran acumulación de desechos.
- **Christopher Vasey**. Naturópata que ejercía en la región de Vaud, en Suiza, también insistía en la higiene intestinal.
- **Dr. Schaller**. Contribuyó ampliamente a desarrollar la irrigación colónica. En su libro *La higiene intestinal* hace repaso a todas las técnicas de limpieza de colon y habla de la importancia de una buena eliminación con el fin de evitar las afecciones más diversas que se manifiestan en nuestro organismo.
- **Dr. Ferrándiz**. Médico español que también se interesó por la limpieza intestinal.
- **Dra. C. Kousmine** (Suiza). Su método está basado en la higiene intestinal. La recomendaba en personas sanas como higiene de vida y para la prevención de enfermedades.

¿Qué es la hidroterapia de colon y en qué consiste?

319

La hidroterapia de colon (HTC), o irrigación colónica, consiste en una limpieza profunda del intestino grueso, con baños sucesivos de entrada y salida de agua filtrada, a temperatura y caudal determinados. Es indolora y segura.

La persona está cómodamente instalada en una camilla en posición decúbito lateral y se procede a introducir la cánula de doble función por vía rectal. La cánula va debidamente lubricada con vaselina. Una vez ajustada la cánula, la persona se coloca boca arriba y se inicia el tratamiento, ajustando en cada momento los parámetros de la temperatura, presión y caudal. Durante toda la sesión se van efectuando una serie de masajes abdominales para que de esta manera ayude a la eliminación de los desechos adheridos a las paredes intestinales.

Durante toda la sesión la persona ve pasar, a través del visor de la máquina, las materias fecales, etc., que van saliendo del colon. Después de cada sesión, se esteriliza el aparato mediante un sistema incorporado al mismo y así queda preparado para otras sesiones. El material utilizado es de un solo uso. El kit siempre se abre delante de la persona y una vez finalizada la sesión se desecha. El mal funcionamiento del intestino grueso origina frecuentemente una autointoxicación por acción de los desechos alimenticios que se adhieren a las paredes intestinales, y al fermentar, forman sustancias tóxicas para el organismo.

El valor de la hidroterapia de colon ha sido reconocido por muchos médicos y especialistas a lo largo de la historia y llegaban a la conclusión de que el colon es un lugar de paso de numerosas sustancias tanto hacia el interior como hacia el exterior.

Hay científicos que afirman que la vejez se inicia en el intestino. Paracelso ya decía que «la muerte se esconde en el intestino».

Desde hace algún tiempo se ha incrementado mucho el consumo de antibióticos, laxantes, ansiolíticos, antidepresivos, corticoides, antihistamínicos... y en nada benefician al bienestar ni a la salud intestinal.

El estreñimiento es uno de los primeros signos de acúmulo de toxinas. Los laxantes solo alivian y no siempre los síntomas, pero no eliminan las heces compactadas. Se pueden retener kilos de materias fecales en el intestino, lo que da lugar a un proceso de fermentación o putrefacción interna, generando toxicidad para el organismo, afectando a la piel, el estado de ánimo, el descanso, etc. El mercado de los laxantes es uno de los más grandes en el mundo farmacéutico. No son una verdadera solución de limpieza.

¿Quién no ha sufrido en alguna ocasión del síndrome del intestino tímido, o parcopresis?

Es más habitual de lo que parece encontrarnos con casos de personas con dificultad para defecar en un lugar diferente al habitual. Pueden pasar días sin ir al baño, al salir de viaje por ejemplo, provocando un estreñimiento ocasional y generando una gran incomodidad.

No normalicemos el malestar y las enfermedades.

MITOS SOBRE LA HIDROTERAPIA DE COLON

Médicos y especialistas en enfermedades digestivas afirman que no existe evidencia científica para apoyar sus beneficios. Pero, en cambio, ¿por qué los propios médicos han recomendado y siguen recomendando el uso de lavativas y enemas?

Muchas veces nos empeñamos en buscar soluciones y respuestas en la ciencia, cuando en realidad la explicación a las dolencias es más simple:

1. **La HTC barre la flora intestinal (microbiota).** Siempre la va a reforzar y ayudar a regenerar. El agua no tiene capacidad bactericida.
2. **La HTC es dolorosa.** No debe ser dolorosa; sí es cierto que, en ocasiones, se puede percibir algún cólico al ir eliminando los desechos del organismo.

3. **Con una sesión de HTC es suficiente para limpiar el colon.** En general, son necesarias varias sesiones para realizar una limpieza profunda y así ir desprendiendo de las paredes la materia fecal adherida durante años.

4. **La HTC tiene efectos secundarios nocivos.** No se utiliza ningún tipo de fármaco, simplemente se trata de un proceso de limpieza.

5. **El cuerpo se limpia solo.** Sí es cierto que el cuerpo tiene mecanismos naturales para eliminar toxinas, pero hoy en día se abusa de productos procesados, la vida sedentaria, el estrés, etc., que no ayudan; al contrario, dificultan la tarea del colon. De esta manera, con la HTC ayudamos a que esos residuos que tanto tiempo permanecen en el colon se vayan eliminando progresivamente.

6. **La HTC se utiliza en personas con enfermedades digestivas.** En general, la limpieza ayuda a muchos niveles, así que podemos considerarla como tratamiento preventivo y complementario a otro tipo de terapias.

7. **Con la HTC pueden perforar el intestino.** La perforación intestinal la definen como una ruptura (orificio) en el tracto gastrointestinal. Las máquinas de Hidroterapia de Colon tienen una válvula de seguridad, si en algún momento la presión del agua aumenta, automáticamente la máquina se paraliza y se abre la válvula de vaciado. Con lo cual, me atrevería a afirmar que es muy poco probable que con una HTC se llegue a perforar el intestino.

8. **Desequilibrio hidroelectrolítico.** Se trata de mantener un correcto estado de hidratación y de aporte de minerales. Difícilmente se puede mantener dicho equilibrio si el problema puede ser una mala absorción del intestino, y no precisamente debida a una sesión de HTC, sino a otras causas como permeabilidad, disminución de la microbiota, *Candida*, etc. La HTC siempre va a ser una ayuda para recolonizar dicho intestino.

9. **Es similar a una lavativa o enema.** No tiene nada que ver, el enema se limita al área rectosigmoidea. Su abuso puede crear dependencia.

BIOFILMS, PARÁSITOS, ETCÉTERA

Biofilm = biopelículas bacterianas.

Son comunidades de microorganismos recubiertas de un polímero extracelular, una película «pegajosa» y «viscosa» que crean las propias bacterias para ayudar a protegerse y garantizar su supervivencia.

El problema se crea cuando se desarrolla un biofilm no saludable en el cuerpo, porque se complica a la hora de poder combatir anomalías (infecciones, etc.), ya que normalmente alberga parásitos, bacterias y levaduras nocivas. Se forman rápidamente y se vuelven resistentes, y de alguna manera impiden la absorción de nutrientes, afectando al sistema inmunitario.

En relación con los parásitos, está claro que no pueden proliferar ni vivir en un organismo sano. Actualmente se come demasiado, los alimentos están mal cocinados, pierden muchas calorías, carecen de vitaminas, etc. Hoy en día se constata que una de las causas que ha dado lugar al aumento y existencia de parasitosis intestinales podría ser la cantidad de preparados en carnes y pescados procesados en conservas, condimentos, etc.

«Se sabe que el hombre por naturaleza es fructívoro y crudívoro».

Estos alimentos animales dejan en el tubo digestivo y en los tejidos sustancias proteicas y grasas que de alguna manera se convierten en «veneno» para el hombre y caldo de cultivo para los parásitos.

Se crea un círculo vicioso, ya que aumenta el apetito de la persona incitando a comer más y también a los parásitos ya existentes. Y esa podría ser una de las razones que podríamos utilizar para comentar que no por comer mucho se nutre más.

Las putrefacciones y fermentaciones intestinales anormales de nuestro intestino permiten una mayor absorción de carga tóxica y envenenan nuestro organismo, y así crean un terreno patógeno para que puedan anidar y proliferar los parásitos intestinales.

La moderación en la ingesta de cantidad de alimentos, el ayuno y la aceleración de la evacuación de materias fecales, son unas buenas armas terapéuticas para combatir y mejorar de manera segura y eficaz muchas enfermedades y síntomas.

Existen estudios en los que en repetidas ocasiones, en enfermedades crónicas se produce un aumento de parásitos intestinales y a su vez se produce un desequilibrio mineral en nuestro soma.

Soma = cuerpo celular.

Hay un proverbio árabe que dice:

«Tu medicina está dentro de ti, y tú no lo sabes. Tu enfermedad viene de ti mismo, y tú no te das cuenta».

FLORA INTESTINAL / MICROBIOTA

La HTC no perturba la flora intestinal o microbiota. Cuando un intestino está atascado o sobrecargado, la flora está intoxicada (podrida) y no funciona debidamente.

Es vital limpiarla y regenerarla.

Está compuesta, como ya sabemos, de millares de microorganismos y se renueva rápidamente después de una Hidroterapia de Colon.

La HTC no la destruye, pero sí la purifica, y si lo acompañamos de unos probióticos adecuados y potentes, la regeneración aumenta más.

No olvidemos que cuando se toma medicación (como por ejemplo antibióticos), se altera y se destruye parte de la microbiota y desgraciadamente se ven a menudo casos de diarreas severas, estreñimientos, etcétera.

¿DESMINERALIZACIÓN?

Hay quien acusa a la HTC de pérdida de minerales, vitaminas, minerales... El hecho de limpiar la mucosa intestinal no solo la mejora sino que permite una mayor absorción.

En cambio, si hablamos del uso de laxantes sí tenemos que tener en cuenta la desmineralización que ocasionan y arrastran una fuga importante de potasio.

La acidez no es la causa de todos nuestros trastornos, pero las enfermedades conectadas con ella son causadas por la desmineralización de los tejidos que, a su vez, son resultado de la lucha de nuestro cuerpo contra los ácidos.

> Un sistema nervioso sobreacidificado siempre está sometido a tensión, la persona se siente colérica, agresiva. En cambio, un sistema nervioso sin acidez carece de tensión, se tiene una gran capacidad de aguante, se muestra equilibrado, contento.

EL INTESTINO: ¿SEGUNDO CEREBRO O QUIZÁ PRIMER CEREBRO?

Como todos sabemos a estas alturas, no solo estamos formados de un cuerpo físico. Cuando las emociones, el estrés o la angustia se reproducen constantemente, nos contraemos, nos tensamos, etcétera.

Nuestra energía no fluye y el sistema digestivo se resiente, y surgen comentarios tales como: «no ha digerido bien el problema», «se me encoge el estómago», «me hierve la sangre», etc. Todo ello se mantiene en el fondo de cada uno de nosotros, y continúa creando sufrimiento, en la mayoría de los casos sin ser conscientes de ello. No estaría de más que en algún momento reflexionáramos sobre ello y poder aprender a gestionar todas estas emociones y conflictos.

> A veces, durante o después de una sesión de HTC, pueden resurgir acontecimientos del pasado y de esta manera se ayuda a reestablecer el camino a seguir.

Nuestros miedos nos bloquean, eso se traduce en muchas ocasiones en plexos anudados, abdómenes irritados. Es necesario liberarse del miedo.

> «La enfermedad no llega al azar y el azar es simplemente la sombra protegida de las necesidades divinas». *Rudolph Steiner*

La HTC es una herramienta con un papel importante a la hora de tener en cuenta y empezar a sanar cosas del pasado, como ya hemos comentado anteriormente haciendo mención a las emociones, angustias y rabia, entre otras, contenidas en algún punto de nuestras «tripas».

Podríamos pensar que quizás muchas «raíces» de lo que nos acontece están en el vientre y la HTC es un bonito regalo para el cuerpo y el alma. Y así esos buenos pensamientos pueden hacer que seamos más felices, más amables.

> El intestino produce más del 80 % de la serotonina del cuerpo, considerada como la hormona de la felicidad.

Qué bien nos viene sonreír para reducir el estrés, o ese amor que nos aporta paz y armonía, y por qué no dejar de preocuparnos tanto y así no

| PON A TONO TU MICROBIOTA

debilitar el intestino y el estómago, y qué decir de esas penas que nos ahogan y afectan a los pulmones y corazón, o quizás esa ira y rabia que ataca directamente al hígado, y en general ese estréssssssss que sí afecta al cerebro y a todo el organismo en general.

INDICACIONES

- **Patologías del intestino grueso y el delgado.** Estreñimiento, gases, divertículos, colitis y colon irritable, parasitosis intestinal, biofilms, SIBO, disbiosis.
- **Alteraciones dérmicas.** Acné, eczemas, piel seca descamativa, psoriasis, dermatitis, alergias, intolerancias, mejora el estado del cuero cabelludo.
- **Alteraciones circulatorias.** Piernas hinchadas, mejora la circulación, celulitis, hemorroides, edemas y trastornos linfáticos.
- **Enfermedades reumáticas.** Artrosis, lumbalgias; efecto muy positivo en osteoporosis; en general, contribuye a mejorar todos los procesos degenerativos.
- **Afecciones ginecológicas.** Dismenorreas, trastornos menstruales, candidiasis, vaginitis, cistitis, mejoría funcional de la prostatitis.
- **Afecciones neurológicas.** Jaquecas. La eliminación de toxinas hace que muchas cefaleas desaparezcan de raíz. Está indicada para la ansiedad, irritabilidad, estrés o insomnio.
- **Trastornos ORL.** Sinusitis, rinitis, bronquitis crónica, etcétera.
- **Medicina deportiva.** Ciclistas, culturistas, etcétera, han comprobado que el efecto desintoxicador y depurativo de la HTC consigue resultados interesantes: aumento del tono vital, mejor resistencia muscular a la fatiga, mejoría general en las articulaciones, entrenamiento favorecedor, mejora el depósito de calcio en los huesos.
- **Medicina estética.** Envejecimiento prematuro de la piel.
- **Alteraciones metabólicas.** Obesidad, curas de desintoxicación, ayunos, cansancio.
- **Utilización antes de las exploraciones.** Permite obtener mejores imágenes diagnósticas, sea cual sea la técnica utilizada (colonoscopia, radiología...).

- Se aconseja antes de cualquier intervención, con el fin de ayudar a eliminar mejor la anestesia.
- Readaptaciones de tetrapléjicos.
- Postparto.
- En algunos países se efectúa la HTC con el fin de prevenir procesos degenerativos y en familiares de enfermos de cáncer de colon.

CONTRAINDICACIONES

- Cirugía reciente de colon y recto.
- Necrosis por radiación.
- Hemorroides severas.
- Insuficiencia renal grave.
- Fisuras graves.
- Perforaciones intestinales.

Siempre hay que valorar cada caso en concreto con el profesional que le vaya a tratar; varía mucho de una persona a otra, y aunque siempre se tienda a comparar las sesiones y los síntomas, hay que personalizar cada tratamiento. Cada persona es ÚNICA.

¿QUÉ SE SIENTE DESPUÉS DE UNA HTC?

- Sensación de bienestar. Debido a la eliminación de gases, parásitos, trozos de alimentos no digeridos, etc.
- Sensación de ligereza. La presión ejercida sobre los órganos (hígado, vesícula biliar, estómago, entre otros) mejora.
- Descanso muscular local y general.
- Mejoría de los edemas y de los estados localizados de los tejidos del colon.
- Pérdida de volumen y ligereza de peso en personas con sobrepeso.
- Mejoría de la tonalidad abdominal.
- Mejoría de las funciones intelectuales y del equilibrio del aspecto emocional.
- El masaje abdominal efectuado durante la sesión despega la costra adherida a la superficie interna del colon, estimula el peristaltismo

y ayuda a un retorno más normal de la forma del colon, también aumenta la tonicidad abdominal.

- Mejora de la función renal.
- Alivia los estados de dolor inflamatorio crónico.

ALIMENTACIÓN

Gran cantidad de problemas orgánicos que afectan a la sociedad actual están directamente relacionados con la alimentación. Se podría hablar de «buena salud» cuando el intestino, órgano importante del organismo, puede cumplir sus funciones sin dificultad; un exceso en la ingesta de alimentos o malos hábitos alteran su función. A pesar de que se lleve una alimentación saludable, si el organismo está intoxicado no se pueden esperar unos resultados satisfactorios. La HTC, siempre realizada de forma correcta, junto con una alimentación adecuada a cada persona, es una buena opción para contribuir a un buen funcionamiento de la salud intestinal y a fortalecer nuestro sistema inmunitario. Un organismo con inflamación es un cuerpo enfermo. Podemos constatar que en los últimos años en general ha aumentado el consumo de azúcares refinados y grasas de mala calidad, lo que ha contribuido al aumento de alergias e intolerancias, micosis, ansiedad, angustia... y todo tipo de alteraciones dérmicas, intestinales, etc.

El equilibrio ácido-básico se va rompiendo y de manera progresiva tendemos hacia la acidez. Algunas personas no llegan a absorber bien las sustancias glucosas y acaban desarrollando diabetes o engordando, otras tienen problemas con las proteínas, haciéndose sensibles a las enfermedades reumáticas, y otras no toleran los ácidos que han sido absorbidos directamente por el cuerpo o que quedan retenidos en el organismo. La acidez en el terreno resultante es un foco de muchas enfermedades.

Lo ideal sería consumir productos de temporada e ir variando y rotando los alimentos que ingerimos. Sobre todo, alimentos antiinflamatorios y antioxidantes: verduras, especias en general (cúrcuma, canela, tomillo, orégano, etc.), además de tener en cuenta cómo y dónde lo cocinamos, refiriéndome al material con el que está fabricada la cazuela o sartén, o dónde lo servimos.

Recomendaciones dietéticas y consejos para cuidar la microbiota

Conceptos generales

Recomendaciones dietéticas

Capítulo 13

La **nutrición personalizada** se centra en el uso de factores específicos de la persona para desarrollar recomendaciones nutricionales adaptadas a cada individuo con el objetivo de mantener o recuperar la salud. Teniendo en cuenta la gran variabilidad interindividual del microbioma intestinal, podemos concluir que el microbioma puede ser un factor determinante para una nutrición personalizada.

El asesoramiento nutricional personalizado que incorpora el análisis del microbioma es prometedor, el estado del microbioma intestinal es determinante en el efecto de la dieta. El conocimiento de la comunidad microbiana (cualitativa y cuantitativamente) puede ayudar a predecir las respuestas a ciertas dietas y nos puede dar la información necesaria para elaborar una estrategia para modular el ecosistema intestinal.

Una mayor diversidad en el microbioma intestinal humano parece conferir una mayor estabilidad ante los cambios en la dieta, por ello podemos obtener peores resultados.

Hay evidencia de que la composición microbiana de un individuo puede influir en su capacidad para perder peso cuando sigue dietas específicas. Existen diferentes escenarios vinculados a una menor respuesta frente a las intervenciones dietéticas como el sobrecrecimiento de arqueas metanogénicas (IMO) que puede ser un factor determinante en la dificultad para bajar peso, la disminución de *Akkermansia muciniphila* que también se relaciona con problemas metabólicos y obesidad o el predominio de un filo bacteriano. Las personas con un microbioma intestinal dominado por *Prevotella* pueden lograr una pérdida de peso óptima siguiendo una dieta alta en fibra que no se observa entre las personas con un microbioma intestinal dominado por *Bacteroides*. El aumento de *Bifidobacterias* en individuos con un microbioma intestinal dominado por *Bacteroides* mejora los parámetros metabólicos, lo que podría usarse como una estrategia para perder peso. Una simple suplementación de *Bifidobacterias* puede cambiar drásticamente los resultados.

RECOMENDACIONES BÁSICAS PARA CUIDAR LA MICROBIOTA

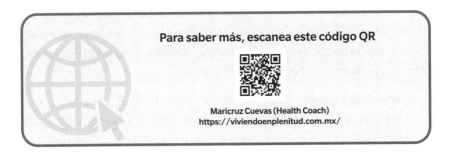

Para saber más, escanea este código QR

Maricruz Cuevas (Health Coach)
https://viviendoenplenitud.com.mx/

No existe una dieta única para la salud del ser humano ni existe una dieta única para la salud del microbioma intestinal. Podemos dar unas recomendaciones generales que deberán ser individualizadas y que nos pueden servir de punto de partida para elaborar la estrategia adecuada para la recuperación (o mantenimiento) de la homeostasis intestinal.

Alimentos a evitar

Los principales alimentos que nutren a nuestra «microbiota perjudicial» son todos aquellos que componen la dieta moderna de hoy en día: hidratos de carbono refinados, el gluten, el azúcar, etcétera. El consumo de estos alimentos no solo estimula el crecimiento de patógenos facultativos como la *Candida* y las bacterias putrefactivas y favorecen las parasitosis, sino que también afecta a la integridad de la pared del intestino con la consecuente pérdida de la importante función de barrera:

- Alcohol.
- Gluten, especialmente de trigo.
- Aceites vegetales de colza, cacahuete, soja y maíz.

- Edulcorantes artificiales.
- Lácteos de producción masiva.
- Alimentos ultraprocesados.
- Azúcar refinada.
- Sal refinada.
- Productos endulzados con jarabe de maíz de alta fructosa.

Alimentos a incluir

Además de tener en cuenta alimentos favorables para nuestras bacterias beneficiosas, en general debemos fomentar los productos de proximidad, orgánicos y de temporada y no olvidar que, a mayor diversidad en el plato, mayor diversidad en el ecosistema intestinal.

- **Vegetales sin almidón.** Alcachofas, apio, brócoli, calabacín, col o repollo, coliflor, hongos/champiñones (son un superalimento para tu microbiota), pepinos, pimiento morrón, rábanos y vegetales de hoja verde (col rizada, hojas de mostaza, espinacas, acelgas o berros).
- **Vegetales con almidón.** Remolacha, zanahorias, patatas, calabaza amarilla, batata, nabos, yuca, plátano macho verde o poco maduro, legumbres y cereales, sobre todo el arroz y la avena.
- **Alimentos ricos en polifenoles.** Son sustancias bioactivas presentes en las plantas, como por ejemplo la quercetina, la miricetina, el resveratrol, las epigalocatequinas o los flavonoides. Los polifenoles llegan en altas concentraciones al colon, solo se absorbe un 5-10 % de estos polifenoles en el intestino delgado. El resto es aprovechado por la microbiota y transformado por ella en sustancias con efectos beneficiosos para la salud. Ejemplos: especias (clavo, menta, anís estrellado, romero, tomillo, albahaca, jengibre, orégano o canela), té (especialmente beneficioso el té verde), cacao puro, frutos rojos (arándanos, frambuesas, moras, fresas, uva negra, grosella negra o cerezas), frutos secos naturales o tostados, bayas, aceite de oliva y frutas y verduras en general.
- **Hierbas aromáticas y especias.** Antioxidantes y antiinflamatorias, te ayudarán a mantener tu microbiota saludable: romero, menta, cilantro, jengibre, cúrcuma, pimienta, canela y clavo.

- **Alimentos fermentados (no pasteurizados).** Yogur, kéfir de agua o de leche de cabra, kombucha, kimchi (de agua o de leche), chucrut o sauerkrout y vinagre de sidra de manzana.
- **Grasas saludables.** Son necesarias para aportar compuestos antiinflamatorios, así como para nutrir a tu microbiota: aceitunas, aceite de macadamia, aceite de oliva virgen extra, aguacates, aceite de aguacate, coco (el aceite y su carne) y ghee.
- **Proteínas y grasas saludables Omegas 3, 6, 9.** Obtenidas de fuentes de calidad, permiten mantener una barrera intestinal saludable. Fuentes vegetales: almendras, semillas de chía, semillas de lino o linaza, nueces de castilla, nueces de macadamia, aceite de oliva virgen y aguacate. Fuentes animales: carne de res de libre pastoreo, pescado azul pequeño (sardina, boquerón, caballa, jurel o arenque) y huevos orgánicos.

¿Cómo hacer un desayuno saludable?

Un verdadero desayuno saludable se hace con alimentos reales, no con productos empaquetados, que más bien son productos comestibles y no alimentos reales.

PRIMERA OPCIÓN

Puedes empezar el día con un batido preparado con hojas verdes, frutos rojos, 2 o 3 *Superfoods* con una de las siguientes opciones:

- Agua
- Kéfir de leche o de agua
- Kombucha
- Bebida vegetal
- Té verde

De esta manera empiezas el día cargado de fibra y nutrientes, los cuales son buenos para tu microbiota y para ti.

SEGUNDA OPCIÓN

Un muy buen desayuno puede ser a base de huevos, avena, pudin de chía con leche vegetal, acompañado de frutos secos, coco rallado, etc.

Únicamente, asegúrate de que tu desayuno tenga: proteína, carbohidratos saludables, grasas buenas y fibra.

TERCERA OPCIÓN

Fruta fresca acompañada de un puñado pequeño de frutos secos (activados o tostados de preferencia).

INFUSIONES RICAS EN ANTIOXIDANTES

Jengibre	Canela	Menta piperita	Clavo de olor	Té verde Matcha
Melisa	Orégano	Salvia	Romero	Tomillo

COMO SNACK

Frutos secos: nueces, almendras, pistachos
Pudín de chía
Chocolate, por lo menos 70% de cacao

Fruta fresca
Fruta seca: pasas, dátiles
Puré de manzana

PARA COMER Y CENAR

- Verduras de hoja verde y hortalizas crudas y/o cocinadas, cuantas más, mejor.
- Tubérculos como boniato, yuca, patata o jícama.
- Cereales o granos enteros como arroz, quinoa o amaranto.
- Legumbres: alubias, garbanzos, lentejas, etc.
- Alimentos ricos en proteínas como: huevos (orgánicos de preferencia), pescado salvaje (no de piscifactoría) y carne de libre pastoreo.

Para cenar, verduras cocidas o cocinadas, ya que se digieren con más facilidad que las crudas.

Antes de seguir con las listas de compras es muy importante que tengas disposición a probar nuevos alimentos y, tal vez, a otras maneras de cocinar. Procura que tu alimentación sea variada, ya que, a mayor variedad de alimentos, mayor será tu ingesta de diversos micronutrientes, lo cual te permitirá tener una microbiota mejor. Los estudios confirman que una alta diversidad de alimentos de origen vegetal en la dieta contribuye directamente a tener una microbiota diversa.

Incluye en tu alimentación plantas de colores variados y haz énfasis en las siguientes:

- Crucíferas: col, brócoli, coliflor, rúcula.
- Verduras de hoja verde.
- Allium: ajos, cebollas, chalotas.

RECOMENDACIONES PARA UNA DIETA ANTIINFLAMATORIA

En muchas ocasiones la palabra «dieta» o «plan nutricional» se asocia a bajar de peso, restringiendo la cantidad de calorías que se ingieren, pero no todos estos planes tienen como objetivo perder kilos/grasa. Otros planes tienen como objetivo mejorar la salud, en este caso a través de contribuir mediante los alimentos a disminuir la inflamación.

Para saber más, escanea este código QR

Dra. Teresa Lajo
https://www.drateresalajo.es/

La inflamación crónica, frecuente en nuestro organismo, es fruto de factores como: el estrés, la falta de ejercicio (o, en ocasiones, el exceso de este), la predisposición genética, la exposición a toxinas y, por supuesto, la mala alimentación. La consecuencia de la llamada «inflamación de bajo grado» (LGI) es una mayor predisposición a enfermedades donde exista inflamación, como por ejemplo fibromialgia, psoriasis o la artritis reumatoide, incluso patologías degenerativas como el cáncer o el Alzheimer. Ciertos alimentos pueden contribuir a disminuir esta inflamación sistémica y, por lo tanto, proponemos este plan nutricional no como una «dieta» para seguir durante un período limitado de tiempo, sino como una manera de seleccionar y preparar los alimentos. Todo ello sobre bases de conocimiento científico para contribuir a mantener un estado de salud óptimo, mediante el aporte de: vitaminas, minerales, ácidos grasos esenciales, fibra dietética y fitonutrientes protectores.

La dieta antiinflamatoria está basada en la dieta mediterránea, un 40 % de las calorías deberían provenir de carbohidratos (siempre de absorción lenta, es decir, con bajo índice glucémico y cereales no refinados, preferible evitar el trigo); un 30% de las grasas (de elevada calidad) y un 30 % de proteínas (favorecer huevos ecológicos y pescado azul de pequeño tamaño para tratar de evitar en lo posible la contaminación por mercurio). Las recomendaciones son:

- **Mezclar los tres nutrientes** en cada una de las comidas.
- **Disminuir el consumo de estimulantes** como el té negro, el café, el tabaco y el alcohol.
- **Dar prioridad al consumo de frutas y verduras,** reduciendo de manera significativa el consumo de carnes, lácteos, grasas saturadas y suprimiendo los azúcares de absorción rápida, ya que son alimentos que pueden causar mucosidades.
- **Se recomienda consumir productos integrales** y vegetales orgánicos, reducir el consumo de sal y aumentar el consumo de ajo y cebolla en la dieta (excepto indicación médica).
- **Suplementar con ácidos grasos esenciales** Omega 3 y 6, si fuera necesario, o tratar de consumirlos mediante la dieta, por ejemplo, tomando pescado azul.

- **Inmunomodular la flora intestinal con prebióticos** ricos en glutamina y probióticos (lactobacilos, bífidos) en las comidas que se pueda (almidón resistente, fermentados —si no existe *Candida*—, kéfir).
- **Incrementar el consumo de alimentos ricos en vitamina B$_6$** (semillas, frutos secos) que ayudan al metabolismo del triptófano, habitualmente bloqueado en personas con algún tipo de inflamación. También los alimentos ricos en magnesio (las legumbres, el arroz integral, frutos secos) relajan la musculatura.

INCLUIR

- Kamut, espelta, arroz.
- Aceites de primera presión en frío, oliva virgen extra.
- Los aceites de lino y nuez en crudo, para aliños.
- Carnes blancas de calidad.
- Té verde, te blanco.
- Cereales integrales.
- Fruta con piel (potenciar: papaya, fresas, pomelo, naranjas, arándanos, moras).
- Harinas integrales de calidad (espelta, kamut).
- Sirope de agave, eritritol, azúcar de coco, estevia.
- Leches/ licuados vegetales.
- Vino tinto de calidad.
- Abundancia de frutas y verduras enteras conservando su mayor integridad.
- Algas (rojas, verdes, marrones).
- Cacao.
- Frutos secos al natural.
- Pescados azules de tamaño pequeño.
- Meditar y deporte.

NO INCLUIR

- Trigo.
- Aceites refinados.
- Alimentos con grasa saturada (mantequilla).
- Margarina.
- Carne procesada. Carne roja.
- Café.
- Bebidas azucaradas.

- Alimentos refinados.
- Alimentos con alto índice glucémico (azúcar blanca, harinas blancas, leche animal).
- Bollería industrial, dulces industriales.
- Alcohol de alta graduación.
- Pescados azules de tamaño grande.
- Cacahuetes
- Estrés.

MENÚ SEMANAL

	Desayuno	Media mañana Merienda	Comida	Cena
Lunes	Té verde/ Té blanco. Yogur de soja [sin azúcar] + Mijo inflado, avena, bayas de Goji, 1 cucharadita de lino molido.	Fresas, moras, papaya, arándanos.	Verduras calientes: brócoli, judías verdes, kale, acelgas.	Sopa de miso con algas. Pescado azul.
Martes	Té verde, leche de almendras. Papaya, manzana, frutos del bosque. Nueces macadamia, piñones, pipas de calabaza.	Sándwich de pan sin gluten, kamut o espelta, con rúcula y caballa.	Ensalada de hoja de roble / rúcula y zanahoria rallada. Lentejas / Azukis con arroz y verduras.	Acelgas. Revuelto de huevos con kale.
Miércoles	Té verde / Té blanco Leche de almendras Pan de kamut/ espelta. Aceite de oliva virgen.	Nueces, almendras con piel y nueces de macadamia.	Verduras calientes: brócoli, espárragos, kale, acelgas. Pescado blanco o azul (tamaño pequeño).	Puré de verduras con copos de espelta. Yogur de soja.
Jueves	Té verde, leche de almendras. Piña, granada, manzana, etc. Nueces de macadamia, piñones, pipas de calabaza.	Uva tinta, granada, piña, naranja.	Ensalada de hoja de roble, cebolla morada y zanahoria. Lentejas / Azukis con arroz y verduras.	Verduras calientes. Pavo/ pollo de calidad con especias.
Viernes	Té verde, leche de coco, chía, arándanos. Copos de avena, almendras con piel troceadas.	Nueces, almendras con piel, macadamias.	Parrillada de verduras: Borraja, puerro, calabacín. Pescado azul (tamaño pequeño).	Brócoli. Sándwich con pan de semillas de lino, caballa y rúcula.
Sábado	Té verde, leche de almendras. Papaya, manzana, kiwi. Frutos del bosque. Macadamias, piñones, pipas de calabaza.	Granada, limón, moras, papaya, arándanos.	Endivias con zanahorias y guacamole. Pollo/ pavo con especias.	Ensalada de hoja de roble, rúcula, nueces y algas. Pescado azul (tamaño pequeño).
Domingo	Té verde/ Té blanco Yogur de soja (sin azúcar) + Mijo inflado, avena, bayas de Goji, 1 cucharadita de lino molido.	Nueces, almendras, macadamias, pipas de calabaza.	Verduras calientes: brócoli, cebolla morada, judías verdes. Pescado blanco o azul (tamaño pequeño).	Verduras calientes. Bacalao/ lenguado / pescadilla.

CONSUMIR ALIMENTOS ANTIINFLAMATORIOS

- **Ácidos grasos omega-3:** presentes en pescados azules como el salmón salvaje y los pequeños como las sardinas, los boquerones, la caballa, las anchoas. También en las semillas de lino, de chía de cáñamo y las nueces.

- **Grasas saludables:** es importante utilizar alimentos ricos en grasas saludables como el aceite de oliva virgen extra (rico en ácido oleico, omega-9), los frutos secos, las semillas de lino, de calabaza, de cáñamo y sésamo, el coco y el aguacate.

- **Frutas y verduras:** son importantes fuentes de antioxidantes como los carotenoides, que favorecen la reducción de la inflamación. Mejor ecológicas para evitar la toxicidad de los pesticidas químicos. Si no, lavar bien y pelar. Las mejores son los frutos del bosque, la papaya, la piña, el kiwi y el mango y las verduras de hoja verde.

- **Los tubérculos y raíces:** son una excelente fuente de almidón resistente si los consumes cocinados y refrigerados para favorecer el proceso de gelatinización del almidón.

- **Hierbas y especias:** la cúrcuma, el orégano, el romero y el té verde, que contienen polifenoles y otros principios activos (como la curcumina y los curcuminodes en la cúrcuma) favorecen la reducción de la inflamación y limitan la producción de radicales libres. También la pimienta en sus diferentes versiones (piperina) que potencia el efecto de la cúrcuma.

- **Proteínas saludables:** limita la carne terrestre y prioriza el consumo de pescado azul pequeño rico en ácidos grasos omega-3, pescado blanco y huevos ecológicos. El objetivo es reducir la cantidad de grasas saturadas y potenciar los ácidos grasos esenciales con un buen equilibrio entre ellos (omega-3 y omega-6).

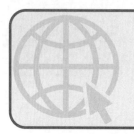

Para saber más, escanea este código QR

Dra. Marta González-Corró
http://www.aprendoalimentarme.com/

EVITAR LOS ALIMENTOS INFLAMATORIOS

• **Grasas saturadas y grasas trans:** se encuentran en alimentos procesados, la comida rápida, las carnes, los quesos y los embutidos.

• **Hidratos de carbono refinados:** harina, azúcar, arroz blanco, pasta blanca, pan blanco, bollería y pastelería. Estos alimentos elevan los niveles de azúcar en sangre y esto favorece la respuesta inflamatoria del organismo.

• **Verduras solanáceas:** la patata, la berenjena, el pimiento y el tomate pueden favorecer la inflamación articular. Es mejor evitarlos durante unos meses. Si te gusta la salsa de tomate, la puedes hacer con zanahoria y remolacha guisadas con cebolla y ajo y después triturar.

• **Zumos, bebidas alcohólicas, refrescos.**

• **Sal, salsa de soya, salsa teriyaki.**

• **Salazones** (jamón serrano, bacalao, arenques...), **encurtidos** (pepinillos, etc.), aceitunas y **ahumados**.

• **Alimentos salados** como frutos secos salados, conservas y platos precocinados.

CONSEJOS GENERALES

• Incluir en la dieta tantos alimentos frescos como sea posible, y que sean de procedencia ecológica.

• Comer verduras diferentes, frutas y setas, con variedad de colores.

• Comer crucíferas (col, brócoli, coliflor, col kale) tres veces por semana.

• Eliminar grasas no saludables y alimentos procesados: margarinas, aceites refinados, fritos, rebozados, comidas elaboradas con grasas trans, alimentos ricos en grasas saturadas (embutidos, carnes, lácteos, etc.).

- Evitar el azúcar refinado, la fructosa, los siropes, las melazas y los edulcorantes artificiales.
- Incluir frutos secos naturales: un puñado al día de cada mejor, hidratados del día anterior.
- Hidratar las semillas de chía para hacer consistencia gelatinosa y triturar las semillas de lino.
- Tostar ligeramente las semillas de calabaza y de girasol.
- Tomar una cucharada sopera de semillas de sésamo trituradas o tahín.
- Evitar el consumo de café, chocolate y alcohol.
- Tomar infusiones o tés como el kukitcha, bancha, verde, blanco.
- Beber agua de buena calidad a lo largo de todo el día. Mínimo un litro.

LA DIETA BAJA EN FODMAP

En 2005 nace en la Universidad de Monash (Australia) la denominada dieta baja en FODMAP. Surge como herramienta terapéutica para el manejo de los síntomas del síndrome de intestino irritable y otras molestias intestinales.

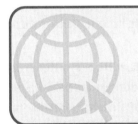

Para saber más, escanea este código QR

Juan Barciela Estévez, Nutricionista
https://laboratoriocobas.com/dieta-baja-en-fodmaps/

La dieta baja FODMAP es un tipo de dieta de exclusión o baja en:

F=Fermentable	Proceso a través del cual las bacterias intestinales fermentan carbohidratos no digeribles para producir gases.
O= Oligosacáridos	**Fructanos:** Es un tipo de inulina y la principal fuente de carbohidratos fermentables. Solo una pequeña proporción de ellos se digiere en el intestino delgado, por lo que llegan prácticamente intactos al colon.
	Galactooligosacáridos: Son monómeros de galactosa con una unidad glucosa en su extremo. Cuando alcanzan el colon son fermentados generando también un efecto prebiótico. Se encuentran en alimentos como trigo, centeno, cebolla, ajo y legumbres.

D=Disaccharides (Disacáridos)	**Lactosa:** Se encuentran en productos lácteos y cabe destacar que la lactosa es generalmente utilizada como aditivo en panadería, repostería y algunos productos adelgazantes.
M=Monosaccharides (Monosacáridos)	**Fructosa:** Se encuentran fundamentalmente en la fruta y sus derivados, miel y algunos tipos de endulzantes.
A=And (y)	
P=Polyols (Polioles)	Los pacientes con SII pueden presentar una absorción. Incompleta del sorbitol. Se encuentran de forma natural en algunas frutas y vegetales como manzanas, peras, ciruelas y champiñones, pero principalmente se usan como edulcorantes artificiales.

Objetivos de una dieta baja en FODMAP

Los mecanismos mediante los que la dieta baja en FODMAP alivia los síntomas son variados y se relacionan con la fisiopatología del SII. En esta patología la absorción o la digestión de azúcares se encuentra disminuida, pudiendo llegar a tramos distales del intestino donde provocan fermentaciones anómalas, generando un aumento de gases, hinchazón, dolor abdominal e incluso diarrea. La cantidad y el tipo de gas que se produce durante la fermentación bacteriana depende de la composición de la microbiota intestinal.

La revista *Gastroenterol y* publica un estudio realizado por el sistema de salud de la Universidad de Michigan en los EE.UU. donde más del 50 % de los pacientes que siguieron la dieta baja en FODMAP tuvieron una mejoría del dolor abdominal comparados con el 20 % del grupo control (dieta normal). Asimismo, experimentaron una mejora en otros síntomas comunes y molestos como inflamación, diarrea y urgencia por evacuar.

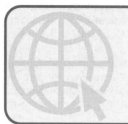

Para saber más, escanea este código QR

https://www.gastrojournal.org/article/S0016-5085(16)30665-5/pdf

	Seguros	Con cuidado	Evitar
Verduras y legumbres	Zanahoria, tomates, pepino, berenjena, endivias, jengibre, pepinillo, espinaca, cebollín y pimiento verde.	Lechuga, aceituna, brócoli, repollo, coles de bruselas, coliflor, apio, champiñones y chucrut.	Alcachofa, espárragos, repollo, ajo, puerros, cebolla, guisantes, garbanzos, lentejas, soja y habas.
Frutas	Plátano, moras, melón, pomelo, kiwi, limón, mandarina, naranja, maracuyá y frambuesa.	Higo, coco, fruta de la pasión, piña, grosella, granada y uva.	Manzana, cerezas, mango, nectarinas, peras, caqui, ciruela, sandía y frutas desecadas.
Cereales y tubérculos	Arroz, maíz, trigo sarraceno, quinoa, patata, sorgo, tapioca, mijo, yuca y boniato.	Pan, pastas, cuscús y avena.	Grandes cantidades de trigo y centeno, cereales integrales, espelta y arroz integral.
Frutos Secos	Nuez.	Piñones, sésamo, semillas de girasol.	Almendras, pistachos, avellanas, cacahuete y anacardo.
Lácteos	Leche sin lactosa, bebidas vegetales (de arroz, avellana, avena, almendra).	Yogur, mantequilla, queso maduro o mantecosos.	Queso fresco, leche, helados y postres lácteos.
Proteínas	Carne, pollo, pescados y huevos.		Embutidos, empanadillas y carnes procesadas.
Grasas	Aceite de oliva y girasol.	Aceite vegetal.	Aderezos para ensaladas.
Azúcares	Ninguno.	Sacarina E954, chocolate negro y en polvo.	Miel, sirope de maíz, fructosa, agave y edulcorantes artificiales. Salsas comerciales tipo barbacoa, kétchup.
Bebidas y alcohol	Agua, té (cantidad moderada e infusiones).	Té con frutas y café.	Vinos, cerveza, zumo de frutas, bebidas gaseosas y alcohólicas.

Riesgos de la dieta baja en FODMAP

Para que esta dieta no produzca ningún tipo de carencia nutricional es necesario que sea supervisada por un dietista-nutricionista, que tras 2-6 semanas de exclusión de FODMAP de la dieta, los reintroducirá, valorando la aparición de síntomas digestivos y posibles carencias. Seguir esta dieta no implica seguir una alimentación sin gluten; la razón por la que se evita el consumo de trigo, cebada y centeno no es por la presencia de gluten sino por la de Fructooligosacáridos (FOS).

Alimentos permitidos en una dieta baja en FODMAP (la clasificación de alimentos según su contenido de FODMAP no es universal y en función de la base consultada varia ligeramente):

La dieta baja en FODMAP no es una solución a largo plazo, simplemente es una herramienta para paliar una sintomatología invalidante del SII, mientras buscamos el origen del problema en el intestino y la microbiota. Los estudios de microbiota intestinal son una herramienta útil para el diagnóstico y tratamiento personalizado si existe una disbiosis.

Por último, no debemos olvidar que durante la realización de esta dieta disminuimos el consumo de fibras, por ello debemos priorizar el consumo de aquellas bajas en FODMAP, favoreciendo el correcto funcionamiento de nuestro aparato digestivo y aumentando el número de bacterias productoras de ácidos grasos de cadena corta.

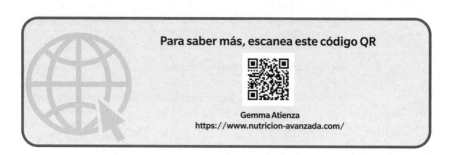

Para saber más, escanea este código QR

Gemma Atienza
https://www.nutricion-avanzada.com/

La dieta juega un rol esencial en la modulación de la microbiota intestinal. A través de un enfoque ómico/integral podemos proporcionar los pilares para una intervención dietética personalizada dirigida a evitar la disbiosis y prevenir las enfermedades crónico-degenerativas.

Tras la separación de la leche materna, la microbiota intestinal va a estar articulada por la alimentación y el estilo de vida.

Factores como el tipo de dieta que seguimos, la cantidad de fibra que consumimos, los edulcorantes que tomamos, el ejercicio físico, el sueño, la exposición a tóxicos, los campos electromagnéticos, el uso de antibióticos, los ritmos circadianos y el estrés, entre otros, son los responsables de ir influyendo en mayor o menor medida en la arquitectura de nuestra microbiota intestinal.

Los alimentos pueden alterar el equilibrio microbiano en cuestión de días. Por un lado, una ingesta elevada de grasas saturadas, azúcares y sal podría incrementar el crecimiento de bacterias patógenas en detrimento de bacterias beneficiosas. Por otro lado, la ingesta de proteínas vegetales, polifenoles, omega-3 y polisacáridos complejos estaría asociada con un aumento de bacterias beneficiosas y una mayor diversidad bacteriana.

Las preferencias alimenticias hacia un tipo de alimentación u otro van a estar determinadas en gran medida por las bacterias intestinales.

Si pensamos en las notas que conforman una sinfonía, nos daremos cuenta de que sin el orden y los tempos adecuados no obtendremos la pieza musical deseada. Igual ocurre con los alimentos cuando los mezclamos o consumimos de manera desordenada y a deshoras, desvirtuamos nuestro sistema digestivo con una información errónea, impidiendo alcanzar una salud óptima.

«No solo es importante lo que comemos, sino también cuándo, cómo y dónde comemos».

Las bacterias intestinales expresan una ritmicidad diaria que afecta a la estructura de las poblaciones y a la actividad funcional. A su vez existe un vínculo específico entre la microbiota intestinal y el reloj circadiano del huésped. Estudios recientes resaltan la importancia de agentes alimentarios, como los horarios de las comidas o el tipo de dieta, como moduladores de los ritmos circadianos de la microbiota.

Los horarios en los que nos alimentamos y los tiempos de ayuno deben mantenerse con regularidad, contraste y sincronización, de modo que debemos ser regulares, incrementando la diferencia entre el periodo en que comemos y el que realizamos ayuno.

Es importante restringir el periodo en que nos alimentamos al periodo diurno, manteniendo un ayuno durante la noche de 13-14 horas. Según los estudios de Valter Longo (University of Southern California), parece que alargar la ventana de ayuno nocturno aporta efectos regeneradores en los ritmos de la microbiota intestinal, así como en los genes reloj del hígado, mejorando el control de la glucosa y aumentando la sensibilidad a la insulina.

Una recomendación práctica para incrementar el tiempo de ayuno nocturno sería adelantar la hora de la cena. El «des-ayuno» es la primera comida del día que rompe el ayuno nocturno y que tiene un efecto directo en la capacidad sincronizadora del reloj circadiano. La segunda comida del día: el momento más favorable del día sería entre las 12.30 h y las 13:30 h. Respecto al horario de la cena, es recomendable que al menos se adelante 3 horas con respecto al inicio del momento del sueño.

Donde comes cada día sí importa: conocer los entornos donde nos alimentamos diariamente y examinar de qué forma nos inducen hacia patrones erróneos de alimentación puede resultar de utilidad para la realización de cambios que optimicen nuestra salud.

Cómo podemos ayudar a la mejora de la salud circadiana

Hacer pausas durante el día para salir al aire libre y exponerse al sol.

Repetir las mismas rutinas todos los días a lo largo de la semana y que estas rutinas sean dinámicas, es decir, comer siempre a la misma hora, levantarnos más o menos a la misma hora, realizar ejercicio físico a la misma hora. Esto es lo que se denomina «constancia dinámica», término descrito en los estudios de Garaulet M, et al.

La constancia dinámica favorece que tu reloj circadiano pueda predecir tu actividad en función del momento del día y que de esta forma el organismo pueda funcionar de una manera más óptima con un menor gasto metabólico.

Para que los ritmos circadianos no se aplanen es importante asegurar aque existe un cambio de ritmicidad entre el día y la noche.

Principios de calidad

Es difícil establecer una intervención dietética única, que pueda ser considerada universalmente idónea cuando se trabaja con un entorno tan complejo como es el intestino.

Sin embargo, sí existen una serie de principios de calidad por los que debes guiar todas tus decisiones alimentarias cuando se trata llevar a cabo un enfoque alimentario que favorezca una microbiota saludable:

- Llevar una alimentación ecológica con alimentos de cercanía (evitar alimentos procesados y ultraprocesados por la carga de tóxicos que contienen).
- Incluir frutas, verduras y tubérculos como la chirivía, nabo, tupinambo, calabaza, remolacha, los cuales son muy similares a los tubérculos de las dietas ancestrales.
- Incluir polifenoles procedentes de arándanos rojos o azules, las frambuesas, las moras, las uvas, las granadas, las nueces y las almendras, el té verde.
- Incluir betaglucanos procedentes de las setas y hongos.
- Incrementar la calidad de las proteínas animales, consumiendo carnes criadas y engordadas con pastos, y pescados de pesca sostenible y bajos en mercurio.
- Respetar nuestra cronobiología.
- Incrementar la diversidad nutricional rotando los alimentos a lo largo de las semanas. La diversidad bacteriana va a venir dada por la cantidad de plantas que tomamos: en general las personas que comen más de 30 tipos de plantas por semana posen microbiomas intestinales más diversos que las personas que tienen un consumo menor de estas.
- Incluir variedad de alimentos fermentados: kvas, chuckut, kéfir, yogur, kimchi y otras verduras fermentadas.

Bibliografía y fuentes

CAPÍTULO 5

https://ng-clinicas.com/el-estudio-del-biofilm-que-producen-las-bacterias-clave-para-el-desarrollo-de-terapias-anibioticas/ princenton university

https://www.gutmicrobiotaforhealth.com/es/una-cientifica-espanola-recibe-la-beca-loreal-unesco-por-su-investigacion-sobre-microbiota/

https://idus.us.es/xmlui/bitstream/handle/11441/88065/tfg%20cristina%20andrea%20araujo%20cuevas.pdf?sequence=1&isallowed=y

https://www.abc.es/salud/enfermedades/abci-confirman-proteina-asociada-alzheimer-actua-como-antibiotico-natural-201605251751_noticia.html

https://www.eldiario.es/andalucia/lacuadraturadelcirculo/biofilms-ciudades-bacterianas-listas-conquistar_6_450814918.html

https://ng-clinicas.com/el-estudio-del-biofilm-que-producen-las-bacterias-clave-para-el-desarrollo-de-terapias-anibioticas/ princenton university

https://www.gutmicrobiotaforhealth.com/es/una-cientifica-espanola-recibe-la-beca-loreal-unesco-por-su-investigacion-sobre-microbiota/

https://idus.us.es/xmlui/bitstream/handle/11441/88065/tfg%20cristina%20andrea%20araujo%20cuevas.pdf?sequence=1&isallowed=y

https://www.abc.es/salud/enfermedades/abci-confirman-proteina-asociada-alzheimer-actua-como-antibiotico-natural-201605251751_noticia.html

Biopelículas microbianas y su impacto en áreas médicas: fisiopatología, diagnóstico y tratamiento silvestre ortega-peña[1,2]* y Edgar Hernández-Zamora[3]. [1]laboratorio de infectología, instituto nacional de rehabilitación Luis Guillermo Ibarra Ibarra, ciudad de México; [2]departamento de microbiología, escuela nacional de ciencias biológicas, instituto politécnico nacional, ciudad de México; [3]servicio de genética, instituto nacional de rehabilitación Luis Guillermo Ibarra, Ciudad de México, México.

https://www.eldiario.es/andalucia/lacuadraturadelcirculo/biofilms-ciudades-bacterianas-listas-conquistar_6_450814918.html.

Prevención de la formación de biopelículas mediante extinción de quórum: https://pubmed.ncbi.nlm.nih.gov/31927762/.

Septiembre de 2018, InvestigacionyCiencia.es 73.

CAPÍTULO 8

Alpay, K. et al. «Diet restriction in migraine, based on IgG against foods: a clinical double-blind, randomised, cross-over trial». Cephalalgia: An International Journal of Headache 30, 829-837, doi: 10.1177/0333102410361404 (2010).

Mitchell, N. et al. «Randomised controlled trial of food elimination diet based on IgG antibodies for the prevention of migraine like headaches». Nutrition Journal 10, 85, doi: 10.1186/1475-2891-10-85 (2011).

Zar, S., Mincher, L., Benson, M. J. & Kumar, D. «Food-specific IgG4 antibody-guided exclusion diet improves symptoms and rectal compliance in irritable bowel syndrome». Scandinavian Journal of Gastroenterology 40, 800-807, doi: 10.1080/00365520510015593 (2005).

Atkinson, W., Sheldon, T. A., Shaath, N. & Whorwell, P. J. «Food elimination based on IgG antibodies in irritable bowel syndrome: a randomised controlled trial». Gut 53, 1459-1464, doi:10.1136/gut.2003.037697 (2004).

Drisko, J., Bischoff, B., Hall, M. & McCallum, R. «Treating irritable bowel syndrome with a food elimination diet followed by food challenge and probiotics». Journal of the American College of Nutrition 25, 514-522 (2006).

Bentz, S. et al. «Clinical relevance of IgG antibodies against food antigens in Crohn's disease: a double-blind cross-over diet intervention study». Digestion 81, 252-264, doi:10.1159/000264649 (2010).

Egger, J., Carter, C. M., Soothill, J. F. & Wilson, J. «Oligoantigenic diet treatment of children with epilepsy and migraine». The Journal of pediatrics 114, 51-58 (1989).

Pelsser, L. M. et al. «Effects of a restricted elimination diet on the behaviour of children with attention-deficit hyperactivity disorder (INCA study): a randomised controlled trial». Lancet 377, 494-503, doi:10.1016/ S0140-6736(10)62227-1 (2011).

Veling, M. & Trevino, R. (2002). «Food allergies and hypersensitivities». Alexandria, VA: American Academy of Otolaryngology-Head and Neck Surgery Foundation.

Dixon H, «Treatment of delayed food allergy based on specific immunoglobulin G RAST testing relief». *Otoloryngol Head Neck Surg* 2000;123:48-54.

Ciao, G. et al, «Effect of gluten free diet on immune response to gliadin in patients with non-celiac gluten sensitivity». *BMC Gastroenterology* 14, 26 (2014).

Kemeny DM, et al, «Sub-class of IgG in allergic disease. I. IgG sub-class antibodies in immediate and non-immediate food allergy». *Clin Allergy*. 1986; 16:571-81.

Hofman, T. «IgE and IgG antibodies in children with food allergy». *Rocz Akad Med Bialymst* 40, 468-473 (1995).

Jenmalm, M. C. & Bjorksten, B., «Cord blood levels of immunoglobulin G subclass antibodies to food and inhalant allergens in relation to maternal atopy and the development of atopic disease during the first 8 years of life». *Clinical and experimental allergy: journal of the British Society for Allergy and Clinical Immunology* 30, 34-40 (2000).

Lucarelli, S. et al., «Food allergy in cystic fibrosis». *Minerva pediatrica* 46, 543-548 (1994).

Van der Woude, F. J. et al. «Do food antigens play a role in the pathogenesis of some cases of human glomerulonephritis?» *Clinical and experimental immunology* 51, 587-594 (1983).

CAPÍTULO 9

Capacidad de las bacterias intestinales de limitar la toxicidad por metales pesados:

HAL Id: hal-03137377 https://hal.inrae.fr/hal-03137377

https://www.sciencedirect.com/science/article/abs/pii/S0048969720339516?via%3Dihub

https://pubmed.ncbi.nlm.nih.gov/32864518/#&gid=article-figures&pid=fig-1-uid-0

https://pubmed.ncbi.nlm.nih.gov/30515547/

https://www.ncbi.nlm.nih.gov/pmc/articles/PMC4646819/

https://www.ncbi.nlm.nih.gov/pmc/articles/PMC7450720/

Monachese M, Burton JP, Reid G: Bioremediation and tolerance of humans to heavy metals through microbial processes: a potential role for probiotics? *Appl Environ Microbiol* 2012, 78:6397–6404; DOI: 10.1128/AEM.01665-12. [PMC free article] [PubMed] [CrossRef] [Google Scholar]

Wu G, Xiao X, Feng P, Xie F, Yu Z, Yuan W, Liu P, Li X: Gut remediation: a potential approach to reducing chromium accumulation using Lactobacillus plantarum TW1–1. *Sci Rep* 2017, 7:15000; DOI: 10.1038/s41598-017-15216-9. [PMC free article] [PubMed] [CrossRef] [Google Scholar]

Younan S, Sakita GZ, Albuquerque TR, Keller R, Bremer-Neto H: Chromium(VI) bioremediation by probiotics. *J Sci Food Agric* 2016, 96:3977–3982; DOI: 10.1002/jsfa.7725. [PubMed] [CrossRef] [Google Scholar]

Li H, Lin X, Zhao J, Cui L, Wang L, Gao Y, Li B, Chen C, Li YF: Intestinal Methylation and Demethylation of Mercury. *Bull Environ Contam Toxicol* 2019, 102:597–604; DOI: 10.1007/s00128-018-2512-4. [PubMed] [CrossRef] [Google Scholar]

Parks JM, Johs A, Podar M, Bridou R, Hurt RA Jr., Smith SD, Tomanicek SJ, Qian Y, Brown SD, Brandt CC, et al.: The genetic basis for bacterial mercury methylation. *Science* 2013, 339:1332–1335; DOI: 10.1126/science.1230667. [PubMed] [CrossRef] [Google Scholar]

HAL Id: hal-03137377 https://hal.inrae.fr/hal-03137377

https://www.ncbi.nlm.nih.gov/pmc/articles/PMC5654721/

https://www.sciencedirect.com/topics/earth-and-planetary-sciences/microbiota

https://realverso.com/eliminacion-de-metales-pesados-de-aguas-residuales-mediante-biosorventes/

https://www.ncbi.nlm.nih.gov/pmc/articles/PMC7450720/

HAL Id: hal-03137377 https://hal.inrae.fr/hal-03137377

https://onlinelibrary.wiley.com/doi/10.1002/jbt.23485

https://www.sciencedirect.com/science/article/abs/pii/S0048969720339516?via%3Dihub

https://www.ncbi.nlm.nih.gov/pmc/articles/PMC3874687/

CAPÍTULO 10

PÁGINAS WEB DE REFERENCIA

WORLD GASTROENTEROLOGY ORGANISATION

www.worldgastroenterology.org

Handbook on Gut Microbes

METAHIT

www.metahit.eu

Metagenomics of the Human Intestinal Tract

NIH HUMAN MICROBIOME PROYECT

https://hmpdacc.org/

BRITISH SOCIETY OF GASTROENTEROLOGY. GUIDELINES

https://www.bsg.org.uk/resource-type/guidelines/

LIBROS

Probióticos, prebióticos y salud (SEMIPYP)

ARTÍCULOS DE REFERENCIA

Microbiome-based interventions to modulate gut ecology and the immune system.
https://doi.org/10.1038/s41385-022-00564-1

Qin J, et al. *A human gut microbial gene catalogue established by metagenomic sequencing. Nature.* 2010 Mar 4; 464 (7285) : 59-65.

Manimozhiyan Arumagam, et al. *Enterotypes of the human gut microbiome. Nature.* Author manuscript; available in PMC 2013 Jul 31. Published in final edited form as: *Nature.* 2011 May 12; 473(7346): 174–180.

Weiss GA, Hennet T. *Mechanisms and consequences of intestinal dysbiosis. Cell Mol Life Sci.* 2017 Aug; 74 (16) : 2959-2977.

Martinez KB et al. *Western diets, gut dysbiosis and metabolic diseases: ¿Are they linked? Gut Microbes* 2017 Mar 4; 8 (2) : 130-142.

Utzeri E, Usai P. *Role of non-steroidal anti-inflammatory drugs on intestinal permeability and nonalcoholic fatty liver disease. World J Gastroenterol.* 2017 Jun 14; 23 (22) : 3954-3963.

Engen PA. et al. *The Gastrointestinal Microbiome: Alcohol Effects on the Composition of Intestinal Microbiota.* Alcohol Res. 2015; 37 (2) : 223-36.

Caminero, A., Meisel, M., Jabri, B., Verdu, E. F. *Mechanisms by which gut microorganisms influence food sensitivities.* Nat Rev Gastroenterol Hepatol. 2019 Jan; 16 (1) : 7-18.

Carmody RN. et al. *Cooking shapes the structure and function of the gut microbiome. Nat Microbiol.* 2019 Dec; 4(12):2052-2063. doi: 10.1038/s41564-019-0569-4. Epub 2019 Sep 30.

Sloan TJ, et al. *A low FODMAP diet is associated with changes in the microbiota and reduction in breath hydrogen but not colonic volume in healthy subjects. PLoS One.* 2018; 13 (7) : e0201410.

Gibson PR, Varney J, Malakar S, Muir JG. *Food components and irritable bowel syndrome. Gastroenterology.* 2015; 148 (6) : 1158-1174.e4.

https://www.sciencedirect.com/science/article/pii/S1933021922017391?via%3Dihub#bib92

Role of the gut microbiota in nutrition and health https://www.bmj.com/content/361/bmj.k2179.abstract

https://scielo.isciii.es/scielo.php?script=sci_arttext&pid=S0212-16112013000700009

https://www.sciencedirect.com/science/article/pii/S1933021922017391?via%3Dihub#bib114

https://www.ncbi.nlm.nih.gov/pmc/articles/PMC3368382/

https://www.ncbi.nlm.nih.gov/pmc/articles/PMC3105703/.

https://www.sciencedirect.com/science/article/pii/S1933021922017391?via%3Dihub#bib121

https://isappscience.org/for-scientists/resources/fermented-foods/

https://jano.es/noticia-investigadores-del-vhir-relacionan-las-20034

https://viviendoenplenitud.com.mx/2022/10/25/que-alimentos-te-ayudan-a-cuidar-de-tu-microbiota/

https://pubmed.ncbi.nlm.nih.gov/27383980/

https://pubmed.ncbi.nlm.nih.gov/25982757/

https://www.gutmicrobiotaforhealth.com/the-low-fodmap-diet-can-pose-challenges-for-people-with-ibs-what-can-be-done-to-minimize-some-of-those-challenges-in-clinical-practice/?utm_source=Gut+Microbiota+For+Health+-+

https://www.sciencedirect.com/science/article/abs/pii/S0261561420305410

Mecanismo de Cross-Feeding de Bifidobacterium Adolescentis y Faecalibacterium Prausnitzii. https://doi.org/10.1093/femsle/fnv176

https://translational-medicine.biomedcentral.com/articles/10.1186/s12967-017-1175-y

https://www.science.org/doi/10.1126/science.aau5812#core-R63

Patrones dietéticos: https://www.gutmicrobiotaforhealth.com/an-update-of-the-scientific-evidence-behind-the-microbiota-specific-effects-of-common-dietary-patterns/

https://www.gutmicrobiotaforhealth.com/conserving-restoring-human-gut-microbiome-increasing-consumption-dietary-fibre/

https://translational-medicine.biomedcentral.com/articles/10.1186/s12967-017-1175-y/figures/4

http://www.revistagastroenterologiamexico.org/es-fibra-dietaria-microbiota-revision-narrativa-articulo-S0375090621000409

https://isappscience.org/wp-content/uploads/2019/04/FermentedFoods_outline_rev1029.pdf

https://isappscience.org/wp-content/uploads/2021/01/ProbioticsvsFermentedFoods.pdf

https://www.cambridge.org/core/journals/british-journal-of-nutrition/article/effects-of-a-glutenfree-diet-on-gut-microbiota-and-immune-function-in-healthy-adult-human-subjects/70732F56E5AAA70C4208127B3E43CBF6

https://genomemedicine.biomedcentral.com/articles/10.1186/s13073-016-0295-y

https://link.springer.com/article/10.1007/s00394-020-02473-0

https://pubmed.ncbi.nlm.nih.gov/34798467/

https://pubmed.ncbi.nlm.nih.gov/33615992/

CAPÍTULO 13

Garaulet M, Qian J, Florez JC, Arendt J, Saxena R, Scheer FAJL. *Melatonin Effects on Glucose Metabolism: Time To Unlock the Controversy*. Trends Endocrinol Metab. 2020 Mar; 31(3):192-204. doi: 10.1016/j.tem.2019.11.011. Epub 2020 Jan 1. PMID: 31901302; PMCID: PMC7349733.

Romero-Cabrera JL, Garaulet M, Jimenez-Torres J, Alcala-Diaz JF, Quintana Navarro GM, Martin-Piedra L, Torres-Peña JD, Rodriguez-Cantalejo F, Rangel-Zuñiga OA, Yubero-Serrano EM, Luque RM, Ordovas JM, Lopez-Miranda J, Pérez-Martínez P, García-Rios A. *Chronodisruption and diet associated with increased cardiometabolic risk in coronary heart disease patients: the CORDIOPREV study*. Transl Res. 2022 Apr; 242:79-92. doi: 10.1016/j.trsl.2021.11.001. Epub 2021 Nov 6. PMID: 34752950.

Potter GD, Cade JE, Grant PJ, Hardie LJ. *Nutrition and the circadian system*. Br J Nutr. 2016 Aug; 116(3):434-42. doi: 10.1017/S0007114516002117. Epub 2016 May 25. PMID: 27221157; PMCID: PMC4930144.

Kolodziejczyk AA, Zheng D, Elinav E. *Diet-microbiota interactions and personalized nutrition*. Nat Rev Microbiol. 2019 Dec;17(12):742-753. doi: 10.1038/s41579-019-0256-8. Epub 2019 Sep 20. PMID: 31541197.

Ferenc K, Sokal-Dembowska A, Helma K, Motyka E, Jarmakiewicz-Czaja S, Filip R. *Modulation of the Gut Microbiota by Nutrition and Its Relationship to Epigenetics*. Int J Mol Sci. 2024 Jan 19; 25(2):1228. doi: 10.3390/ijms25021228. PMID: 38279228; PMCID: PMC10816208.

Nova E, Gómez-Martinez S, González-Soltero R. *The Influence of Dietary Factors on the Gut Microbiota*. Microorganisms. 2022 Jul 7; 10(7):1368. doi: 10.3390/microorganisms10071368. PMID: 35889087; PMCID: PMC9318379.

Rinninella E, Cintoni M, Raoul P, Lopetuso LR, Scaldaferri F, Pulcini G, Miggiano GAD, Gasbarrini A, Mele MC. *Food Components and Dietary Habits: Keys for a Healthy Gut Microbiota Composition*. Nutrients. 2019 Oct 7; 11(10):2393. doi: 10.3390/nu11102393. PMID: 31591348; PMCID: PMC6835969.

Kolodziejczyk, A.A., Zheng, D. & Elinav, E. *Diet–microbiota interactions and personalized nutrition*. Nat Rev Microbiol 17, 742–753 (2019). https://doi.org/10.1038/s41579-019-0256-8